临床常见肿瘤诊断和治疗

刘志野　宋增福　张茵　主编

中国纺织出版社有限公司

图书在版编目（CIP）数据

临床常见肿瘤诊断和治疗 / 刘志野，宋增福，张茵
主编. -- 北京：中国纺织出版社有限公司，2023.10
　　ISBN 978-7-5229-0992-9

　　Ⅰ.①临…　Ⅱ.①刘…②宋…③张…　Ⅲ.①肿瘤—
诊疗　Ⅳ.①R73

中国国家版本馆CIP数据核字（2023）第170484号

责任编辑：傅保娣　特约编辑：高文雅　责任校对：高　涵　责任印制：王艳丽

中国纺织出版社有限公司出版发行
地址：北京市朝阳区百子湾东里A407号楼　邮政编码：100124
销售电话：010—67004422　传真：010—87155801
http://www.c-textilep.com
中国纺织出版社天猫旗舰店
官方微博 http://weibo.com/2119887771
三河市宏盛印务有限公司印刷　各地新华书店经销
2023年10月第1版第1次印刷
开本：787×1092　1/16　印张：12.75
字数：290千字　定价：88.00元

编　委　会

主　编　刘志野　宋增福　张　茵

副主编　雷彩鹏　嵇绍干　阮敏杰
　　　　　张建斌　蓝美玲　杜心仪

编　委　（按姓氏笔画排序）
　　　　王卫东　连云港市东方医院
　　　　王冠青　中国人民解放军联勤保障部队第九八〇医院
　　　　　　　　（白求恩国际和平医院）
　　　　田　碧　郑州大学第五附属医院
　　　　冯　越　哈尔滨医科大学附属肿瘤医院
　　　　刘志野　佳木斯大学附属第一医院
　　　　阮敏杰　阳江市中医医院
　　　　孙　妮　东部战区总医院
　　　　杜心仪　南京市中医院
　　　　杨　昕　北部战区空军医院
　　　　李　龙　北部战区总医院
　　　　宋增福　哈尔滨医科大学附属肿瘤医院
　　　　张　茵　哈尔滨医科大学附属肿瘤医院
　　　　张建斌　山西省肿瘤医院、中国医学科学院肿瘤医院山西医院、
　　　　　　　　山西医科大学附属肿瘤医院
　　　　张浩淼　哈尔滨医科大学附属肿瘤医院
　　　　邰旭辉　北部战区空军医院
　　　　姜　丽　中国人民解放军联勤保障部队第九七〇医院
　　　　曹　阳　哈尔滨医科大学附属肿瘤医院
　　　　嵇绍干　徐州医科大学附属医院
　　　　蓝美玲　重庆医科大学附属第三医院
　　　　雷彩鹏　河南科技大学第一附属医院

前　言

　　肿瘤学是研究肿瘤生物学行为及其内在机制和对肿瘤进行预防、诊断和治疗的科学，主要探讨肿瘤发病因素、发生发展机制、预防、诊断和治疗策略。近年来，对恶性肿瘤的研究进展迅速，包括肿瘤的病因学、遗传基因、分子流行病学，以及临床方面对传统手术、放疗、化疗方法的改进，特别是多学科综合治疗概念的提出和应用，新的治疗手段和途径的发明和成功的临床实践。随着疾病谱的变化，肿瘤的防治越来越受到人们的关注，我们工作在临床一线的广大医务人员亟须了解和掌握有关肿瘤诊治的新理论、新观点、新技术，以便更加出色地完成肿瘤疾病相关的医疗工作。

　　本书重点介绍了肿瘤的基础理论、相关诊断、基因研究及多种临床常见肿瘤的发病原因、临床表现、检查方法、诊断与内科治疗和外科治疗等内容。资料新颖，条理清晰，以保证实用性为原则，以综合治疗为主线，适用于肿瘤科及相关科室的医护人员，尤其是主治医师、本科生和研究生参考。

　　在编写过程中，虽力求做到写作方式和文笔风格一致，但由于编者较多，且时间有限，书中难免存在纰漏和不足之处，望读者见谅，并予以批评指正。

编　者

2023 年 7 月

目 录

第一章

肿瘤总论

第一节　概述

一、定义

肿瘤是指机体内易感细胞在各种致瘤因子的作用下，引起遗传物质改变，包括原癌基因突变或扩增，抑癌基因失活或缺失，基因易位或产生融合性基因等，导致细胞内基因表达失常、细胞异常增生而形成的新生物。肿瘤细胞失去正常生长调节功能，具有自主或相对自主生长能力，当致瘤因子停止后仍能继续生长。

二、肿瘤的性质

根据肿瘤的生长特性和对身体危害程度可将肿瘤分为良性肿瘤、恶性肿瘤及介于良恶性肿瘤之间的交界性或中间性肿瘤3种类型。

1. 良性肿瘤

是指无浸润和转移能力的肿瘤，国际肿瘤疾病分类（ICD-O）编码为XXXX/0。肿瘤通常有包膜包绕，或周界清楚，多呈膨胀性生长，生长速度缓慢，瘤细胞分化成熟，对机体危害小，经局部切除后一般不会发生局部复发。少数良性肿瘤或瘤样病变所发生的局部复发多因切除不净或病变的再生所致，对局部不会造成破坏性，经完整切除后仍可获得治愈。极少数在组织学上看似良性的肿瘤可发生远处转移，但并无可靠的组织学指标来预测转移，如发生于皮肤的富于细胞性纤维组织细胞瘤。

2. 恶性肿瘤

是指具有浸润和转移能力的肿瘤。肿瘤通常无包膜，边界不清，向周围组织浸润性生长，生长速度快，瘤细胞分化不成熟，有不同程度的异型性，对机体危害大，常可因复发或转移而导致患者死亡。ICD-O编码有两种，XXXX/2代表原位癌或Ⅲ级（高级别）上皮内瘤变，XXXX/3代表恶性肿瘤。

3. 交界性或中间性肿瘤

是指组织学形态和生物学行为介于良性和恶性肿瘤之间的肿瘤，ICD-O编码为XXXX/1。在临床实践中，良、恶性难以区分的肿瘤并不少见，这类肿瘤的诊断标准往往不易确定。因此，在做交界性或中间性肿瘤的诊断时，常需附以描述和说明。

交界性肿瘤又分为局部侵袭型和偶有转移型两种亚型。前者是指肿瘤可在局部形成侵袭性和破坏性生长，并易发生局部复发，但不具备发生转移的潜能，临床上常需做局部扩大切除以控制局部复发；后者是指肿瘤除在局部呈侵袭性生长外，还具备转移的能力，多转移至区域淋巴结和肺，但转移率多小于2%，并无可靠的组织学指标可供预测转移。

三、肿瘤的相关术语

1. 增生

组织中正常细胞的细胞数目异常增多称为增生。增生的细胞形态正常，无异型性。引起增生的刺激因子（物理性、化学性或生物性）一旦去除，组织可以恢复到正常状态。

2. 化生

一种终末分化的细胞转化为另一种分化成熟的细胞称为化生。现已知化生的细胞实际上来自正常细胞中的储备细胞，并非是终末分化的正常细胞。在化生的基础上，化生细胞发生异型增生可进展为恶性肿瘤。

3. 分化

从胚胎到发育成熟的过程中，原始的幼稚细胞能向各种方向演化为成熟的细胞、组织和器官，这一过程称为分化。肿瘤可以看成是细胞异常分化的结果，不同肿瘤中瘤细胞分化的水平不同。良性肿瘤细胞分化成熟，良性肿瘤在很大程度上相似于其相应的正常组织，如脂肪瘤中的瘤细胞相似于正常的脂肪细胞，有时甚至难以区别，平滑肌瘤中的瘤细胞与正常的平滑肌细胞极为相似。恶性肿瘤根据其瘤细胞分化程度的不同，与其相对应正常组织的相似程度各异，如脂肪瘤样脂肪肉瘤中的瘤细胞相似于正常的脂肪细胞，而多形性脂肪肉瘤中的瘤细胞在形态上与正常的脂肪细胞却相差甚远。一般来讲，恶性肿瘤可分为分化好、中分化和分化差，或分为Ⅰ级、Ⅱ级和Ⅲ级。少数肿瘤分化太差，以至于无法确定分化方向时，称为未分化。偶尔，部分恶性程度较低或分化良好的恶性肿瘤在发展过程中出现分化差的区域，提示肿瘤向高度恶性的肿瘤转化或发生去分化，如在原发或复发的隆突性皮肤纤维肉瘤中，有时可见到类似成年型纤维肉瘤的区域，发生于腹膜后分化良好的脂肪肉瘤可发生去分化。

4. 间变

恶性肿瘤细胞失去分化称为间变，相当于未分化。间变性肿瘤通常用来指瘤细胞异型性非常显著，如间变性脑膜瘤、大细胞间变性淋巴瘤和间变性横纹肌肉瘤等。

5. 癌前病变

是恶性肿瘤发生前的一个特殊阶段，所有恶性肿瘤都有癌前病变，但并非所有的癌前病变都会发展成恶性肿瘤。当致癌因素去除以后，可以恢复到正常状态。如致癌因素持续存在，可演变成恶性肿瘤。癌前病变不同于癌前疾病，前者不是一个独立疾病，后者是一种独立的疾病，如黏膜白斑、慢性炎症、慢性溃疡、结节性肝硬化、未降睾丸、结肠多发性腺瘤性息肉病、色素痣和着色性干皮病等。

6. 非典型性

指细胞学上的异常，在炎症、修复性增生和肿瘤性病变中，可出现不同程度的非典型性。

7. 异型增生

一种以细胞学异常和结构异常为特征的癌前病变。细胞学异常主要体现在细胞核上，包括细胞核增大、核形不规则、核仁明显、核质比例增大和核分裂象增多；结构异常包括细胞排列紊乱，极性丧失。

8. 上皮内瘤变

又称为上皮内瘤形成，是指上皮性恶性肿瘤浸润前的肿瘤性改变，包括细胞学和结构两方面的异常。上皮内瘤变与异型增生的含义非常近似，有时可互用，但前者更强调肿瘤形成的过程，后者强调形态学的改变。上皮内瘤变涵盖的范围也比异型增生要广些，通常还包括原位癌。

9. 原位癌

又称为上皮内癌或浸润性前癌，是指细胞学上具有所有恶性特点，但尚未突破上皮基底膜的肿瘤。

10. 早期浸润性癌

癌细胞突破上皮基底膜或黏膜腺体，但侵犯周围组织局限在一定范围内，成为早期浸润性癌。早期浸润性癌的诊断标准一般以浸润深度为准，但不同器官或部位不完全一致。早期浸润性癌发生转移的危险性小，绝大多数能完全治愈。

（1）早期宫颈癌：指浸润性鳞状细胞癌的浸润深度在距基底膜 3 mm 以内。

（2）早期食管癌：指癌组织累及黏膜下层以上的浅表部位而未侵及肌层，无淋巴结或远处转移。

（3）早期胃癌：指癌组织仅累及黏膜层和（或）黏膜下层，不论癌的大小和有无淋巴结转移。

（4）早期大肠癌：指癌组织穿过黏膜肌层，累及黏膜下层，但尚未侵及浅肌层。仅局限于黏膜层内的黏膜内癌仍包括在高级别上皮内瘤变中，一般无淋巴结转移，但浸润至黏膜下层的早期大肠癌 5% ~ 10% 可发生局部淋巴结转移。

（5）早期肝癌：单个癌结节或相邻两个癌结节直径之和 <3 cm。

（6）早期肺癌：经手术和病理证实的 Ⅰ 期（$T_1N_1M_1$ 或 $T_2N_0M_0$）肺癌。

11. 浸润性癌

突破上皮基底膜侵犯间质的上皮性恶性肿瘤。依据浸润的深度分为早期癌、中期癌和进展期（晚期）癌。

四、良性肿瘤和恶性肿瘤的区别

良性肿瘤和恶性肿瘤的区别主要依据肿瘤的分化。此外，复发和转移也是重要的依据，但这些区别均具有相对性，如发生于皮肤的富于细胞性纤维组织细胞瘤和发生于唾液腺的多形性腺瘤可转移至肺，依据目前的常规组织学无法预测其转移潜能。有时良性肿瘤与恶性肿瘤的界限并非截然可分，故要判断肿瘤的良、恶性绝非易事，需要长期工作经验的积累。良性肿瘤和恶性肿瘤的一般区别点参见表 1-1。

表 1-1 良性肿瘤和恶性肿瘤的区别

区别点	良性肿瘤	恶性肿瘤
生长速度	缓慢	快
生长方式	膨胀性	浸润性，破坏性

区别点	良性肿瘤	恶性肿瘤
包膜	常有包膜	无包膜或包膜不完整，或为假包膜
色泽和质地	接近相应的正常组织	与相应的正常组织相差甚远
分化	好	差
细胞形态和组织结构	变异较小	有明显的异型性，排列紊乱或极性丧失
核分裂象	不易见到	明显增多
肿瘤性坏死	无	常有
复发和转移	一般无	常复发，易转移

五、恶性肿瘤的病理分级和分期

1. 恶性肿瘤的病理分级

国际上普遍采用的是 3 级分级法，有些肿瘤采用 4 级或 2 级或不做进一步分级。

Broders 将鳞状细胞癌分成 4 级，代表由低到高逐步递增的恶性程度。Ⅰ级：未分化间变细胞在 25% 以下；Ⅱ级：未分化间变细胞在 25% ~ 50%；Ⅲ级：未分化间变细胞在 50% ~ 75%；Ⅵ级：未分化间变细胞在 75% 以上。这种分级法曾被普遍应用于其他肿瘤，但由于 4 级法较烦琐，现已普遍采用 3 级法。

以皮肤鳞状细胞癌为例，Ⅰ级：癌细胞排列仍显示皮肤各层细胞的相似形态，可见到基底细胞、棘细胞和角化细胞，并有细胞间桥和角化珠；Ⅱ级：细胞分化较差，各层细胞区别不明显，仍可见到角化不良细胞；Ⅲ级：无棘细胞，无细胞间桥，无角化珠，少数细胞略具鳞状细胞癌的形态。3 级法可用Ⅰ、Ⅱ和Ⅲ级表示，也可用高分化、中分化和低分化表示。

腺癌也可根据其腺管结构和细胞形态分为 3 级。Ⅰ级的癌细胞相似于正常的腺上皮，异型性小，且有明显的腺管形成；Ⅱ级的癌细胞显示中等程度的异型性，有少量腺管形成；Ⅲ级的癌细胞异型性大，且无腺管形成，呈巢状或条索状生长。

神经胶质瘤（星形细胞瘤、少突胶质瘤、室管膜瘤）分为 4 级，Ⅰ级为良性，Ⅱ、Ⅲ、Ⅳ级分别为低度、中度和高度恶性。

畸胎瘤也分为 4 级，0 级：全部组织分化成熟；Ⅰ级：有小灶性的胚胎性或未成熟组织；Ⅱ级：中等量胚胎性或未成熟组织，可见到核分裂象；Ⅲ级：大量胚胎性或未成熟组织，核分裂象多。

法国癌症中心联合会（FNCLCC）根据软组织肉瘤的分化、有无肿瘤性坏死及其在肿瘤内所占的比例及核分裂象的计数将其分为 3 级，详见表 1-2 和表 1-3。

2. 恶性肿瘤的病理分期

国际抗癌联盟建立了一套国际上能普遍接受的分期标准，即 TNM 分期，其目的是：①帮助临床医师制订治疗计划；②在一定程度上提供预后指标；③协助评价治疗效果；④便于肿瘤学家之间相互交流。美国癌症联合会与 UICC 在软组织肿瘤的分期上意见基本一致。

分期系统必须对所有不同部位的肿瘤都适用，且在手术后获得病理报告予以补充。为此，设立了两种分期方法：临床分期（治疗前临床分期），又称为 TNM 分期；病理分期（手术后病理分期），又称为 pTNM 分期。pTNM 分期是在治疗前获得的证据再加上手术和病理学检查获得新的证据予以补充和更正而成的分期。pT 能更准确地确定原发性肿瘤的范围、浸润深度和局部播散情况；pN 能更准确地确定切除的淋巴结有无转移及淋巴结转移的数目和范围；pM 可在显微镜下确定有无远处转移（表1-4）。

表1-2 FNCLCC 评分及分级标准

组织学参数	评分
Ⅰ. 肿瘤分化	
肉瘤与正常成人组织极其相似（如分化良好的脂肪肉瘤，低度恶性的纤维肉瘤，恶性周围神经鞘膜瘤，平滑肌肉瘤和软骨肉瘤）	1
组织学类型确定的肉瘤（如黏液性脂肪肉瘤，经典型纤维肉瘤和恶性周围神经鞘膜瘤，分化良好的恶性血管外皮瘤，黏液性和席纹状恶性纤维组织细胞瘤，黏液性软骨肉瘤，经典型血管肉瘤）	2
组织学类型不能确定的肉瘤（如差分化和上皮样恶性周围神经鞘膜瘤，巨细胞和炎症型恶性纤维组织细胞瘤，横纹肌肉瘤，滑膜肉瘤，差分化平滑肌肉瘤，圆细胞、多形性及去分化性脂肪肉瘤，骨外尤因肉瘤/外周原始神经外胚瘤，骨外骨肉瘤，腺泡状软组织肉瘤，上皮样肉瘤，透明细胞肉瘤，差分化/上皮样血管肉瘤，间叶性软骨肉瘤）	3
Ⅱ. 肿瘤性坏死	
无	0
≤50%	1
>50%	2
Ⅲ. 核分裂象计数	
0～9/高倍视野	1
10～19/高倍视野	2
≥20/高倍视野	3
组织学分级	总分
1	2，3
2	4，5
3	6，7，8

表1-3 软组织肉瘤的 FNCLCC 分级

组织学类型	分级
分化良好的脂肪肉瘤	1
黏液性脂肪肉瘤	2
圆细胞脂肪肉瘤	3
多形性脂肪肉瘤	3
去分化脂肪肉瘤	3
分化良好的纤维肉瘤	1
经典型纤维肉瘤	2
差分化纤维肉瘤	3
分化良好的恶性周围神经鞘膜瘤	1
经典型恶性周围神经鞘膜瘤	2

组织学类型	分级
差分化恶性周围神经鞘膜瘤	3
上皮样恶性周围神经鞘膜瘤	3
恶性蝾螈瘤	3
恶性颗粒细胞瘤	3
分化良好的恶性血管外皮瘤	2
经典型恶性血管外皮瘤	3
黏液性恶性纤维组织细胞瘤	2
经典型席纹状/多形性恶性纤维组织细胞瘤	3
巨细胞型/炎症性恶性纤维组织细胞瘤	3
分化良好的平滑肌肉瘤	1
经典型平滑肌肉瘤	2
差分化/多形性/上皮样平滑肌肉瘤	3
双相型/单相纤维型滑膜肉瘤	3
胚胎性/腺泡状/多形性横纹肌肉瘤	3
分化良好的软骨肉瘤	1
黏液性软骨肉瘤	2
间叶性软骨肉瘤	3
经典型血管肉瘤	2
差分化/上皮样血管肉瘤	3
骨外骨肉瘤	3
尤因肉瘤/原始神经外胚层瘤	3
腺泡状软组织肉瘤	3
上皮样肉瘤	3
恶性横纹肌样瘤	3
透明细胞肉瘤	3
未分化肉瘤	3

表 1-4 恶性肿瘤的 pTNM 分期

pT：原发性肿瘤

  pTx 原发性肿瘤不能评估

  pT_0 无原发性肿瘤证据

  pTis 原位癌

  pT_1、pT_2、pT_3、pT_4 组织学上原发性肿瘤体积增大和（或）局部范围扩大

pN：区域淋巴结

  pNx 区域淋巴结不能评估

  pN_0 区域淋巴结无肿瘤转移

---

  pN_1、pN_2、pN_3 组织学上区域淋巴结累及增多

pM：远处转移

  pMx 远处转移灶不能评估

  pM_0 无远处转移

  pM_1 有远处转移（根据转移部位可用下列字母表示：pul = 肺，OSS = 骨，hep = 肝，bra = 脑，lym = 淋巴结，pleu = 胸膜，per = 腹膜，ski = 皮肤，oth = 其他）

G：组织病理学分级术

  Gx 分化程度不能确定

  G_1 分化好

  G_2 中等分化

  G_3 低分化

  G_4 未分化

（刘志野）

第二节　肿瘤的病因

近年来，恶性肿瘤的总体发病情况在世界各国多呈上升趋势（估计到 2020 年，全世界肿瘤死亡人数可达 900 万，发病人数可达 1 500 万，其中三分之二将发生在发展中国家）。在我国，恶性肿瘤在不同地区分别列入第一位、第二位死因。肿瘤是一种体细胞遗传病，其发生是一个复杂的多步骤过程，是环境因素和遗传因素相互作用的结果，不同的肿瘤，环境因素和遗传因素所起的作用大小各异。

一、遗传因素

随着肿瘤遗传学的研究，人们逐渐认识到肿瘤是一种遗传学疾病，其实质为原癌基因的活化和抑癌基因的失活，通过改变控制和调节正常细胞生长发育的协调性，导致细胞的恶性增生。癌变的复杂性体现在它是一个多因素、多基因和多途径的过程，相关基因的改变发生在癌变的每一阶段，它促进了具有生存优势克隆的选择性扩增及其恶性程度的提高。在不同类型的癌，甚至同一种癌的独立起源癌灶间，所发生遗传学改变的基因的种类、数目和顺序都可能是不同的，因而肿瘤的发生存在多种遗传学途径。癌基因是一大类基因族，通常是以原癌基因的形式普遍存在于正常基因组内，其在生物进化过程中高度保守，编码的蛋白质介导细胞生长、信号传递和核转录，调控机体的生长、发育和组织分化。已知的原癌基因有90 多种，根据其功能不同可分为：①生长因子类，如编码血小板源性生长因子的 c‐sis 基因；②生长因子受体类，如编码上皮生长因子受体的 erbB 基因；③主要在生长信号的传递和细胞分裂中发挥作用的蛋白激酶类，如编码酪氨酸蛋白激酶的 src、abl、yes xfgr 基因等；④使 G 蛋白结构发生改变，不能与细胞调节因子结合导致恶性转化的，如编码 p21 蛋白的 ras 基因；⑤主要参与基因的表达或复制的 DNA 结合蛋白，如 myc 基因。原癌基因的活化是一个复杂的过程，有多种诱因可导致原癌基因的活化，例如：①病毒的插入或染色体重排；

②抑制因子的消除；③碱基序列突变。抑癌基因是人类正常细胞中所具有的一类基因，具有促使细胞的终末分化、维持遗传的稳定性、控制衰老、调节细胞生长、抑制蛋白酶、调节组织相容抗原、调节血管生成等作用。常见的有 Rb1、WT1、p53、NF、MCC、DCC、APC 和 MEN-1。仅在少数遗传性肿瘤和遗传性肿瘤前疾病中起作用，特异性较高，多为实体瘤，如乳腺癌、结肠癌、肝癌、骨肉瘤、视网膜母细胞瘤、肾癌、神经纤维瘤病等。目前，细胞癌基因激活和抑癌基因的失活作用理论已用于解释各种环境因素（病毒、化学、物理等）的共同致癌机制。

二、病毒因素

1911 年 Rous 报道了白血病鸡的无细胞滤液可于健康鸡中诱发细胞表型相同的白血病，为病毒致癌的实验性研究奠定了基础。但直到 1964 年 Epstein 等从伯基特淋巴瘤患者的淋巴母细胞中分离出疱疹病毒样颗粒，才真正开始了人类肿瘤病毒病因学研究。近年来随着科技迅猛发展，肿瘤病毒病因的研究已深入分子机制水平。病毒按其所含核酸不同分为两大类：DNA 病毒和 RNA 病毒。DNA 病毒一般为水平传播，病毒感染机体进入细胞后可有两种反应。一种为 DNA 病毒大量复制，同时细胞发生溶解死亡；另一种为 DNA 病毒整合于细胞内，通过编码转化蛋白，使细胞转化恶变。嗜肝 DNA 病毒科的乙型肝炎病毒感染和肝癌的发病有关；疱疹病毒科的 EB 病毒（EBV）感染和伯基特淋巴瘤、免疫母细胞性淋巴瘤、鼻咽癌、霍奇金淋巴瘤，平滑肌肉瘤及胃癌的发病有关，人疱疹病毒-8 感染和卡波西肉瘤（KS）、卡斯尔曼病发病有关；乳头状瘤病毒科的人乳头状瘤病毒（HPV）-16，HPV-18，HPV-33，HPV-39 感染和肛门生殖器肿瘤、上呼吸道肿瘤的发病有关。

人类只有两类 RNA 病毒家族（反转录病毒科和黄病毒科）和肿瘤的发生有关，前者包括人 T 细胞白血病病毒（HTLV）和人类免疫缺陷病毒（HIV），后者包括丙型肝炎病毒（HCV）。RNA 病毒的复制过程可简略表示为 RNA→DNA→RNA→蛋白质，通过前病毒 DNA 整合到宿主细胞 DNA，参与病毒的复制、转录，并传递其遗传信息。外源性 RNA 病毒以水平传播方式感染宿主相应的细胞，并有病毒的复制和颗粒形成，但不引起宿主细胞的死亡。其中 HTLV-1 直接介导成人 T 细胞白血病的发生，而 HIV 和 HCV 对肿瘤的发生只起间接作用。血清学检测证实 100% 的 ATL 患者携带 HTLV-1，患者的白血病细胞中含有 HTLV-1 原病毒，而患者体内其他细胞却不含有此原病毒，虽然 HTLV-1 在 ATL 发生中的分子病理学机制还不明了，但是 HTLV-1 基因组所编码的 Tax 蛋白和 $p12^1$ 蛋白通过和细胞蛋白的相互作用，在转录、细胞—细胞间调节、细胞增殖和凋亡中起重要作用。HIV-1 和 HIV-2 属于反转录病毒科的慢病毒属，感染人体后都可引起获得性免疫缺陷综合征（AIDS），但现在绝大多数的 AIDS 患者是 HIV-1 感染者。虽然 HIV 感染所致的免疫缺陷和肿瘤的发生相关，但现无证据支持 HIV 本身可直接导致肿瘤发生。AIDS 患者可伴发非霍奇金淋巴瘤（NHL）、KS、宫颈癌和肛管鳞癌，但这些肿瘤也和某些 DNA 病毒感染有关，如 HHV-8、EBV 和 HPV。1%~5% 的 HCV 患者可发展为肝癌，但有明显的地域性，在意大利、西班牙和日本，50%~70% 的肝癌患者和 HCV 感染有关，而在中国主要和 HBV 感染相关。现在已可通过注射疫苗预防 HCV 感染，而对已感染的患者联合应用干扰素-α 和利巴韦林可有效减低病毒复制，改善肝细胞的组织改变，其有效率为 50%~80%。除了肝细胞，HCV 也可感染造血细胞，如淋巴细胞和 CD34$^+$ 前体细胞，感染者为 B 细胞 NHL 的高危人群。

三、化学因素

自从 1775 年英国医师 Pott 发现扫烟囱工人的阴囊癌与多年接触煤烟灰和沥青有关，人们逐渐认识到肿瘤的发生和某些化学物质有关，并已被大量的体外实验和动物模型证实。化学致癌物通过引起基因的点突变、染色体易位、DNA 重排、DNA 缺失和 DNA 甲基化能力缺失，从而激活癌基因，并使抑癌基因失活，它具有明显的器官特异性。在动物和人类中已知有上百种化学致癌物。降低某些致癌物的摄入，如己烯雌酚，特异性致癌物的接触，如氯乙烯、苯和芳香胺，可使肿瘤的发病率下降；并可通过给予某些肿瘤干预剂来降低高危人群的肿瘤发病率，如维 A 酸、抗雌激素药、花生四烯酸。

吸烟和多种肿瘤的发病有关，如肺癌、喉癌、膀胱癌、食管癌、肾癌、口腔癌、胰腺癌和胃癌，且可能和白血病、宫颈癌、大肠癌、肝癌、前列腺癌、肾上腺癌、胆囊癌及甲状腺癌有关。吸烟者的肿瘤发生率较非吸烟者高 3 ~ 10 倍，在肺癌中甚至可高达 20 倍，且和吸烟的剂量和烟龄成正相关，二手烟也可提高非吸烟人群肺癌的发病率。戒烟可降低肿瘤发生的危险性，在戒烟后的 2 年起患癌的危险度即开始下降，随着戒烟时间的延长其患癌的危险度逐渐下降。雪茄和烟斗可能要较香烟的危险性和成瘾性低，但有研究表明其也可提高肺癌、口腔癌、喉癌、肝癌、胰腺癌和膀胱癌的发病率。

四、物理因素

物理致癌因素主要包括：电离辐射和紫外线。在自然界如土壤、岩石、植物和建筑材料中，广泛存在电离辐射，最常见的是氡。尽管理论上电离辐射可诱导各种类型的肿瘤，但某些器官、组织和细胞类型对电离辐射较敏感，最常见的为白血病、甲状腺癌、乳腺癌和肺癌，其次为唾液腺肿瘤、食管癌、胃癌、结肠癌、肝癌、卵巢癌、膀胱癌、皮肤癌和中枢神经系统肿瘤。潜伏期的长短和发病概率受多种因素影响，包括受辐射时的年龄、剂量、宿主的易感基因及肿瘤类型，如白血病在受辐射后 2 年即可发生，4 ~ 8 年时的发生率最高；而实体瘤的潜伏期可长达 5 ~ 20 年。现在低剂量射线广泛应用于医学诊疗，相关的放射学工作人员及接受放疗的患者的安全性正越来越受到关注，特别是随着肿瘤放疗的发展，长期生存的患者逐渐增多，放疗后的继发肿瘤的报道逐渐增多。一组研究发现宫颈癌患者接受大剂量的放疗后其照射野区的膀胱癌、直肠癌、小肠癌、骨肿瘤的发病率较手术组的高，最早于放疗后 2 年即可发生第二原发肿瘤；另一组研究发现前列腺癌患者放疗后第 10 年起其照射野区的软组织肿瘤、膀胱癌和直肠癌的发病率较手术组提高。电离辐射致癌是由于放射线能量直接或间接通过细胞内的水分子产生自由基作用于 DNA，导致碱基损伤，DNA 链断裂。

紫外线根据波长可分为 UVC（240 ~ 290 nm）、UVB（290 ~ 320 nm）和 UVA（320 ~ 400 nm）。太阳产生的 UVC 在大气层中已被吸收，并没有到达地球，而导致皮肤癌的是太阳光中的 UVB 和 UVA。UVB 和 DNA 相互作用可引起一系列的分子学改变，最常见的是相邻的嘧啶形成二聚体，其中环丁烷二聚体和 6-4 光产物具有强烈的致癌性和致突变性。UVA 很少被大气层吸收，可作用于皮肤，但 DNA 和蛋白质很少吸收 UVA，主要是通过和生色团相互作用后间接导致 DNA 损伤，但是已证明它有致癌性。因而皮肤癌常见于暴露于日光的部位，如头颈和手臂。

虽然石棉纤维是一化学物质，但是其致癌性主要是它和细胞间的物理作用，而不是化学作用，所以现在将其归入物理致癌物。石棉是纤维结晶后形成的硅酮，可致间皮瘤。有石棉接触史者间皮瘤的发病率可高达2%，且肺癌、咽部肿瘤、喉癌、肾癌、食管癌和膀胱癌的发病率也有所上升。石棉纤维通过引起双链断裂、突变和染色体损伤导致DNA损伤，同时还可影响有丝分裂和染色体分离，从而形成异倍体；同时石棉还可诱导炎性反应，导致细胞因子的释放，从而促进细胞的生长和克隆的选择。

（刘志野）

第三节　肿瘤的诊断

一、细胞学诊断

1. 方法

正确采集肿瘤细胞是诊断的先决条件，也是提高确诊率的关键。采集样本要尽可能从疾病处直接取样方能代表主要病变。采集方法要安全、简便，患者不适感小，且不致引起严重的并发症或促进肿瘤播散。

（1）脱落细胞学检查：对体表、体腔或与体表相通的管腔内的肿瘤，利用肿瘤细胞易于脱落的特点，取其自然脱落或分泌排出物，或利用特殊器具吸取、刮取、刷取表面细胞进行涂片检查，也可在冲洗后取冲洗液或抽取胸腔积液、腹水离心沉淀涂片检查。用于脱落细胞学检查的标本有痰液、尿液、乳头排液、阴道液涂片；宫颈刮片、鼻咽涂片、管拉网涂片、各种内镜片。抽取胸腔积液、腹水、心包积液和脑脊液离心涂片；支气管冲洗液沉淀涂片。

（2）穿刺细胞学检查：用直径<1 mm的细针刺入实体瘤内吸取细胞进行涂片检查。对浅表肿瘤可用手固定肿块后直接穿刺，如淋巴结、唾液腺、甲状腺、乳腺、前列腺及体表软组织等处的肿块穿刺。对深部肿瘤则需在B超或CT扫描引导下进行穿刺，如肺、纵隔和腹腔等处的肿块穿刺。

（3）涂片制片：取材后立即涂片，操作应轻巧，避免损伤细胞，涂片须厚薄均匀。涂片后应在干燥前立即置于95%乙醇或乙醇乙醚（各50%）固定15分钟，以保持良好的细胞形态，避免自溶变形。常用的染色方法有苏木精—伊红染色、巴氏染色和瑞氏染色等，应用薄层涂片和自动染色技术可获得背景清晰的高质量涂片，且可以对玻片进行自动扫描来区分出正常或异常改变。

2. 诊断报告

（1）三级法：分阳性、可疑和阴性。阳性为可见肯定的癌细胞，临床医师可依据细胞学报告行手术切除或化学治疗；可疑为可见难以确认的异型细胞，临床医师应重复细胞学检查或做活检，如临床表现和X线影像强烈提示恶性，也可进行治疗；阴性为仅可见正常或炎症细胞。

（2）四级法：分为阳性、可疑、非典型性和阴性。非典型性属于狭义的癌前病变中见到细胞，在细胞学诊断中还可能包括异型显著的炎症变性细胞，甚至数量很少、形态不典型的癌细胞。非典型细胞的临床意义不明确，需进一步检查，不能单独依据此结果进行治疗。

（3）五级法：Ⅰ级为无异型性或不正常细胞；Ⅱ级为细胞学有异型，但无恶性证据；

Ⅲ级为细胞学怀疑为恶性，但不能肯定；Ⅳ级为细胞学高度怀疑为恶性；Ⅴ级为细胞学确定为恶性。

（4）Bethesda 系统分级法：用于宫颈和阴道涂片，采用巴氏染色的诊断报告。

WHO 推荐细胞学报告应采用诊断名称，如有可能还应说明类型（鳞癌、腺癌、小细胞癌等），不宜采用数字式分级诊断。细胞学诊断报告应避免诊断过头，而阴性报告决不能解释为没有肿瘤。

3. 应用

肿瘤的细胞学诊断阳性率较高，对宫颈癌、食管癌和淋巴结转移癌的诊断阳性率可高达90% 以上，对乳腺癌、肺癌、肝癌和淋巴瘤的诊断阳性率也可高达 80% ~ 90%。多数病例通过细胞学检查还可确定肿瘤的组织学类型。

细胞学检查还适用于宫颈癌和食管癌的普查；也可用来观察女性内分泌激素水平的变化，指导乳腺癌患者术前化疗；以及了解癌症患者的放疗反应和食管癌癌前病变及其演变过程的前瞻性研究等。

细胞学检查取材方便，所需设备较简单，操作、制片和检查过程快速，给患者造成的痛苦小，易于推广和重复检查，是一种较为理想的肿瘤诊断方法。然而，肿瘤的细胞学诊断有一定的局限性，阴性结果并不能否定肿瘤的存在；深部肿瘤如肝癌、肺癌、胰腺癌和肾癌等，常难以取得较为理想的标本，早期食管癌、贲门癌和肺癌，尽管食管拉网或痰液细胞学检查为阳性，因影像学检查不能显示出肿瘤的部位，难以精确定位而影响治疗，还需进一步做内镜检查确定肿瘤的部位。

二、病理学诊断

所有的病变组织均应送病理检查，绝对不允许将标本丢弃，以致延误病情而影响诊断。如本院或本地无病理科时，应及时将标本送外院或外地申请病理检验。路程遥远又不能很好地使标本保持在新鲜状态时，可事先将标本固定在 10% 的中性福尔马林固定液中，以避免标本腐败或干枯。

1. 标本的获取

（1）空心针活检标本：空心针活检（CNB）是采用套管类活检针采集约 1 mm × 10 mm 的细长组织条，适用于位于深部的软组织肿瘤。CNB 采集的组织量虽比采用细针穿刺抽吸（FNA）者多，但对病理诊断来说仍有相当大的难度，特别是在未取到肿瘤性的组织时。过去认为，空心针活检可能会引起血肿形成或导致肿瘤播散，这一观点现在看来似无根据。与开放式活检对照性研究显示，90% 的病例通过空心针活检能确定组织学类型及分级。在 CT 引导下行 CNB 将会得到比较广泛的应用。

（2）切取活检标本：切取活检是采用手术方法切取的小块肿瘤组织。切取活检适用于肿瘤体积较大或位置较深的部位，如位于躯干或四肢等部位的巨大肿瘤。切取活检的目的在于获取肿瘤组织并得到明确的病理诊断，以便选择下一步治疗方案。

（3）切除活检或摘除标本：切除活检或摘除是采用手术方法切除整个肿瘤组织，常附带少量正常的周边组织。切除活检或摘除适用于位置浅表、体积较小的肿瘤，对多数良性肿瘤而言，多能达到诊断和治疗的双重目的，对恶性肿瘤则根据肿瘤的病理类型决定下一步的治疗方案，如补行局部扩大切除等。

（4）咬取活检标本：咬取活检标本是采用咬检钳咬取的少量肿瘤实质。咬取活检适用于暴露、有破溃的浅表肿瘤。

（5）手术切除标本：是经外科手术切除的标本，包括局部切除标本、局部扩大切除标本、间室切除标本、根治性切除标本和截肢标本等多种类型。

无论选择何种活检方法，均以不导致肿瘤播散为原则，除手术中予以保护措施外，活检后如考虑肉瘤可能，应及时应用化疗药物预防。

2. 标本的处理

对于各种活检标本应全部送病理检查，其他检查可待根治性切除以后再做。对于手术标本，特别是恶性肿瘤，如肿瘤的体积相对较大（如 >1 cm），建议在肿瘤尚处于新鲜时，在不影响病理诊断的前提下，在无菌状态下切取少量肿瘤组织，存入组织库，以备日后所需。如需做电镜检测，则还需切取 1 mm³ 的组织块，并及时固定在戊二醛固定液中。然后将标本及时固定在甲醛固定液中。在标本固定前，外科医师除对标本进行拍摄外，应对标本做适当标记，特别是提供病变的解剖方向，包括上、下、内、外切缘和基底切缘，并记载于病理申请单上。

病理科医师在接受标本后，应拍摄标本的大体形态，标本旁应附带标尺。对所有的小标本应用染料（如印度墨汁或碳素墨汁）标识。对手术切除标本应标识出各个切缘，并用染料标识（如宫颈锥形切除标本和前列腺切除标本），测量离肿瘤最近切缘的距离。观察肿瘤的外观形状，包括形状、色泽、有无包膜和边界情况，测量肿瘤的大小（长径×横径×纵径）并记录。沿肿瘤的最大径纵行切开以暴露最大切面，观察切面情况，包括色泽、质地，有无出血、坏死、囊性变、钙化和骨化，若有坏死，应估算坏死的范围在整个肿瘤中所占的百分比。

3. 标本的取材

（1）活检小标本：对内镜和穿刺活检的标本应全部包埋，如组织太小，可用染料标识，并用软纸或细纱布包好，以防脱水过程中丢失。对活体小组织或小标本，取其最大剖面，注意连带四周切缘，剩余部分留存备查或必要时补取材。

（2）手术大标本：依据各种脏器或组织的取材规范进行，可参考《中国常见肿瘤诊治规范》《阿克曼外科病理学》或相关书籍，必须做好详细的记录。有条件者，可对所取材的标本进行拍摄或复印，并标明各自的取材部位。也可对标本描绘简图，并标明具体的取材部位。对取材部位较多者或附有区域淋巴结者，可采用编号，并注明各编号所代表的组织，常用者有英文字母和阿拉伯数字，例如 2012-1A、2012-1B、2012-1C……或 2012-1（1）、2012-1（2）、2012-1（3）……对骨化明显的组织或骨肿瘤，在取材前可经脱钙处理。对伴有坏死的肿瘤组织，在取材前应估算坏死的区域在整个肿瘤中所占的比例，取材时不仅要取肿瘤的实性区域，也要取肿瘤连带坏死的区域。

4. 病理切片的类型

（1）常规石蜡切片：是病理学中最常用的制片方法。各种病理标本固定后，经取材、脱水、浸蜡、包埋、切片、染色和封片后光镜下观察。全部制片过程一般 1 天左右完成，3 天内就可以做出病理诊断。石蜡切片的优点是取材广泛而全面，制片质量稳定，阅片清晰，适用于钳取、切取和切除等各种标本的组织学检查。

（2）快速石蜡切片：将上述常规切片过程简化，在加温下进行。通常用甲醛固定，丙酮脱水和软石蜡浸蜡后包埋、切片、染色和封片后光镜下观察。整个制片过程仅 20 分钟左右，约30分钟即可做出病理诊断。缺点是制片质量不易掌握，现多已被冷冻切片代替。

（3）冷冻切片：整个切片过程在恒冷箱内进行，制片质量稳定良好，接近于常规石蜡切片，出片速度快，仅需15分钟左右即可出片并做出病理诊断。

（4）印片：将玻片与肿瘤组织接触制成印片，做出快速诊断，此法可与冷冻切片同时应用，以提高确诊率，也可作为无法进行冷冻切片时的应急措施。

5. 病理诊断报告

组织学诊断应包括标本类型、大体形态、组织学类型或亚型、病理分级、浸润深度、脉管（血管和淋巴管）、神经侵犯情况及各组淋巴结转移情况，切除标本的切缘和（或）另送切缘有无肿瘤累及等情况。对于罕见或特殊类型的肿瘤、交界性肿瘤或生物学行为不明确的肿瘤，应加以备注，或提供参考文献，以供临床参考。部分病例的诊断报告中还需包括特殊检查（免疫组织化学、电镜、分子病理学等）的结果和相关解释。病理学报告还提供恶性肿瘤的预后相关性指标（癌基因、抑癌基因的表达情况和增殖活性等），以及供临床进一步治疗选择的指标，如 ER、PR、c-erbB2、CD20、MUM-1 和 CD117 等表达情况。

三、肿瘤病理诊断的辅助技术

1. 特殊染色

①苦味酸—酸性品红染色：用来区分胶原纤维和肌纤维，染色后，胶原纤维呈鲜红色，肌纤维、细胞质和红细胞呈黄色，细胞核呈蓝褐色或棕蓝色。②Mallory 三色染色：胶原纤维、网状纤维呈深蓝色，黏液、软骨和淀粉样物质呈淡蓝色，肌纤维呈鲜艳的红色或粉红色，胞核呈蓝黑色。③Masson 改良三色染色：主要用于鉴别胶原纤维和肌纤维，尤适用于平滑肌肿瘤的诊断，染色后，平滑肌纤维染成红色，而胶原纤维呈蓝色，细胞核呈蓝褐色。④弹力纤维染色：用来显示皮肤组织中弹力纤维的变化（如增生、卷曲、变性和崩解）、观察心血管疾病中弹力纤维的变化（如异常增多、弹力板变性、增厚、崩解、断裂或发生灶性破坏等）。在软组织肿瘤中，主要用来证实弹力纤维瘤。⑤网状纤维染色：可用来鉴别癌和肉瘤，前者网状纤维围绕在癌细胞巢的周围，巢内癌细胞周围无网状纤维分布，后者则围绕在瘤细胞之间。此外，网状纤维染色还多用来显示一些特殊的排列结构（巢团状、器官样、腺泡状、血管外皮瘤样和管腔样），这些结构可分别出现在"滑膜"肉瘤、透明细胞肉瘤、副神经节瘤、腺泡状软组织肉瘤、腺泡状横纹肌肉瘤、血管外皮瘤、具有血管周上皮样细胞分化的肿瘤和上皮样血管肉瘤等。⑥Mallory 磷钨酸苏木素染色：也称为 PTAH 染色，能显示骨骼肌细胞中的横纹，用于辅助诊断横纹肌瘤、横纹肌肉瘤和一些含有横纹肌母细胞分化的肿瘤。⑦黏液染色：可显示糖原和中性黏液物质。如肿瘤内含有糖原和中性黏液，过碘酸雪夫那染色可呈阳性反应，前者能被淀粉酶消化。软组织肿瘤中能显示糖原染色（PAS）阳性的肿瘤，包括横纹肌瘤、横纹肌肉瘤、间皮瘤、透明细胞肉瘤、腺泡状软组织肉瘤、骨外尤因肉瘤和具有血管周上皮样细胞分化的肿瘤等。在腺泡状软组织肉瘤的瘤细胞内可见到具有特征性的 PAS 阳性、耐淀粉酶消化的菱形或针状结晶物。在卡波西肉瘤和肝胚胎性肉瘤中，于细胞内外均可见到 PAS 阳性并耐淀粉酶消化的嗜伊红小体，恶性横纹肌样瘤中的胞质内玻璃样内含物或包涵体，PAS 染色也可呈阳性反应。⑧脂肪染色：常用油红O、苏丹Ⅲ或苏丹黑来显示细胞内的脂质。除脂肪肉瘤中的脂肪母细胞外，纤维黄色瘤、幼年性黄色肉芽肿和黄色瘤中的泡沫样组织细胞也可呈阳性反应。⑨其他：Masson Fontana 银

染色可用来区别含铁血黄素和黑色素颗粒，刚果红和甲基紫染色可显示组织和脏器中的淀粉样变性及淀粉样瘤中的淀粉样物质，吉姆萨染色可显示肥大细胞胞质内的颗粒，嗜铬细胞染色可用来显示嗜铬细胞瘤胞质内棕黄色的颗粒。

2. 电子显微镜

电子显微镜能观察到细胞的超微结构，不仅能观察到细胞质内的细胞器和分泌颗粒，还能观察到细胞膜表面特殊结构和细胞间的连接结构，对肿瘤的诊断和鉴别诊断有一定的辅助价值。主要用于：①区别分化差的鳞癌和腺癌，鳞癌有发育良好的桥粒和张力微丝，腺癌有微绒毛、连接复合体、细胞质内黏液颗粒或酶原颗粒；②区别分化差的癌和肉瘤，癌有细胞连接和基底膜；③无色素性黑色素瘤，细胞质内存在黑色素小体和前黑色素小体；④区别肺腺癌和间皮瘤，间皮瘤有很大细长的微绒毛，细胞质内不含黏液颗粒或酶原颗粒；⑤神经内分泌肿瘤，细胞质内可见不同类型的神经内分泌颗粒；⑥软组织梭形细胞肿瘤和小圆形细胞肿瘤的鉴别诊断；⑦其他，如在朗格汉斯细胞组织细胞增生症中能见到特征性的伯贝克颗粒，精原细胞瘤中可见显著的核仁丝。

3. 免疫组织化学

免疫组织化学是一种依据抗原—抗体特异性结合原理，用已知抗体检测肿瘤组织和细胞内是否存在相应抗原的方法，在肿瘤病理学诊断中的应用主要有以下几种。①差分化恶性肿瘤的诊断和鉴别诊断，应用细胞角蛋白（上皮性）、波形蛋白（间叶性）、LCA（淋巴细胞性）、S100 蛋白和 HMB45 可将癌、肉瘤、淋巴瘤和恶性黑色素瘤区分开来。②确定转移性恶性肿瘤的原发部位，实际应用比较有限，目前仅限于甲状腺癌（TG）、前列腺癌（PSA）、肝癌（AFP，Hepa）和精原细胞瘤（PLAP）等少数几个恶性肿瘤。③淋巴造血系统肿瘤的分类，确定霍奇金淋巴瘤或非霍奇金淋巴瘤，在非霍奇金淋巴瘤中，再根据相应的抗体确定 B 细胞性（CD20）、T 细胞性（CD3）、间变性（CD30，ALK1）或 NK 细胞性（CD56），并具体分出若干亚型。④协助临床进一步治疗的指标，如乳腺癌患者 ER 和 PR 阳性，应用内分泌治疗（他莫昔芬），c-erbB2 阳性表达为＋＋＋者应用赫赛汀，胃肠道间质瘤 CD117 阳性者应用格列卫，多药耐药基因产物 P170 表达提示肿瘤对化疗药物有耐药性等。⑤内分泌肿瘤的激素测定，用于诊断和分类内分泌肿瘤。⑥探讨肿瘤的分化方向，如伴有血管周上皮样细胞分化的肿瘤（PEComa），除可表达 actin 外，还表达色素性标志物。⑦探讨肿瘤与某些病毒的关系，如鼻咽癌、鼻腔 NK 细胞淋巴瘤、霍奇金淋巴瘤、伯基特淋巴瘤和 EBV 相关性平滑肌肉瘤与 EBV 的关系，卡波西肉瘤与人疱疹病毒 8（HHV8）的关系，宫颈 CIN 与人乳头状瘤病毒的关系，肝癌与 HBV 的关系等。⑧肿瘤的预后指标，各种癌基因、抑癌基因和增殖活性指标的检测，以供参考。

4. 细胞和分子遗传学

①细胞遗传学分析是通过获取新鲜的肿瘤组织，经短期培养后用秋水仙碱处理，使细胞停留在有丝分裂中期，收集细胞，制片后经 10% 吉姆色染色显带，进行 G 带分析。该方法用于分析染色体核型，可发现肿瘤细胞中染色体数目和结构异常，包括三体、单体、异倍体、环状染色体、缺失、重排、易位、倒位、重复和插入等。②荧光原位杂交（FISH）是应用荧光素标记的 DNA 特定探针与组织切片或细胞涂片上的肿瘤组织杂交，以 DAPI 衬染其他染色体和间期核，在荧光显微镜下能显示与之相应的染色体某个区段或整体染色体。此法可用于新鲜组织，也可用于固定组织的石蜡包埋切片，只需要很少的肿瘤细胞，而印片和

细胞穿刺涂片标本尤为适宜。FISH 方法可用于有丝分裂中期细胞和间期细胞，能有效地检测染色体数目和结构异常，尤其适用于证实染色体易位、缺失和基因扩增。常用的 FISH 检测包括乳腺癌中 c-erbB2 基因扩增、滑膜肉瘤中的 SYT 相关易位等。③光谱染色体组型分析是一种波谱影像分析方法，其物理原理略，检测时采用包含 24 种染色体的综合探针，在分裂中期相中以不同颜色标记每一个染色体，并通过抑制杂交来实现染色体的特异标记。④比较基因组杂交分别提取肿瘤细胞和正常淋巴细胞中的 DNA，用不同荧光染料染色后与正常人中期染色体进行杂交，根据两种探针荧光信号的强度差异确定肿瘤细胞所有染色体整个基因组上是否存在整条染色体或染色体某些区段的增加或减少。⑤DNA 印迹将从肿瘤细胞中提取的 DNA 用限制性核酸内切酶消化，凝胶电泳分出 DNA 片段，再使其变性，形成单链 DNA 片段，然后吸印在硝酸纤维素滤膜上，与已知 DNA 或 cDNA 探针杂交，检测是否存在被探针杂交的 DNA 片段，从而确定有无染色体易位和基因扩增。⑥聚合酶联反应（PCR）是以肿瘤组织内提取的 DNA 为模板，在耐热 TaqDNA 多聚酶的作用下，以混合的核酸为底物，在引物的引导下，扩增靶基因或靶 DNA 片段。反转录聚合酶联反应是提取肿瘤组织中的 mRNA，在反转录酶的作用下，合成 cDNA，再以此为模板进行聚合酶联反应。肿瘤中存在的异常 mRNA，可用此法用特定的引物，扩增染色体易位断裂两端的 cDNA 而获得染色体易位的条带。此法敏感、快速，少量肿瘤细胞即可被检测。不仅可用于新鲜组织，也可用于甲醛固定、石蜡包埋的组织块。⑦DNA 测序检测肿瘤 DNA 的核苷酸序列，与正常 DNA 序列比较，以确定突变的类型、突变位置或基因融合点。⑧其他检测技术包括 PCR 单链构象多态性技术、限制性片段长度多态性分析、微卫星不稳定性分析、端粒重复扩增法、基因表达连续分析、生物芯片、蛋白组学和微切割技术等。

5. 流式细胞术

一种利用流式细胞仪对细胞定量分析和细胞分类研究的技术。主要用于：①肿瘤细胞增殖周期分析、染色体倍数测定、S 期比率和染色体核型分析；②淋巴瘤和白血病的分型；③肿瘤相关基因定量分析，有助于估计肿瘤的生物学行为；④多耐药基因产物的定量，为化疗药物选择提供依据；⑤肿瘤疗效监测、残存肿瘤细胞检测以判断有无复发等；⑥判定同时性或异时性发生的肿瘤来源。

6. 图像分析技术

采用图像分析仪，将观察到的组织和细胞二维平面图像推导出三维立体定量资料，包括组织和细胞内各组分的体积、表面积、长度、平均厚度、大小、分布和数目等。

四、肿瘤的影像学及核医学诊断

肿瘤的影像学诊断对肿瘤的早期发现、肿瘤的定位、分期、术前手术切除可能性的估计、治疗计划的制订及治疗后的随访都有十分重要的意义。影像学的内容也从传统的 X 线发展到现代的超声、CT、MRI、核医学及 PET-CT 的诊断。

1. 肿瘤的 X 线诊断

包括透视、摄片、体层摄影和造影等检查。①X 线透视（目前均用高分辨率电视透视）、摄片、体层摄片等用于检查肺、纵隔肿瘤、骨肿瘤、头颈部肿瘤和某些软组织肿瘤。虽然 X 线检查特别是体层摄影对纵隔、肺门、支气管等检查不如 CT 检查而大部分为 CT、MRI 所取代，但常规 X 线检查仍有其方便、经济、实用的优点，仍然是肺、骨等肿瘤最基本的检查方法。②乳腺钼靶摄片：采用低剂量片—屏组合系统，可清晰显示乳腺肿块或结节病变、钙化影和导管影等改变，特别是钙化在早期乳腺癌诊断中有重要意义，乳腺未能扪及肿块，乳腺摄片发现小群微细钙点最后诊断为乳腺癌为 45% ~ 50%；在术前检查可发现隐性或多发病灶；用于高危人群普查，有助于发现早期乳腺癌。对年轻妇女乳腺组织较致密而易受放射线损伤，一般不主张做乳腺摄片检查。③消化道造影：分钡餐造影和钡灌肠造影，能整体显示消化道的轮廓和黏膜，清楚显示肿瘤的部位、大小、良恶性特征，并间接显示肿瘤浸润情况，目前仍是手术前首选诊断方法之一。④泌尿道造影：分静脉肾尿路造影和逆行肾盂、输尿管、膀胱造影，是检出泌尿道肿瘤的常用方法，但对于侵犯肾盂的肾实质肿瘤则以 CT 或 MRI 为优。⑤血管造影：选择性血管造影通过向插入靶血管的导管内，注入造影剂显示肿瘤区血管图像的方法显示较小的肿瘤，能准确定位，了解肿瘤的动、静脉引流及血管侵犯和癌栓情况，鉴于这是一种创伤性检查方法，有一定并发症，在 CT、MRI 广泛应用后单纯用于诊断目的的血管造影已较少应用。⑥淋巴管造影：从肢体浅表淋巴管注入造影剂可使淋巴系统显影。对淋巴系统肿瘤，生殖系统肿瘤的淋巴结转移入盆腔、腹主动脉旁、腹膜后淋巴结转移有一定的诊断价值。

2. 肿瘤的 CT 诊断

CT 检查经过数代改进，特别是近年来螺旋 CT 的出现标志着 CT 领域的重大革新，它可显示 0.5 cm 的肿瘤，不但能准确地测出肿瘤的大小、部位及其与周围组织器官的关系，而且对肿块的定性、定位、肿瘤分期的准确性有进一步提高。对肝、胰腺、胸部肿瘤等术前评估、判断手术切除的可能性也有很大的帮助。CT 检查的范围不断扩大。胸部 CT 对胸部早期癌变特别是肺尖、肺门、纵隔、心缘和心后区 X 线难以发现的小瘤灶，以及近胸膜的小结节等均易于发现，对纵隔淋巴结的显示使胸部肿瘤分期的准确性提高；腹部 CT 对腹腔实质性和空腔脏器均有良好的显示。对肝脏肿瘤可做动态增强扫描，观察病灶血供情况，以利于定位和鉴别诊断。胃肠道 CT 扫描可显示胃壁的黏膜层、肌层及浆膜层，区别腔内、外肿块以及邻近脏器有无侵犯和淋巴结转移情况，从而判断手术切除的可能性。肾和肾上腺 CT 可显示肾皮质、髓质，对肾实质肿瘤的诊断和肾功能的判断均较佳。CT 对骨和软组织的分辨率明显优于 X 线平片。从而对骨和软组织肿瘤的定性和肿瘤纵向、横向浸润的范围作出诊断，为手术或放疗范围的确定提供可靠的帮助。

3. 肿瘤的 MRI 诊断

磁共振是 20 世纪 80 年代后应用于影像诊断的重大进展。人体不同组织无论在正常还是异常的情况下，都有各自的纵向和横向弛豫时间（T_1 和 T_2）及质子密度，这是 MRI 区分正常与异常并以此诊断疾病的基础。MRI 依赖于质子密度、弛豫时间和流空效应，应用不同的磁共振射频脉冲程序，得到各种不同的 MRI 图像。与 CT 相比，MRI 具较高的对比度，特别是软组织的对比度明显高于 CT，MRI 多平面直接成像可直观地显示肿瘤病变范围，应用造影剂可作肿瘤与非肿瘤组织的鉴别，肿瘤内部结构的观察，显示肿瘤供血动脉、引流静脉和肿瘤邻近血管的图像，对肿瘤的定性、定位、手术方案的制订、预后的估计和术后随访观察等都有重要意义。MRI 的缺点是对钙化不敏感，空间分辨率较低，体内有金属物品及装心脏起搏器者禁忌。另外，费用也较高。

4. 超声诊断

超声检查是一种无创性、方便简捷、可反复检查的诊断方法。由于采用电子计算机技术、实时灰阶成像和彩色多普勒技术及超声探头的改进，在常规超声的基础上介入性超声、腔内超声、术中超声等的应用为肿瘤的诊断提供更为可靠的诊断技术，并广泛应用于临床。超声对浅表器官肿瘤如甲状腺、唾液腺、乳腺、睾丸、软组织、眼和眶内等肿瘤的诊断具有独特的作用，特别是利用超声的声影衰减特征正确区分肿块为囊性或实质性。对胸腔积液、胸膜增厚、胸膜肿瘤的诊断和定位；对肝、肾上腺、盆腔、子宫、卵巢、腹膜后肿瘤的诊断都能得到较为满意的效果。近年来介入性超声的应用在实时超声监视或引导下，进行穿刺活检、抽吸检查、注射造影剂等方法诊断肿瘤，被认为是一种安全、准确的诊断方法。腔内超声应用于食管、胃、直肠、膀胱、阴道内等腔内肿瘤的检查，可早期诊断相应部位的肿瘤，了解肿瘤浸润的深度、范围和术前分期；术中超声对肿瘤的显示率和定位准确率显著提高，目前已广泛应用于肝、胆囊、胰、肾、腹膜后和妇科肿瘤的术中探测。彩色多普勒超声根据血流的有无、分布与类型对良、恶性肿瘤的诊断和鉴别诊断有一定的帮助。

5. 肿瘤的核医学诊断

某些放射性药物进入人体后，能选择性浓集于某一器官或肿瘤病变区，用显像设备获得放射性分布影像，根据放射浓集的程度来诊断肿瘤。放射性浓集高于邻近正常组织时为"热区"显像，反之为"冷区"显像。常用的放射性核素有：^{131}I、^{99m}Tc、^{75}Se、^{198}Au、^{99m}Tc-DMSA、^{99m}Tc-MDP等，分别用于甲状腺、甲状旁腺、肝、肾、骨等肿瘤。近年来应用淋巴系统对放射性胶体颗粒的运输、沉积和吞噬原理，用不同颗粒直径的^{99m}Tc硫胶体做检查显示淋巴系统，特别是前哨淋巴结显像，提高了前哨淋巴结的检测率，为乳腺癌、胃癌、大肠癌、黑色素瘤等恶性肿瘤淋巴结清除的范围提供有价值的参数。近年来放射性受体显像、放射免疫显像特别是正电子发射断层摄影肿瘤代谢显像，利用肿瘤和正常组织之间的物质代谢上存在的差异，将发射正电子的放射性核素标记的蛋白质合成代谢、碳水化合物分解代谢的前体、受体配基等注入体内，用PET进行显像，可灵敏准确地定量分析肿瘤的能量代谢、蛋白质合成、DNA复制增殖和受体分布等，以鉴别肿瘤的良恶性、转移灶尤其是淋巴结的定位、肿瘤治疗效果的检测、肿瘤复发与否的鉴别等，对合理制订治疗方案、评价治疗效果等有很大帮助。目前最常用的显像剂为^{18}F-FDG，具有葡萄糖类似的细胞转运能力，可作为肿瘤细胞所摄取，但不参与进一步代谢而滞留在肿瘤细胞内。通过PET断层和全身显像可以对肿瘤进行定性，也可对肿瘤葡萄糖代谢进行定量分析，以此鉴别肿瘤的良恶性。

（宋增福）

第二章

肿瘤病理学

由于肿瘤（尤其是恶性肿瘤）治疗的特殊性（如根治性手术的创伤性、化疗的毒性与放疗的放射性损伤等）及其对患者精神、心理与经济上的影响，要求在开展治疗前，对病变尽可能作出明确的诊断。

虽然近年来，内镜、影像学、肿瘤标志物与分子基因检测等诊断技术有了突飞猛进的发展，肿瘤的早期诊断与精确定位也提高到了一个新的水平。但是，病理学诊断仍然是众多诊断方法中最为可靠的方法，它能明确病变的性质（是否为肿瘤）、判断肿瘤的性质（良性、恶性）、组织学分类、恶性度分级；它是制订肿瘤治疗方案的依据与分析疗效的基础；还有助于判断肿瘤的预后，确定有无肿瘤的复发、转移，以及进行死因的分析。因此，肿瘤病理诊断技术在肿瘤诊断中占有十分重要的地位，是其他诊断技术所不能替代的。

第一节　肿瘤病理学概念

一、良性肿瘤和恶性肿瘤

根据肿瘤的特性及其对机体的影响和危害，可将肿瘤分为良性肿瘤与恶性肿瘤两大类，或包括交界性肿瘤共三类。

1. 良性、恶性肿瘤的区别

良性、恶性肿瘤的区别见表2-1。

表2-1　良性、恶性肿瘤的区别

病理特征	良性肿瘤	恶性肿瘤
肿瘤细胞的分化	好	差
细胞的异型性	小	大
核分裂	无/少	多；常伴有病理性核分裂
生长方式	外生性，膨胀性	侵袭性（浸润性）
与周围组织的关系	推开或压迫	破坏
包膜	常有	无
边界	清晰	不清晰

续表

病理特征	良性肿瘤	恶性肿瘤
生长速度	较慢	快（短期内迅速生长）
继发改变	较少出血、坏死，可钙化/囊性变	出血、坏死、溃烂
复发与转移	无/极少	常见
对机体的影响	较少	较大，甚至致命

2. 肿瘤的分化

肿瘤的分化包含两方面的意思：①分化的方向；②分化的水平。

（1）分化的方向：原始的生殖细胞具有向三胚叶分化的能力，每一胚叶的细胞又进一步分化成各种不同功能的细胞，构成机体的组织与器官。遗传因素引起的生殖细胞突变或致癌因素导致正常细胞的突变，均可使正常细胞出现异常的分化（或逆分化），形成不同分化方向的肿瘤。例如，来自原始生殖细胞的畸胎瘤有向多胚叶分化的能力，肿瘤包含上皮（鳞状上皮、各种腺体）、间叶（骨、软骨、肌肉、脂肪、纤维）与神经组织（神经/神经节细胞、神经胶质）三个胚层的多种成分。上皮性肿瘤向鳞状细胞方向分化形成有不同程度角化/细胞间桥的鳞状细胞癌，向腺上皮方向分化可形成有腺腔样结构/胞质内分泌物的腺癌。

（2）分化的水平：细胞从幼稚到成熟的分化过程中，各阶段均可受致癌因素的影响而形成肿瘤。这些分化水平（成熟程度）不同的肿瘤，或多或少地保留了其分化方向成熟细胞的形态和功能特点。分化越成熟的肿瘤，与相应正常细胞及组织的形态越相似；而分化越不成熟的肿瘤，其具备相应正常细胞的形态学特点越少。例如，肝细胞性肝癌，癌细胞呈梁索状（肝细胞索）排列，细胞索间有丰富的血窦，能分泌胆汁，肝癌的这些形态和功能都与正常肝组织有相似之处。鳞状细胞乳头状瘤的上皮细胞形态、排列与正常的鳞状上皮颇相似。分化好的鳞状细胞癌具有胞质角化特点（称为角化型鳞状细胞癌），但分化差的鳞状细胞癌则未见角化（称为非角化型鳞状细胞癌）。良性的脂肪瘤细胞与正常脂肪组织的细胞几乎完全相同，二者的区别只是脂肪瘤有包膜，而正常脂肪组织则无。分化好的脂肪细胞性（脂肪瘤样）脂肪肉瘤，其大部分的肿瘤细胞为分化到接近成熟的脂肪细胞，与良性脂肪瘤很相似；不同之处仅仅是肉瘤性的脂肪细胞有较明显的大小不等，以及有数量不等的脂肪母细胞与深染的大核细胞。而分化差的圆形细胞脂肪肉瘤则以小圆形的瘤细胞为主，含脂滴的细胞很少。

根据肿瘤的分化方向及分化水平，可对肿瘤进行分类及分级。良性肿瘤细胞往往分化成熟，与相应的正常细胞比较相似。恶性肿瘤细胞则与相应的正常细胞有较大的差异，一般将不同分化程度的恶性肿瘤分为分化好（Ⅰ级）、分化中等（Ⅱ级）、分化差（Ⅲ级）三个级别。肿瘤分化越差，分级越高，其恶性程度越大。

3. 肿瘤的蔓延、复发与转移

（1）直接蔓延：肿瘤沿组织间隙、淋巴管、血管及神经束生长进而侵及邻近组织器官，称为肿瘤的直接蔓延。例如，鼻咽癌向咽旁间隙及颅底骨生长，引起骨质破坏及脑神经损伤。

（2）复发：肿瘤经治疗后消失，过一段时间后在同一部位又发生同样组织形态的肿瘤，称为肿瘤的复发。例如，真皮的隆突性皮肤纤维肉瘤常常多次复发。

（3）转移：肿瘤细胞脱离原发瘤，沿淋巴管、血管、体腔到达与原发瘤不相连续的部位，并继续生长，形成与原发瘤同样类型的肿瘤，这个过程称为转移。例如，乳腺癌转移到腋窝淋巴结，骨肉瘤转移到肺，胃癌转移到肠系膜淋巴结、网膜、卵巢或盆腔等。转移是恶性肿瘤的特征，癌以淋巴转移为主，肉瘤则以血行转移为主。若肿瘤发生锁骨上淋巴结的转移，往往意味着有血行转移的可能。

临床在诊断转移瘤之前，还需与多原发性肿瘤相鉴别。多原发性肿瘤（癌），是指同时或先后在同一患者身上的同一器官或不同器官发生两个或两个以上的原发性肿瘤。这些肿瘤的组织形态可以相同（如双侧性乳腺癌或发生在不同节段的两个结肠癌）或完全不同（如鼻咽癌伴发舌癌、肺癌等）。多原发性肿瘤（癌）与转移癌的治疗方式及疗效均有所不同，对前者往往采取较为积极的措施。

二、肿瘤的分类和命名

1. 肿瘤的分类

根据肿瘤的性质（良性、交界性、恶性）与肿瘤的分化方向（上皮性、间叶性、神经性、淋巴造血组织与其他组织如胎盘、生殖细胞及三胚叶组织），可对肿瘤进行分类。既往的肿瘤分类大都以病理形态学为主，近年随着分子遗传与基因检测技术的发展，对肿瘤的本质有了更深入的了解，越来越多的肿瘤分子分类也应运而生。例如，在第 4 版 WHO 肿瘤分类中，就有通过基因检测，由基因表达谱决定乳腺癌的分子亚型，用于预测患者的治疗反应及预后；淋巴造血系统肿瘤的分类也与肿瘤的分子遗传学特性密切相关。2011 年国际多学科肺腺癌分类更是首个以病理学为中心，由肿瘤学、内科学、外科学、放射影像学多个学科共同参与制订的综合性分类，新分类整合了肺腺癌的影像学、病理形态学、分子遗传学、临床治疗与预后多方面的信息，对临床诊断治疗有更大的指导意义。

2. 肿瘤的命名

肿瘤的命名（表 2-2）方法与肿瘤分类的原则相似，绝大部分的肿瘤名称能反映肿瘤的性质及分化方向（或称为组织起源）。例如，鳞状细胞乳头状瘤、鳞状细胞癌、腺瘤、腺癌、平滑肌瘤、平滑肌肉瘤、脂肪瘤、脂肪肉瘤、（乳腺）纤维腺瘤（腺纤维瘤）、神经纤维瘤、恶性神经鞘瘤、恶性黑色素瘤、（卵巢）浆液性交界性肿瘤。

表 2-2　肿瘤的命名

组织分化方向/水平（或组织来源）	良性	交界性	恶性
上皮性	××瘤（-oma）	交界性××瘤	××癌（carcinoma）
间叶性	××瘤（-oma）	交界性××瘤	××肉瘤（sarcoma）
神经性	××瘤（-oma）		恶性××瘤（malignant...-oma）
淋巴造血组织			恶性淋巴瘤、白血病
三胚叶组织	成熟性畸胎瘤		未成熟性畸胎瘤

其他命名方式包括：加上形态描述的命名，如印戒细胞癌、（甲状腺）乳头状癌、滤泡癌、骨巨细胞瘤；以人名命名，如尤因肉瘤、霍奇金淋巴瘤、腮腺的沃辛瘤（又称为淋巴瘤性乳头状囊腺瘤或淋巴囊腺瘤）。

有一些肿瘤称为××母细胞瘤，如神经母细胞瘤、肾母细胞瘤、髓母细胞瘤、肝母细胞瘤、肺母细胞瘤等均为恶性肿瘤；骨母细胞瘤、软骨母细胞瘤、脂肪母细胞瘤为良性肿瘤；恶性者，再冠以恶性的前提，如恶性骨母细胞瘤。而肌纤维母细胞瘤则是交界性或低度恶性的肿瘤。

许多肿瘤还分组织学的亚型，以便于病理形态的记忆，还有代表不同恶性程度的意义。癌常用分级来表示恶性程度（如鳞状细胞癌的Ⅰ、Ⅱ、Ⅲ级），而肉瘤往往用亚型来表示。例如，横纹肌肉瘤又分为多形性、腺泡样和胚胎性。多形性者多见于成人，而胚胎性者多见于儿童。

但是，有些肿瘤的生物学行为与形态学改变并不完全一致，因而难以从组织形态判断其性质，而有赖于临床表现或随诊的结果。例如，子宫的转移性平滑肌瘤，组织学形态为良性，但可转移到肺等器官。副神经节肿瘤的良、恶性从形态学也难以区别，而以肿瘤有无转移或血管侵犯作为判断良、恶性的依据。

因此，应熟悉各器官组织常见肿瘤的名称及其性质，从病理学诊断报告中了解肿瘤的组织起源（分化方向）、分化程度及预后。以便采取正确的治疗随诊措施。

目前对肿瘤的分类和命名多采用WHO的肿瘤分类法和诊断标准。每一肿瘤还有一个用于表明分类与性质的编码（ICD-O code），如乳腺肿瘤中的纤维腺瘤编码是9010/0（/0表示该肿瘤为良性）、导管原位癌是8500/2（/2表示原位癌）、浸润性癌是8500/3（/3表示肿瘤为恶性）；而/1编码的肿瘤为交界性或性质未定，如软组织的肌纤维母细胞瘤的编码是8821/1。提倡使用WHO的肿瘤分类法和诊断标准，在病理诊断时使用国际通用的肿瘤分类和命名。

三、名词解释

1. 原位癌

原位癌指黏膜上皮层内或皮肤表皮层内的异型细胞累及上皮的全层，但尚未突破基膜、未发生间质浸润生长者。例如，子宫颈、食管的鳞状细胞原位癌和腺原位癌。为了避免过度的治疗，目前在很多组织器官，有使用上皮内瘤变的概念，把原位癌与重度不典型增生归入高级别上皮内瘤变的趋势（如宫颈的CIN3、前列腺的PIN3和结肠的高级别上皮内瘤变）。

2. 交界性肿瘤

交界性肿瘤是指在形态学及生物学行为上介乎于良、恶性之间的肿瘤，这些肿瘤更倾向于发展为恶性。例如，鼻腔、鼻旁窦的内翻性乳头状瘤（8121/1），细胞形态良性，但向间质呈浸润性生长，半数以上的内翻性乳头状瘤切除后可复发，约20%发生恶变。卵巢的各种表面上皮—间质肿瘤均有交界性病变，可伴有腹腔、盆腔的种植，也可发展为浸润癌。软组织的韧带样型纤维瘤病（8821/1）为浸润性的胶原纤维组织增生，细胞无异型，但往往难以切除干净而经常多次复发。涎腺的多形性腺瘤（8940/0），组织学为良性形态，但往往包膜不完整，呈出芽状生长，单纯切除后易于复发。虽然多形性腺瘤被定义为良性，但临床往往将其视为交界性肿瘤而采取腺叶切除的手术方式。

3. 瘤样病变

非肿瘤性细胞增生形成的瘤样肿块称为瘤样病变，往往与炎性刺激相关，为自限性生长，但切除不彻底也可复发，少数可发展为恶性。例如，瘢痕疙瘩、纤维组织的瘤样增生

（结节性筋膜炎、增生性肌炎、弹力纤维瘤）、肺的炎性假瘤、多种多样的瘤样淋巴组织增生、乳腺硬化性腺病、骨纤维异常增殖、皮赘（软纤维瘤）、骨囊肿、妊娠黄体瘤等。

4. 错构瘤

错构瘤指由构成某一器官的组织或细胞局灶性增生并紊乱组合构成的良性肿瘤。例如，肺的错构瘤（无肿瘤编码）由不等量的间叶成分（软骨、平滑肌、脂肪、结缔组织）及凹陷进肿瘤内的支气管上皮与腺体混合而成。各种良性的脉管肿瘤，如血管瘤、淋巴管瘤，也可视为错构性肿瘤。

5. 迷离瘤

迷离瘤为组织异位形成的肿块。例如，甲状腺组织可迷离到包括舌盲孔、喉、纵隔、支气管壁、食管壁、心包甚至皮下等处；胸腺组织迷离到淋巴结；胰腺组织迷离到胃、肠壁；子宫内膜的迷离更是常见，可发生于阴道壁、子宫肌（腺肌病）、卵巢、输卵管、输尿管、膀胱、盆腔，甚至肺内；瘤细胞可迷离到淋巴结。应注意迷离瘤与转移癌的鉴别。

（张　茵）

第二节　肿瘤病理诊断的方法

一、组织病理诊断

组织病理诊断主要包括石蜡切片和冷冻切片。

1. 石蜡切片

方法是将标本组织经脱水后包埋于石蜡中，然后切片、染色（苏木精—伊红/HE 染色），显微镜观察并作出诊断。

标本的种类有以下几种。

（1）活检标本：包括用切取/切除病灶取得的活检小标本。

1）切取活检：是取活体病变组织中的一部分做切片检查，以明确病变的性质，以及对肿瘤进行分类、分级，指导治疗方案的选择。例如，直视下/各种内镜检时用活检钳钳取、针刺吸取、手术切取小块组织送检。

活检取材应注意以下几点。①所取组织能反映病灶的性质，避免取坏死、出血部位，避免挤压组织引起人为变态。开腹开胸手术若肿瘤未能切除，仅取活检时，应在确定已取到肿瘤组织（必要时做冷冻切片加以证实）后才关腹关胸。②取材时尽量减少创伤、出血。有的部位不宜活检，如鼻咽纤维血管瘤的血管丰富而无弹性，活检易引起大出血。皮肤恶性黑色素瘤，易因活检而促进肿瘤的转移，不宜活检，应整块一次性广泛切除肿瘤。③及时固定组织，活检后立即将组织放入足量（标本体积的 10 倍以上）10% 中性甲醛缓冲液（即 4% 甲醛）中固定，以免组织自溶。从组织固定到取材的间隔时间最好为 30 分钟到 24 小时。组织结构、细胞形态与细胞内抗原蛋白等保存良好，才能保证制片质量与分子病理学方法的有效性，有利于病理学诊断。

2）切除活检：是将肿块连同部分周围正常组织切除送检。如肿瘤为良性，则可达到治疗的目的。

选择做切除或切取活检的主要因素是病灶的大小。如病灶体积较小，最好一次性将病灶完整切除。如怀疑为恶性淋巴瘤，也最好将一个淋巴结完整切除送检。

（2）大体标本：无论术前有无病理诊断，手术切除的标本（肿物或器官，又称为大体标本）都应送病理检查。术前切取活检会因取材局限而不易诊断，甚至有误。最后诊断必须根据对大体标本的全面检查而定，更不能仅凭肉眼观察判断肿瘤的性质而将大体标本丢弃。恶性肿瘤根治术后的大体标本，应包括切出的肿瘤原发灶及所在器官、清扫出的全部淋巴结（分组送检）、切除器官组织的上下断端或基底部组织等。

对大标本固定时，要使用用足够大的容器并加入至少盖过标本的足量固定液。较大的组织要平行切开（但不能切断）后固定。

病理医生应对大体标本做全面的肉眼观察，详细记录（保存文字/与影像资料）并按照不同部位组织器官、肿瘤种类的取材规范切取组织块，做石蜡包埋切片，镜检做出病理诊断。

大体标本送检的目的是：①进一步明确肿瘤的性质、分类及分级；②明确肿瘤的大小、范围、浸润程度及与周围组织器官的关系；③了解肿瘤有无转移；④明确手术切除范围是否足够。这些均对肿瘤的诊断、临床病理分期（pTNM 分期）及决定进一步的治疗方案（是否需要补充放疗及化疗）有重要的意义。

2. 冷冻切片

方法是取新鲜组织一小块，不必固定，送病理科快速冷冻成形，切片染色诊断。一般过程需 30 分钟。

冷冻切片的作用是：①用于术前未能诊断，术中需要了解病变性质以确定治疗方案时，如肺肿块、乳腺肿块的诊断；②术中需明确病变侵犯范围，决定手术切缘时，如乳腺癌的保乳手术要了解切缘有无肿瘤；③了解肿瘤外的一些病灶是否属肿瘤的转移；④证明有无创伤正常组织（如有无伤及输尿管等）或证实活检已取到肿瘤组织等。

由于冷冻切片的时间仓促、组织未经固定脱水等步骤的处理，导致切片染色不良等原因，其诊断准确率低于石蜡切片。因此，不应以冷冻切片来代替石蜡切片诊断，钳取/切取活检小标本不宜做冷冻切片。骨和钙化组织因组织太硬无法切片的也不宜做冷冻切片。

尽管目前病理诊断的新技术很多，但是最古老的石蜡切片仍然是最主要的病理诊断技术，下述的一些诊断技术（如组织化学技术、免疫组织化学和分子生物学技术）都是在 HE 切片诊断基础上选择使用的辅助方法。

二、细胞学诊断

细胞学诊断是取肿瘤组织中的细胞，进行涂片，经染色（巴氏染色或 HE 染色）后观察细胞形态、进行诊断的方法。

根据取材方法的不同，可分为脱落细胞学及穿刺细胞学。

1. 脱落细胞学

对体表、体腔或与体表相通的管道内肿瘤，取其自然脱落或分泌排出物，或用特殊器具，刮取/吸取表面的细胞进行涂片的方法，也可在冲洗后取冲洗液离心沉淀涂片。

例如，痰液、尿液、阴道液、乳头分泌物涂片；宫颈刮片、食管拉网涂片、各种内镜下刷片；抽取胸腔积液、腹水、心包液涂片；支气管肺泡灌洗液，术中腹盆腔冲洗液沉淀涂片等。

宫颈细胞学检查主要用于筛查，目的是发现早期宫颈癌与癌前病变（HSIL），预防浸润性宫颈癌的发生。

2. 穿刺细胞学

穿刺细胞学是用细针（直径≤1 mm）刺入肿瘤实体内吸取细胞涂片的方法。对体表可扪及的肿瘤可直接穿刺，包括淋巴结、甲状腺、涎腺、乳腺、前列腺及肢体的肿块穿刺。对深部脏器的肿瘤或体积较小难以定位的肿瘤可在影像学（B 超、X 线透视、CT）和（或）内镜协助下穿刺，如 X 线透视或 CT 引导下的纵隔、肺、肝、腹腔内甚至脑部肿瘤穿刺，B 超引导下对乳腺可疑小肿块穿刺，B 超引导下胃肠镜经胃或肠对胰腺肿块进行穿刺，B 超引导下的支气管镜经支气管对肺/纵隔肿块与淋巴结进行穿刺等。

取材后，应将刮取物或穿刺物立即均匀涂于玻片上，然后（湿片）立即放入95%乙醇中固定至少 15 分钟。也可以将穿刺物直接注入固定液（液基细胞保存液）中，再用液基制片技术或细胞离心技术制片。

脱落细胞学或穿刺细胞学的标本，若有较多的细胞成分，或有小的组织碎块时，也可做成细胞块（与组织学标本的制作相同），然后做石蜡切片、HE 染色或免疫组化染色观察，也可用其他分子生物学技术的检测。

与上述组织学诊断相比，细胞学诊断因取材较少，往往缺乏组织结构，且绝大多数细胞学诊断为治疗前诊断，要达到较高的诊断准确率更为不易。

近年来，液基细胞学制片技术，如 ThinPrep（TCT）、SurePath（LCT），以及计算机辅助细胞检测系统的应用，为提高制片质量、开展大规模细胞学筛查（如宫颈细胞学筛查）与质量控制提供了技术保证，是 20 世纪末细胞学技术的新进展。

三、组织化学技术

组织化学技术是利用各种细胞及其产物与不同化学染料的亲和力，用化学反应方法显示细胞内的特殊成分或化学产物，以帮助对病变进行诊断及分类的方法。组织化学染色的方法超过 100 种，应用较多的几种染色技术有：①网状纤维染色；②纤维素染色；③横纹肌染色；④糖原染色；⑤黏液染色；⑥脂肪染色；⑦黑色素染色；⑧抗酸染色等。

四、免疫组织化学技术

自 1976 年单克隆抗体技术问世以后，大量制备多/单克隆抗体成为可能，从而为免疫组织化学技术（IHC）提供了大量可用于研究的抗体。目前已有近千种抗体问世。染色技术及设备也不断更新。IHC 在病理诊断尤其是肿瘤的诊断上有重大作用，是近百年来病理技术上的重大突破。

1. 原理

IHC 是抗原—抗体反应，即利用已知抗体试剂与待测组织中的靶抗原结合，形成抗原—抗体复合物，通过对这些复合物的显色，从而证明靶抗原的存在。

2. 方法

常用的免疫组织化学染色方法有 ABC、LSAB 多步法与各种两步法、多重染色法。自免疫组织化学染色方法应用以来，各种免疫组织化学试剂盒、全自动染色系统等试剂产品与设备在不断地更新，染色方法也在不断地改进。

3. IHC 在肿瘤诊断、治疗中的作用

IHC 提供了形态与功能变化结合研究的新方法，使对疾病尤其是对肿瘤本质的认识有了重大进展，IHC 在肿瘤诊断上的用途主要有以下几点。

（1）肿瘤的诊断与鉴别诊断：由于同一肿瘤的异质性及不同肿瘤的相似性，许多肿瘤尤其是分化差的肿瘤难以从光镜形态上决定其分化方向，如小细胞性肿瘤（可以是小细胞癌、各种小细胞肉瘤、恶性淋巴瘤、恶性黑色素瘤等）、多形细胞或梭形细胞肿瘤的诊断非常困难，应用 IHC 技术可对这些肿瘤做出较明确的诊断和分类。例如，消化管有多种梭形细胞肿瘤，使用抗体 CD117、CD34、S-100、Desmin，可将表达 CD117、CD34 的胃肠道间质瘤（GIST）与表达 S-100 蛋白的神经鞘瘤、表达 Desmin 的平滑肌瘤/肉瘤鉴别。

（2）确定转移性恶性肿瘤的原发部位：淋巴结或其他部位的转移性肿瘤，有时仅依光镜形态难以确定其原发部位，应用 IHC 可帮助确定部分肿瘤的来源。例如，用甲状腺球蛋白（TG）、前列腺特异性抗原（PSA）、甲胎蛋白（AFP）、胎盘碱性磷酸酶（PLAP）等确定甲状腺癌、前列腺癌、肝癌或生殖细胞源性肿瘤的转移。但是，类似的组织特异性抗原还很少。

（3）恶性淋巴瘤的诊断和分类：除少数形态很典型的霍奇金淋巴瘤和滤泡性淋巴瘤外，恶性淋巴瘤尤其是非霍奇金淋巴瘤的诊断和分类几乎离不开 IHC。目前应用最为广泛的分类方法是 2008 年更新的 WHO 分类法，将血液和淋巴组织肿瘤以形态学改变、免疫表型、分子遗传学特征、临床表现和预后结合进行分类。其中，非霍奇金淋巴瘤可分类为前驱性 B 细胞和 T 细胞淋巴瘤、成熟 B 细胞淋巴瘤、成熟 T 细胞与 NK 细胞淋巴瘤与较少见的组织细胞和树突细胞性淋巴瘤。每一大类的非霍奇金淋巴瘤又进一步分出各种亚型。霍奇金淋巴瘤分类为结节性淋巴细胞为主型与经典型（后者包括结节硬化型、混合细胞型、淋巴细胞为主型、淋巴细胞消减型）两大类。已有 100 多种的 CD 系列抗体和其他抗体可用于淋巴瘤的诊断和分类。

（4）估计肿瘤的生物学行为并为临床提供治疗方案选择的依据：包括对各种癌基因、抑癌基因、多药耐受基因和激素受体表达的检测。例如，ER、PR、HER-2 已成为乳腺癌病例的三个常规检测项目，能帮助临床医生为患者选择合适的内分泌治疗、靶向药物治疗与各种化疗的方案。2011 年国际多学科肺腺癌分类方案要求在选择靶向药物治疗前，对分类未明的非小细胞肺癌病例，要通过使用 TTF1、CK5/6、P63 等抗体的检测（在活检肿瘤组织中进行）协助分类，并对确诊的肺腺癌做 EGFR、K-ras 基因突变检测。

由于 IHC 方法简便，可使用的试剂种类越来越多，无须昂贵的设备，可用于石蜡切片及细胞涂片的标本，因而使用广泛，已成为临床病理诊断必不可少的技术。

五、电子显微镜诊断

电子显微镜的问世，使组织形态学观察进入亚细胞水平，尤其对细胞生物学的发展作出了重大的贡献。在肿瘤病理诊断上，对小部分在常规组织切片检查未能诊断的病例，可通过电镜检查达到诊断和鉴别诊断的目的。例如：①鉴别光镜下难以区分为癌或肉瘤的未分化/低分化肿瘤；②鉴别形态学难以区分组织来源的梭形细胞肿瘤、小圆形细胞肿瘤、多形性肿瘤；③鉴别间皮瘤与腺癌；④诊断和鉴别各种神经内分泌肿瘤；⑤确定一些转移性肿瘤的来源；⑥协助淋巴瘤的分类。

但是，电镜诊断有很大的局限性，主要是设备昂贵、要求有较高的切片染色技术。而最主要的是：①目前尚未发现恶性肿瘤有特异性的超微结构改变，且真正具有诊断性单一超微结构的肿瘤并不多，因而不能仅凭电镜观察对肿瘤做出良、恶性的诊断；②电镜能观察到的细胞数量有限，易因取材不当而漏诊；③免疫组化技术应用以来，虽然不能完全取代电镜在肿瘤鉴别诊断上的作用，但已在很大程度上降低了对电镜使用的需要。

六、尸检

尸检是病理学的重要组成部分，在病理学的发展中起着很大的作用。在肿瘤病理中，尸检对于了解肿瘤的发展、转移及死因、诊断和鉴别诊断都有重要的意义。有的肿瘤诊断非常困难，如一些内脏的恶性黑色素瘤，只有在详细的尸检后才能确定是否为原发。又如肝的胆管腺癌很难与转移性腺癌区别，而有赖于尸检。有些隐性的原发瘤，也只有在尸检时才能发现。

七、分子生物学技术

自 20 世纪 70 年代以来，分子生物学技术（DNA 重组的基因克隆技术、核酸杂交技术与 PCR 技术、DNA 测序技术，以及在这些技术基础上发展起来的 DNA/RNA 芯片与组织芯片技术、流式细胞技术、荧光原位杂交技术等）的发展，掀起了一场生命科学的革命，其意义极为深远。这些技术也迅速广泛地应用于肿瘤的诊断、分类、治疗反应评估与预后预测，产生了病理学新的分支：分子病理学。

分子生物学技术用于肿瘤细胞与分子遗传学的研究，对人类染色体和基因的变异进行检测，为研究肿瘤的发生、发展、分类、预后、疗效的相关因素等提供有用的信息。随着研究的深入，已有越来越多的肿瘤被发现有特异的染色体基因变异。例如，慢性髓细胞性白血病的染色体异常（费城染色体）、胃肠道间质瘤的 c-kit 基因突变、滤泡性淋巴瘤的 bcl-2 基因重排、85% 的尤因家族肉瘤有 t（11；22）（q24；q12）染色体异位。在第 4 版的 WHO 淋巴造血系统肿瘤分类，依据病变出现不同的染色体异位，将急性粒细胞性白血病、B 淋巴细胞白血病/淋巴瘤，进一步分出多个有不同临床表现与预后的亚型。

在一些疑难病例，可使用分子生物学技术协助诊断和分类。例如，组织学难以确定是否为淋巴瘤时，可通过 PCR 方法检测 IgH（B 细胞受体基因）或 TCR（T 细胞受体基因）有无克隆性重排以协助诊断。血液系统肿瘤需要将形态学、免疫组织化学、流式细胞技术等方法结合使用，才能准确诊断及分类。

分子生物学技术用于基因的检测，也可为临床分子靶向药物的选用提供相关作用靶点的信息，是肿瘤个性化诊疗的循证依据。例如，乳腺癌的 HER-2/neu 基因过表达、肺腺癌的 EGFR、K-ras 基因突变的检测均与靶向药物是否适用相关。胃肠道间质瘤 c-kit 基因在不同位点（外显子）的突变与靶向药物的疗效差异相关。分子检测，为肿瘤个性化治疗、提高治疗效果、延长患者生命、改善患者生活质量提供了保障。

（王卫东）

第三章

肿瘤相关基因概论

肿瘤相关基因包括癌基因、抑癌基因及其他肿瘤相关基因等。肿瘤相关基因及其表达产物在肿瘤的发生、发展、治疗与预后中发挥着重要作用。肿瘤相关基因的研究进一步明确了肿瘤发生与发展的机制，为肿瘤的早期诊断及抗肿瘤治疗提供了新的靶位。

第一节 概念与分类

一、肿瘤相关基因的概念与分类

肿瘤相关基因主要包括癌基因、抑癌基因、肿瘤转移相关基因及肿瘤耐药相关基因等。其中癌基因又可以分成两大类：一类是病毒癌基因，是指反转录病毒的基因组里带有可使受病毒感染的宿主细胞发生癌变的基因；另一类是细胞癌基因，又称为原癌基因，是指正常细胞基因组中，一旦发生突变或被异常激活后可使细胞发生恶性转化的基因。换而言之，在每一个正常细胞基因组里都带有原癌基因，但它不表现致癌活性，只是在发生突变或被异常激活后才变成具有致癌能力的癌基因。抑癌基因是一类存在于正常细胞中的、与原癌基因共同调控细胞生长和分化的基因，也称为抗癌基因或隐性癌基因。肿瘤转移相关基因又进一步分为肿瘤转移促进基因和肿瘤转移抑制基因，其中表达产物能够促进肿瘤的转移过程的基因称为肿瘤转移促进基因，而表达产物能够抑制肿瘤的转移过程的基因称为肿瘤转移抑制基因。肿瘤转移的促进基因和肿瘤转移的抑制基因作用于肿瘤转移的不同环节。肿瘤耐药相关基因主要是指 MDR-1 基因，是指其表达的 P-糖蛋白及其 MDR-相关蛋白（MRP）的表达产生抗药性，谷胱甘肽-S-转移酶（GST）基因、癌基因（c-H-ras、bcl-2、bcl-ab1、eRB B-2、fos、jun 和 MDM-2）、热休克蛋白（HSP）、细胞因子（IL-6、TGF、IGF-Ⅰ和 Lrp）、药物代谢相关酶类及金属硫蛋白（MT-1）等基因的表达引起对抗肿瘤化疗药物的耐药性。

二、癌基因的分类

至 2013 年，已发现超过 200 个癌基因。其中细胞癌基因可大致分为生长因子类、酪氨酸激酶类、无激酶活性受体蛋白类、G 蛋白类、胞质蛋白丝氨酸/苏氨酸蛋白激酶类、胞质调节因子类和核转录因子类癌基因。

1. 生长因子类癌基因

部分癌基因编码产物具有生长因子的作用，因而称为生长因子类癌基因。这些具有生长因子作用的癌基因。能够与细胞膜上相关的受体结合，将细胞外的刺激信号传递到细胞内，促进细胞的增殖分裂过程。这种过程的生长因子刺激可导致正常细胞的恶性转化。成纤维细胞生长因子（FGF）相关性生长因子癌基因 int-2/fgf-3、hst/fgf-4、fgf-5，血小板衍生生长因子（PDGF）β 链生长因子癌基因及 int-1 等都属于这种类型，这些癌基因是生长因子类癌基因的代表。

2. 酪氨酸激酶类癌基因

具有膜结合功能的酪氨酸激酶类癌基因可以分为两大类。第一类可与细胞的内膜结合，分子结构中具有细胞质膜位点，但却没有细胞外配体结合位点。这种癌基因蛋白的酪氨酸激酶活性，只有当细胞的跨膜信号转导进入到细胞膜之内时才能发生变化，从而进一步影响细胞内的信号转导。这类癌基因包括 Src 酪氨酸激酶家族（SFK）中的 lyn、fyn、lck、hck、fgr、blk、yrk、yes 和 c-Src 9 个成员与 ABL 酪氨酸激酶家族中的 abl1 与 abl2 等成员。第二类则同时具有细胞外配体结合位点、跨膜位点及细胞质膜位点结构。因此，这类癌基因蛋白既可以接受细胞膜外配体的刺激信号，也可以将刺激信号跨膜转导，并进入到细胞质中。因此这类癌基因属于受体类，即受体蛋白—酪氨酸激酶类癌基因，包括 eRB B-2/neu、c-met、trk、fms、kit、ret、ros 和 sea 等。

3. 无激酶活性受体蛋白类癌基因

1986 年，Young 等应用基因重组与真核细胞基因转移技术克隆了一种细胞癌基因，称为 mas。对 mas 基因及其表达产物进行研究证实，这是一种缺乏激酶活性的受体蛋白类癌基、因。癌基因 mas 与一系列的感应受体类蛋白，如视蛋白、肾上腺素能受体和 K 物质受体等有一定的结构同源性，与 mas 相关基因（mrg）和大鼠的一种 G 蛋白受体的同源性最高。mas 与 mrg 两种基因在功能上还有一定的相似。此外，c-kit 也是一个缺乏激酶活性的受体蛋白类癌基因。

4. G 蛋白类癌基因

G 蛋白是 GTP 结合的一类蛋白质，是由一种分子质量为 100 000Da 的可溶性膜蛋白组成的，位于细胞膜的脂质双层中，这是由一类结构相似的蛋白质组成的一个蛋白质家族。典型 G 蛋白是由 α、β、γ 共 3 个亚单位共同构成的异源性聚体，其中 Gα 是 G 蛋白的主要功能亚单位。目前分离到的 α 亚单位中的 GsP 与 GiP 都是 G 蛋白的类癌基因。另一类 G 蛋白为低分子量 G 蛋白，也称为小 G 蛋白，其分子量在 20 000Da 左右。小 G 蛋白类癌基因包括 ras 与 rho 等。

5. 胞质蛋白丝氨酸/苏氨酸蛋白激酶类癌基因

胞质蛋白丝氨酸/苏氨酸激酶是细胞内重要的信号转导递质。细胞接受细胞外的刺激信号，再通过受体蛋白等跨膜蛋白的传递，通过与胞质中具有酶学活性的蛋白质相互作用，将信号向下游转导、放大，对细胞的代谢、生长、分化及恶性转化过程进行调节。胞质蛋白丝氨酸/苏氨酸蛋白激酶类癌基因包括 pim-1、c-raf、c-mos 和 c-cot 等。

6. 胞质调节因子类癌基因

胞质调节因子类癌基因的结构与功能差别很大，包括 crk、dbl 和 eIF-4E 等基因。crk 蛋白与信号转导，不仅涉及 c-abl 对 crk 蛋白的调节，以及与下游一些蛋白质的相互作用，而且其蛋白质分子内部不同的位点之间也存在着相互作用。dbl 癌基因具有对正常细胞的恶性转化功能，其转化作用机制主要是通过低分子量 G 蛋白来实现的。eIF-4E 是细胞中转译起始因子中的一种，与其他起始因子结合成复合物形式，改变 mRNA 二级结构，产生单链 RNA 区，便于核糖体的结合。eIF-4E 活性的调节，主要是一种翻译后的磷酸化修饰。eIF-4E 的磷酸化修饰状态决定其活性状态。eIF-4E 的异常表达与正常细胞的恶性转化有关。

7. 核转录因子类癌基因

核转录因子类癌基因包括 myc、myb、c-jun、c-fos 等。细胞外刺激信号通过跨膜蛋白传导进入细胞质，再经过细胞质蛋白因子到达细胞核中，对细胞核中转录因子蛋白的水平、磷酸化修饰、构象变化、二聚体的形成等进行调节，从而诱导或抑制一系列基因的表达活性，对细胞一系列的生物学过程产生重大影响。其中细胞核内转录因子接受信号转导，同时调节决定细胞命运的基因表达，因而占有十分重要的地位。

三、抑癌基因

抑癌基因的产物能抑制细胞增殖、促进细胞分化和抑制细胞迁移，因此起负调控作用。早在 20 世纪 60 年代，研究人员就将癌细胞与同种正常成纤维细胞进行了融合，所获杂交细胞的后代只要保留某些正常亲本染色体就可表现为正常表型，但是随着染色体的丢失又可重新出现恶变细胞。这一现象表明，正常染色体内可能存在某些抑制肿瘤发生的基因，它们的丢失、突变或失去功能，可使激活的癌基因发挥作用而致癌。抑癌基因的发现是从细胞杂交实验开始的，当一个肿瘤细胞和一个正常细胞融合为一个杂交细胞后，往往不具有肿瘤的表型，甚至由两种不同肿瘤细胞形成的杂交细胞也非肿瘤型的，只有当这些正常亲代细胞失去了某些基因后，才会形成肿瘤的子代细胞。由此人们推测，在正常细胞中可能存在一种抑癌基因，阻止杂交细胞发生肿瘤，当这种基因缺失或变异时，抑瘤功能丧失，导致肿瘤生成。而在两种不同肿瘤细胞杂交融合后，由于它们缺失的抑癌基因不同，在形成的杂交体中，各自不齐全的抑癌基因发生交叉互补，所以也不会形成肿瘤。位于染色体 13p14 的 Rb 基因是第一个被发现和鉴定的抑癌基因，它是在研究少见的儿童视网膜母细胞瘤中发现的。目前已发现的抑癌基因超过 200 个，这些抑癌基因的产物主要包括：①转录调节因子，如 RB、p53；②负调控转录因子，如 WT；③周期蛋白依赖性激酶抑制因子（CKI），如 p15、p16、p21；④信号通路的抑制因子，如 ras GTP 酶活化蛋白（NF-1）、磷脂酶（PTEN）；⑤DNA 修复因子，如 BRCA1、BRCA2；⑥与发育和干细胞增殖相关的信号途径组分，如 APC、Axin 等。

（田　碧）

第二节　作用机制

一、癌基因的激活

原癌基因不仅存在于肿瘤细胞中，而且广泛存在于正常细胞中。原癌基因蛋白不仅与正常细胞的恶性转化过程有关，还与正常的生长、分化及死亡过程的调节有关。原癌基因的表达及生物学活性如此广泛而重要，为什么大部分的细胞不发生恶性转化，而仅仅只有少数细胞发展为肿瘤呢？换言之，什么样的情况下原癌基因才能引起肿瘤呢？实际情况是，原癌基因只有在其结构、表达水平或表达位置发生变化时才会导致细胞恶性转化的发生。这就是癌基因的激活过程。原癌基因的激活有多种途径，主要激活方式有点突变、基因重排、基因扩增等类型。

1. 点突变

在基因的编码顺序上某一个核苷酸发生的突变称为点突变，点突变是癌基因激活的重要方式。从膀胱癌细胞株 T24 中克隆出的转化基因为 c-H-ras 癌基因；与正常的 c-H-ras 原癌基因编码顺序的差异，仅是第 35 位核苷酸由 G 变成了 T。因此，c-H-ras 编码的 p21 蛋白第 12 位氨基酸由甘氨酸变成了缬氨酸，细胞因此获得了转化能力。这种改变与多种癌的因果关系已经查出。例如，乳腺癌、肺癌、肝癌、结肠癌、急性髓性白血病、神经母细胞瘤等癌瘤细胞中均发现了 ras 原癌基因的点突变。

2. 基因重排

原癌基因中某一部分从一个位置移到另一位置可改变原癌基因的结构，使原癌基因激活，这种改变称为基因重排。对 trk 癌基因与大肠癌、乳癌、乳头状甲状腺癌的发生关系研究证明其即是基因重排的结果。在大肠癌、甲状腺肿瘤中可以发现 trk 激酶区的结构未变，而 trk 蛋白的膜外部分或是易位改变或是发生了替换。基因重排使 trk 原癌基因变成具有转化活性的癌基因。90% 的人慢性粒细胞白血病中也发现 c-abl 原癌基因的易位。

3. 基因扩增

某些原癌基因复制时可以由一个拷贝转变为多个拷贝。原癌基因拷贝数的增加会导致基因产物的增加，从而引起细胞正常功能的紊乱。在神经母细胞瘤、小细胞肺癌、网织细胞瘤中均可检测到 N-myc 基因的扩增。原癌基因的激活，导致细胞的生长调控异常和癌变。在一个癌瘤细胞中，一般不止存在一种原癌基因的激活。多个原癌基因在肿瘤发生的多个阶段上，相继或同时被激活。目前认为，在癌变过程中至少有两类原癌基因被激活才能完成癌变过程。一类是使细胞产生不死性的癌基因，这类癌基因通常分布于细胞核中，如 myc 癌基因等；另一类是使细胞迅速增殖、细胞表面形态和功能改变的癌基因，这类癌基因通常分布于细胞质中，如 ras 癌基因，在致癌过程中 myc 和 ras 癌基因互补才能使细胞恶变。总之，原癌基因的激活引起癌基因的高表达影响细胞的增殖分化，使正常细胞在增殖速率和功能分化方面发生改变。因此，一个正常细胞就会变成一个转化细胞和癌细胞。

二、抑癌基因与肿瘤的发生

正常细胞中存在抑癌基因，在被激活情况下它们具有抑制细胞增殖的作用，正常情况下它们对细胞的发育、生长和分化的调节起着重要作用，这些基因由于甲基化、突变等各种原因导致基因失活，或当其产物失去活性时，可导致肿瘤的发生和癌变。以凋亡相关蛋白激酶（DAPK）基因为例，DAPK 具有促细胞凋亡、抑制细胞黏附、抑制细胞迁移等作用，因而在肿瘤的发生、发展及转移中发挥重要作用。DAPK 基因启动子甲基化是肿瘤发生的早期事件。DAPK 基因启动子区 CpG 岛的甲基化，会导致 DAPK 表达的沉默，使一些凋亡信号不能通过 DAPK 诱导细胞凋亡，而使细胞有发展成肿瘤的可能性，这被认为是肿瘤发生的早期事件。研究发现，在非小细胞性肺癌、肝细胞癌的血清中可检测到 DAPK 基因启动子呈甲基化，而在正常对照组和良性疾病的血清中未检测到基因启动子甲基化。

（田　碧）

第三节　临床应用

一、肿瘤的基因诊断

1. 肿瘤易感基因检测

单独遗传因素造成肿瘤的概率低于5%。肿瘤的发生主要是遗传基因和环境因素共同作用的结果，其中遗传基因是内因，与人体是否有肿瘤易感基因有关。肿瘤易感基因检测就是针对人体内与肿瘤发生、发展密切相关的易感基因而进行的，它可以检测出人体内是否存在肿瘤易感基因或家族聚集性的致癌因素，根据个人情况给出个性化的指导方案。肿瘤易感基因检测特别适合家族中有癌症病例的人群，可以帮助这类人群提前了解自身是否存在肿瘤易感基因。例如，对与肾母细胞瘤相关的WT-1基因进行检测，与遗传性非息肉性结肠癌相关的hMSH2和hMSH1基因进行检测。

2. 肿瘤相关病毒检测

部分肿瘤的发生与病毒感染有关，因而检测这些相关病毒不仅可探讨肿瘤和病毒的关系，而且可以找出肿瘤的易患人群。而核酸杂交技术与PCR技术用于病毒检测具有特异性强、敏感性高等特点。例如，对宫颈肿瘤相关的HPV检测以及成人T细胞白血病/淋巴瘤相关的ALT病毒检测。

3. 肿瘤的特异性基因改变检测

在部分肿瘤患者外周血循环DNA中可检测到与原发肿瘤细胞一致的分子细胞遗传学改变，如ras基因突变、p53基因突变，p14 ARF、p16INK4、APC基因的异常甲基化、等位基因失衡、微卫星改变，DNA免疫球蛋白重链重排，等等。某些肿瘤血清/血浆DNA已检测到了基因变化。部分肿瘤具有特征性染色体易位及相应融合基因的肿瘤，这些分子表达谱已经被用作重要的诊断和鉴别诊断的依据，如对慢性髓性白血病中bcr/abl重排的检测等。但这些检测多处于研究阶段，尚未推广至临床常规检测。

4. 肿瘤治疗相关基因检测

分子靶向治疗的实施首先需要通过免疫组织化学（IHC）和荧光原位杂交（FISH）等肿瘤发生、发展的不同时期，可能涉及不同基因的不同变化形式，而基因的变化及基因之间的信号传递与肿瘤临床治疗的敏感性密切相关，如果能在分子水平对肿瘤基因变化提供指标，将对肿瘤的个体化和预见性治疗具有指导意义。此外，在肿瘤治疗过程中，肿瘤细胞接触抗肿瘤药物后会产生多药耐药，这与肿瘤细胞表达MDR-1基因有关。化疗过程中MDR mRNA表达逐渐升高，提示化疗反应敏感性会逐渐下降，因此用PCR方法检测MDR-1基因及其转录表达产物对疗效判断有一定的辅助价值。

5. 肿瘤的预后判断

肿瘤基因的突变、扩增及过表达等改变常与肿瘤的预后密切相关。例如，Her-2/neu扩增与乳腺癌、胃癌、卵巢癌发生密切相关；N-myc扩增与神经母细胞瘤相关；微卫星不稳定性（MSI）与胃癌、大肠癌、肺癌、肾癌、乳腺癌、白血病、子宫内膜癌等多种肿瘤预后均有关。现已有部分研究探讨相关基因检测对疾病预后的判断价值。此外，相关研究人员已开发肿瘤微转移灶检测基因芯片来达到肿瘤转移早期检测的目的。

二、肿瘤的基因治疗

目前，肿瘤基因治疗的主要途径包括：针对癌基因的基因治疗，针对抑癌基因的基因治疗，免疫基因治疗，药物敏感基因（自杀基因）治疗，针对多药耐药基因的基因治疗，肿瘤血管基因治疗等。

1. 针对癌基因的基因治疗

细胞中原癌基因的表达受到严格控制。而原癌基因激活后其功能处于异常活跃状态，不断地激活细胞内正性调控细胞生长和增殖的信号传递通路，促使细胞异常生长。因此针对癌基因的基因治疗思路可以通过负作用于癌基因而发挥抗肿瘤的作用。传统的针对癌基因的技术包括基因敲除、定点突变、反义核酸及核酶技术等。通过 RNA 干扰（RNAi）技术进行的基因治疗是近年来研究的热点，且进展迅速。RNAi 是由双链 RNA 分子介导的序列特异性转录后基因沉默的过程，是双链 RNA 分子在 mRNA 水平上关闭相关基因表达的过程，是将反义序列导入癌细胞来拮抗癌基因的。RNAi 技术具有序列特异性、dsRNA 稳定性、沉默信号可传递性、高效性与 RNAi 效用浓度依赖性的优点。以 bcr/abl 融合基因为例，该基因是定位于人染色体 9q34 上的 c-abl 基因与 22q11 上的 bcr 基因发生 t（9；22）易位，使相应无关的基因发生融合而形成的，在慢性髓细胞白血病发病中起着重要作用。研究人员采用 RNAi 技术成功地抑制了 K562 白血病细胞中的 bcr/abl 融合基因 mRNA 的表达，增加了对 K562 白血病细胞凋亡的诱导作用。RNAi 技术为肿瘤基因治疗带来了新的希望，但从目前 RNAi 的研究现状来看，在哺乳动物中 RNAi 并不能完全阻断基因的表达，尤其是异常高表达的基因，这促使人们去探索研究新的更高效的 siRNA 表达载体体系。为了促进基于 RNAi 的基因药物进入临床研究和应用，大量的研究已集中到提高 siRNA 分子的工业化生产能力、增加 siRNA 分子的稳定性、开发 siRNA 药物的靶向传递系统等方面。

2. 针对抑癌基因的基因治疗

虽然肿瘤的发生、发展是一个多基因参与、多步骤形成的过程，但在这些过程中某种癌基因的激活或抑癌基因的失活可能起到了关键性的作用。抑癌基因是抗肿瘤基因治疗中一类极为重要的目的基因，将这类基因导入肿瘤细胞或非肿瘤细胞，其表达产物通过复杂的基因调节或活化代谢机制，能抑制肿瘤的恶性生长，甚至导致癌细胞逆转。基因替代等方法可恢复或增强抑癌基因杂合性的缺失，将某些含有抑癌基因的染色体片段或整条染色体臂导入那些已知或疑有抑癌基因缺失的肿瘤细胞或荷瘤动物体内，以消除肿瘤细胞的恶性表型和在体内的致癌性，从而达到控制肿瘤细胞异常生长的目的。例如，导入 WT、p53 能使结肠癌、骨肉瘤、神经胶质瘤、腺癌增殖降低。这种通过多种载体介导的针对抑癌基因治疗的方法代表了癌症治疗的策略之一。

3. 免疫基因治疗

抗肿瘤免疫有关的转基因治疗其实是肿瘤基因治疗的最初方案。为增强机体免疫系统对肿瘤的识别，免疫基因治疗主要包括通过 APC 增强对肿瘤抗原的识别与提呈、增加肿瘤细胞表达细胞因子、增强肿瘤细胞表达的共刺激分子等。以抗原提呈细胞（APC）为基础的肿瘤抗原免疫主要通过增强对肿瘤抗原的识别与提呈，将编码目的抗原的基因，以重组表达载体的形式经各种基因转移途径转入机体细胞，借用宿主细胞的表达加工机构合成抗原分子。例如，通过主要组织相容性复合体（MHC）Ⅰ和（或）MHCⅡ类分子抗原处理和输送途径将抗原信息提呈给 T 淋巴细胞，从而激发体液免疫和细胞免疫。针对细胞因子的免疫基因治疗是指将 IL-1、IL-4、TNF-α、IFN 等细胞因子基因导入肿瘤细胞，使瘤细胞表达出相应的抗原，随后激发 CD4$^+$ 毒性 T 淋巴细胞反应，而导致分泌肿瘤抗原的靶细胞溶解，以达到治疗肿瘤的目的。将细胞因子基因导入肿瘤浸润的淋巴细胞（TIL）和淋巴因子激活的杀伤性细胞（LAK 细胞）使之活化，活化的 TIL 具有显著抗自身肿瘤作用。回输体内后其趋向于肿瘤局部聚集，并大量表达其携带的能增强抗肿瘤免疫的细胞因子基因产物。利用共刺激分子的作用是将 MHC I、MHC II 类抗原基因导入肿瘤细胞，使宿主免疫系统识别肿瘤细胞为"异己"，以诱发抗肿瘤免疫反应。可见基因免疫综合了减毒疫苗和亚单位疫苗的精髓，既像接种了活的病原体可以不断地表达抗原蛋白，又可以方便地精选所需基因片段，以激发理想的免疫反应。但应用这一手段的前提是必须有肿瘤抗原的存在，特别是肿瘤特异性抗原，只有这样才可使诱导的免疫反应只针对肿瘤而不破坏正常组织。

4. 药物敏感基因（自杀基因）治疗

自杀基因治疗思路就是人为地改变肿瘤细胞的状态，将一些"自杀基因"（TK 基因、CD 基因和细胞色素 P450-2B1 基因等）导入肿瘤细胞中，这些基因所表达的产物能将原先对细胞无毒或相对低毒的物质转变为细胞毒性物质，而起到杀伤细胞的作用。几乎所有的自杀基因系统都具有旁杀伤效应，即不仅转导自杀基因的细胞可以被杀死，而且与其相邻的未转导自杀基因的细胞也可被杀死。研究发现，旁杀伤效应一般是 1 : 10，即 1 个基因修饰细胞死亡时带动 10 个基因未修饰细胞死亡，由此可见，"旁观者效应"明显扩大了自杀基因的杀伤作用。应用自杀基因进行基因治疗时，首先，要求转染的自杀基因要有一定的表达效率；其次，自杀基因需靶向导入，使杀伤作用局限在肿瘤细胞，而非正常组织细胞。

5. 针对多药耐药基因的基因治疗

肿瘤化疗中最难处理的问题之一就是出现瘤细胞对许多常用化疗药物产生抗药性和交叉抗药性，即经过一段时间化疗后，肿瘤细胞表现出对多种结构不同、作用靶位不同、作用方式不同的抗肿瘤药物具有抵抗性。自 1970 年首次报道肿瘤交叉耐药现象以来，针对肿瘤耐药的基因治疗日益活跃。一方面研究人员通过抑制 MDR-1 基因，如针对该基因的 RNAi 使 MDR-1 基因的表达水平下调，提高细胞内的药物浓度，提高肿瘤细胞对化疗的敏感性。例如，研究人员通过抗-MDR-1-siRNA 成功抑制了人胰腺癌细胞株和胃癌细胞株的 MDR-1 基因及其表达产物，抑制后两种细胞对柔红霉素的耐药性抵抗分别降低了 58% 和 89%。表明此种 siRNA 也可以试验性地用于肿瘤的治疗，通过提高细胞对抗肿瘤药物的敏感性来达到治疗肿瘤的目的。另一方面，一些应用 MDR-1 转染保护骨髓造血细胞的基因治疗项目已进入临床试验阶段。例如，将针对化疗药物的 MDR-1 转染至肿瘤患者的骨髓造血干细胞，使其具有比肿瘤更强的化疗药物耐受力，可以提高临床化疗剂量和延长时间，而减轻化疗药物对骨髓细胞的损害。又如，新的耐药基因包括突变的二氢叶酸还原酶（MDHFR）、甲基鸟嘌呤甲基转移酶（MGMT）、谷胱甘肽-S-转移酶（GST）、醛脱氢酶（ALDH）等被用于肿瘤耐药基因的治疗，用于克服化疗的骨髓抑制作用效果显著，临床应用潜力很大。

6. 肿瘤血管基因治疗

肿瘤的生长、转移与新生血管的形成密切相关，由于肿瘤的血管生成受到血管生长因子、血管生长抑制因子及其他因子的共同调控，因此通过阻断促血管生长因子作用或强化血管生长抑制因子的表达均可达到治疗的目的。一方面通过 RNAi、反义 DNA、中和性抗体、受体酪氨酸激酶的抑制剂及核酶等技术阻断血管生长因子的作用。例如，有研究报道采用抗 VEGF 的核酶抑制 VEGF 的表达，使卵巢癌生长及血管生成减少。另一方面可以上调血管生长抑制因子的表达。例如，研究人员报道导入编码内皮抑素的重组腺病毒载体可抑制内皮细胞迁移和 VEGF 介导的血管生成。此外，针对肿瘤转移还可以采用基因工程技术来抑制细胞外基质和基膜降解，以及抑制内皮细胞特异性黏附分子的作用。例如，研究人员报道用腺病毒载体介导的 TIMP-1 基因转染肿瘤细胞，瘤细胞产生的 TIMP-1 抑制了 MMP-2、MMP-9 的活性，使内皮细胞的迁移受到抑制。

针对肿瘤的基因治疗近年来进展日新月异，临床上在部分肿瘤中使用基因治疗已经显示出较好的抗癌、抑癌作用和较轻微的不良反应，但大部分的基因治疗还处于体外研究及动物研究阶段，如何增加基因导入的载体系统的导入效率、如何增加针对肿瘤细胞的靶向特异性、如何加强外源基因在体内表达的可控性及相关的伦理等问题是影响肿瘤基因治疗的关键环节。

（雷彩鹏）

第四章

鼻咽癌

鼻咽癌（NPC）是指来自鼻咽被覆上皮的恶性肿瘤，它高发于我国南方和东南亚地区。广东为鼻咽癌最高发的地区，故又称为"广东瘤"。放疗是其最主要的治疗方法，放疗配合化疗可提高鼻咽癌的疗效。

一、解剖

鼻咽位于颅底和软腭之间，连接鼻腔和口咽（图 4-1A）。鼻咽腔近似一个不规则的立方体（图 4-1B），其上下径和左右径各约 3 cm，前后径 2 ~ 3 cm，可分为前、顶、后、底壁及左右对称的两个侧壁。

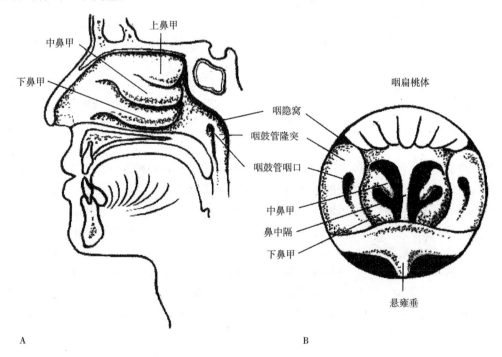

A

B

图 4-1 鼻咽部解剖

A. 正常鼻咽腔；B. 间接鼻咽镜所见

1. 顶后壁

顶壁由部分蝶骨体及枕骨底部组成。后壁相当第 1、第 2 颈椎，两侧为咽隐窝的后界。顶壁和后壁互相连接，并倾斜形成圆拱状，二壁之间没有明确的解剖分界标志，故临床上常合称为顶后壁，即由后鼻孔上缘向后，直至软腭水平。其黏膜下有丰富的淋巴组织，构成咽扁桃体，在儿童期增殖明显，形成增殖体。

2. 侧壁

侧壁包括：①咽鼓管前区；②咽鼓管区，有咽鼓管咽口（呈三角形，距下鼻甲后端约 1 cm）和其后上方的咽鼓管隆突（由三角形软骨板反折而成），与其下方的纤维组织共同构成咽鼓管的软骨部分；③咽鼓管后区，即咽隐窝，位于咽鼓管隆突后上方，与鼻咽顶后壁相连。此窝深约 1 cm，呈圆锥形，尖端向上，与破裂孔相距约 1 cm。同时，颈内动脉管外口则位于此窝的后方。

3. 前壁

前壁为鼻中隔后缘及位于其两侧的后鼻孔，可直接通入鼻腔。

4. 底壁

底壁由软腭背面及其后缘与后壁之间的咽峡构成。

鼻咽黏膜披覆假复层纤毛柱状上皮，下界近口咽部为复层鳞状上皮，二者之间可见过渡的上皮细胞。黏膜固有层含混合型小涎腺。

5. 淋巴引流

鼻咽部淋巴管极为丰富，主要引流入颈寰椎侧旁的咽后淋巴结（为鼻咽癌引流的第一站淋巴结），再进入颈深组淋巴结，主要包括：①颈内静脉淋巴结链；②副神经淋巴结链（位于颈外侧区内）；③颈横动静脉淋巴结链（位于锁骨上窝内）。

6. 血管

动脉来自颈外动脉的一级或二级分支，分别是：①咽升动脉，是颈外动脉的最小分支；②腭升动脉；③咽动脉，是颌内动脉的终支之一；④翼动脉，也为颌内动脉的终支。静脉经咽静脉丛和翼静脉丛相通，注入面静脉和颈内静脉。

7. 神经

鼻咽的感觉神经与运动神经来自舌咽神经、迷走神经和交感神经的分支所构成的咽神经丛。鼻咽上部的感觉由三叉神经的上颌支支配，腭帆张肌则由三叉神经下颌支所供给。

咽旁间隙是位于面颌上颈部的一个深在的脂肪间隙，与鼻咽、口咽毗邻。咽旁间隙是由茎突及其附着的肌肉（茎突舌骨肌、茎突舌肌和茎突咽肌）及多块筋膜间隔而成的，两侧对称（图 4-2）。在咽隐窝这一平面上可分成三个部分。①茎突前间隙：内有颌内动脉及其分支、下齿槽神经、舌神经、耳颞神经通过。肿瘤可由此处累及颅底的卵圆孔、棘孔和蝶骨大翼，甚至远至颞下窝。②茎突后间隙：内有颈内动脉、颈内静脉、后组脑神经（第Ⅸ、Ⅹ、Ⅺ、Ⅻ对脑神经）及颈交感神经干等通过，尚含颈内静脉上组淋巴结。③咽后间隙：居于咽后正中，内有咽后淋巴结。

二、流行病学

鼻咽癌可发生在各个年龄组，但以 30～60 岁多见，占 75%～90%。男女性别之比为 (2～3.8)：1。鼻咽癌的流行病学具有明显的地区聚集性、种族和部分人群的易感现象、家族聚集现象和发病率相对稳定的特征。

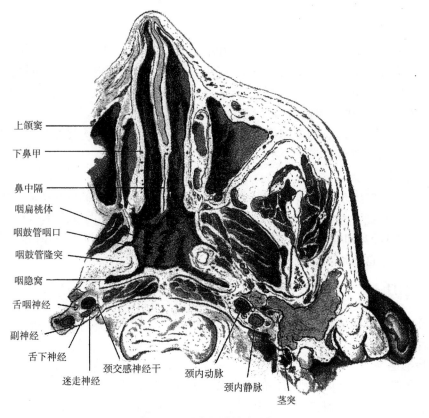

上颌窦
下鼻甲
鼻中隔
咽扁桃体
咽鼓管咽口
咽鼓管隆突
咽隐窝
舌咽神经
副神经
舌下神经
颈交感神经干
迷走神经
颈内动脉
颈内静脉
茎突

图 4-2　咽旁间隙的水平切面

1. 明显的地区聚集性

鼻咽癌在欧洲、美洲、大洋洲都颇为罕见，世界人口的年龄标化发病率男女都在 1/10 万以下。在北非和中东地区的一些国家，如突尼斯、阿尔及利亚、以色列、科威特和沙特阿拉伯等的发病率则略高，男性（0.5～3.4）/10 万，女性（0.4～1.9）/10 万。而中等发病率的加拿大西北部、美国阿拉斯加州和格陵兰岛的本地居民，发病率男性（7.8～12.7）/10 万，女性（2.4～9.2）/10 万。但我国南方及东南亚的一些国家的发病率则较高，特别是中国南方的广东省，世界人口标化发病率男性高达 30/10 万，女性达 13/10 万。在广东省又以珠江三角洲和西江流域一带最为突出，特别是肇庆、佛山、广州等地区。此外，与广东相邻的广西苍梧和湖南双牌县，鼻咽癌的发病率也很高，男性达 19.76/10 万。这些地区互相连成一片构成了中国鼻咽癌的高发核心地区。

2. 种族和部分人群的易感现象

鼻咽癌发病具有明显的人种差异。在世界三大人种中，部分蒙古人种为鼻咽癌的高发人群，其中包括了中国华南地区及东南亚地区的中国人、泰国人、新加坡人及北美洲的爱斯基摩人，又以中国人的发病率最高，黑种人次之，而白种人的发病率最低。高发区的居民迁居到低发区后仍保持着鼻咽癌的高发倾向。

在高发区广东省内，说不同方言的人群发病率不同，以说广州方言的人群特别高发。在广州和香港的调查中发现，广州的水上居民与中国香港船民的鼻咽癌死亡率最高：男性

54.7/10 万，女性 18.8/10 万。居住在格陵兰的爱斯基摩人（属蒙古人种）其鼻咽癌发病率也较高。

3. 家族聚集现象

肿瘤医院的资料显示，21.6% 的鼻咽癌患者有癌家族史，12.3% 有鼻咽癌的癌家族史，并且肿瘤患者大部分集中在一级亲属，二、三级亲属较少，而其他肿瘤未见明显差别。孪生子同患鼻咽癌的也有报道。鼻咽癌遗传流行病学研究显示，鼻咽癌遗传度为 68.08%，可以认为致病因素中有 68.08% 与遗传因素有关，31.92% 与环境因素有关。

H. Albeck 等报道，27% 的鼻咽癌患者有癌家族史，肿瘤患者主要集中在一级亲属间，且大部分为鼻咽癌和腮腺癌。

4. 发病率相对稳定

对鼻咽癌高发的广东四会和中山地区长期的观察显示，鼻咽癌的发病率均未出现较大波动。在低发区如欧美，大洋洲，亚洲的日本、印度等国家鼻咽癌的发病率多年来也始终在 1/10 万以下。WHO Ⅱ 和 Ⅲ 型鼻咽癌的发病率也未出现明显改变。而同期内肺癌明显升高，宫颈癌明显下降。这一现象也提示鼻咽癌的致病因素是相对稳定的。

三、病因

鼻咽癌的发生可能是多因素的，其癌变过程可能涉及多个步骤。与鼻咽癌发病可能有关的因素包括以下几方面。

1. 遗传易感性

鼻咽癌虽然不属于遗传性肿瘤，但它在某一人群的易感现象比较突出，并有家族聚集现象。连锁分析表明人类白细胞抗原（HLA）和编码细胞色素 P4502E1 酶基因（CYP2E1）可能是 NPC 的遗传易感基因，它们与大多数的鼻咽癌发生有关。

现代的分子遗传学和分子生物学研究发现，鼻咽癌发生高频率染色体杂合性缺失（LOH）的染色体主要位于 1p、3p、9p、9q、11q、13q、14q、16q 和 19p，并定位了相应的 LOH 最小丢失区（MDR），提示在高频率缺失区可能含有在鼻咽癌发病机制中起重要作用的抑癌基因；鼻咽癌发生遗传物质扩增的染色体主要位于 1q、2q、3q、6p、6q、7q11、8q、11q13、12q、15q、17q 和 20q，表明在这些区域可能存在与鼻咽癌发生发展相关的癌基因。

以上的研究表明了鼻咽癌患者的染色体存在着不稳定性，因此更容易受到外界各种有害因素的"攻击"而致病。

2. EB 病毒

经免疫学方法证明 EB 病毒带有壳抗原（VCA）、膜抗原（MA）、早期抗原（EA）及核抗原（EBNA）等多种特异性抗原。EB 病毒与鼻咽癌有密切关系，其主要根据如下。

（1）鼻咽癌患者血清中所检测到的 EB 病毒相关抗体（包括 IgA/VCA、IgA/EA、EBNA 等），无论是抗体阳性率，还是抗体几何平均滴度都比正常人和其他肿瘤（包括头颈部癌）患者明显增高，且随病情复发或恶化可再次升高。

（2）鼻咽癌患者血浆中存在着游离于细胞外的 EBV-DNA，其拷贝数与肿瘤负荷成正相关，并且随着肿瘤的进展或消退而变化，能够预测肿瘤的复发或转移。

（3）鼻咽癌的癌细胞内可检测到 EB 病毒的标志物如 EB 病毒 DNA 和 EBNA。

（4）在体外用含有 EB 病毒的细胞株感染鼻咽上皮细胞后，发现受感染的上皮生长加快，核分裂象也多见。

（5）据报道 EB 病毒在一些促癌物的作用下可诱发人胚鼻咽黏膜组织的未分化癌。尽管如此，目前尚缺乏 EB 病毒致鼻咽癌的完整动物模型，还不能认为 EB 病毒就是鼻咽癌的病因。因此，在鼻咽癌的发病方面，EB 病毒很可能以遗传因素（或）某些特定环境因素为前提，才能发挥致癌作用。

3. 环境因素

国外报道，侨居美国、加拿大的第一代中国人（以广东居民为多）鼻咽癌死亡率为当地白人的 30 倍，第二代降为 15 倍，第三代虽未有确切数字，但总的趋势是继续下降。与此同时，出生于东南亚的白人，其鼻咽癌发病率则有所增多。其原因除了部分人的血缘关系发生了改变外，显然环境因素也在起着重要的作用。近年的研究发现以下物质与鼻咽癌的发生有一定的关系。

（1）亚硝胺：可以诱发动物肿瘤。其中的二甲基亚硝胺和二乙基亚硝胺在广州咸鱼中含量较高，用咸鱼喂养大白鼠，可诱发鼻腔或鼻窦癌。有学者认为广东人鼻咽癌发病率高可能与幼儿吃咸鱼的习惯有关，可在其尿中测出具有致突变作用的挥发性亚硝胺。

（2）芳香烃：在鼻咽癌高发区的家庭内，每克烟尘中 3，4-苯并芘含量达 16.83 μg，明显比低发区家庭高。同样，这一化合物在动物实验中也可以诱发大鼠"鼻咽"部肿瘤。

（3）微量元素：硫酸镍可以在小剂量二亚硝基哌嗪诱发大鼠鼻咽癌的过程中起促进癌变的作用。

四、病理

鼻咽腔被覆一层较薄的黏膜上皮，主要由鳞状上皮、假复层纤毛柱状上皮和变移上皮构成。在黏膜固有层常有淋巴细胞浸润，在黏膜下层有浆液腺和黏液腺。鼻咽癌是指来源于鼻咽被覆上皮的恶性肿瘤。

1. 病理类型

鼻咽癌细胞 95% 以上分化不良，恶性程度高。世界卫生组织（WHO）将鼻咽癌组织学分类为：角化性鳞状细胞癌、非角化性癌和基底样鳞状细胞癌，其中非角化性癌根据肿瘤细胞的分化程度又分为分化型非角化癌和未分化型非角化癌，或鼻咽型未分化癌。

2. 生长与扩展

鼻咽癌好发于鼻咽侧壁（尤其是咽隐窝）和顶后壁。

鼻咽癌恶性度高，呈浸润性生长，可直接向周围及邻近组织和器官浸润、扩展；向上可直接破坏颅底骨质，也可经破裂孔、卵圆孔、棘孔、颈内动脉管或蝶窦和后组筛窦等自然孔道或裂隙侵入颅内，累及脑神经；向前侵犯鼻腔、上颌窦、前组筛小房，再侵入眼眶内，也可通过颅内、眶上裂或翼管、翼腭窝侵入眼眶内；肿瘤向外侧可浸润咽旁间隙、颞下窝和咀嚼肌等；向后浸润颈椎前软组织、颈椎；向下累及口咽甚至喉咽。

3. 转移

鼻咽黏膜下有丰富的淋巴管网，且淋巴引流可跨越中线到对侧颈部。鼻咽癌的颈淋巴结转移发生早、转移率高。肿瘤医院统计：确诊时有 70%~80% 的患者已有颈淋巴结转移，40%~50% 的患者发生双侧颈淋巴结转移。淋巴结转移的位置最多见于颈深上二腹肌下淋巴结，其次是颈深中组淋巴结和颈外侧区的副神经链淋巴结。

鼻咽癌发生远处转移与颈淋巴结的转移密切相关，随着转移淋巴结的增大、数目的增多，远处转移的机会也明显增加。肿瘤医院统计，鼻咽癌 5 年累积远处转移率为 20% ~ 25%，N_2、N_3 患者的 5 年累积远处转移率分别是 30% 和 45%，Petrovich Z 等报告 N_0、N_3 患者的远处转移分别为 17%（11/193）和 74%（69/93）。远处转移最常见的部位是骨，其次是肺、肝，且常为多个器官同时发生。

五、临床表现

1. 涕血

70% 左右的患者有此症状，其中 23.2% 的病例以此为首发症状来就诊。多由用力回吸鼻腔或鼻咽分泌物时，软腭背面与肿瘤表面摩擦，肿瘤表面血管破裂所致。轻者可引起涕中带有血丝，重者可致较大量的鼻出血。

2. 鼻塞

常为单侧性和逐渐性加重。由肿瘤堵塞后鼻孔所致，约占 48%。

3. 耳鸣与听力减退

分别占 51.5% ~ 62.5% 和 50%。位于鼻咽侧壁和咽隐窝的肿瘤浸润、压迫咽鼓管，使鼓室形成负压，引起分泌性中耳炎所致。病状较轻者此时如行咽鼓管吹张法可获暂时缓解。听力减退为传导性听力障碍，多伴有耳内闷塞感。

4. 头痛

占 57.2% ~ 68.6%，以单侧颞顶部或枕部的持续性疼痛为特点。往往是由于肿瘤压迫、浸润脑神经或颅底骨质，也可以是局部感染或血管受刺激引起的反射性头痛。

5. 脑神经损害

鼻咽癌向上直接浸润和扩展，可破坏颅底骨质，或经自然颅骨通道或裂隙，侵入颅中窝的岩蝶区（包括破裂孔、颞骨岩尖、卵圆孔和海绵窦区），使第Ⅲ、第Ⅳ、第Ⅴ（第 1、第 2 支）和第Ⅵ对脑神经受侵犯，表现为上睑下垂、眼肌麻痹（包括单纯外展神经麻痹）、三叉神经痛或脑膜刺激所致的颞区疼痛等（眶上裂综合征），如尚有第Ⅱ对脑神经损害，则为眶尖或岩蝶综合征。

当鼻咽癌扩展至咽旁间隙的茎突后区，或咽旁转移淋巴结向深部压迫、浸润时，可累及第Ⅸ、第Ⅹ、第Ⅺ、第Ⅻ对脑神经和颈交感神经节（霍纳综合征：睑裂狭窄、瞳孔缩小、眼球内陷、同侧无汗，发生率为 2.22%）。第Ⅴ对脑神经的第 3 支，可以在颅内受浸润，也可以在咽旁间隙受压面损伤。第Ⅰ、第Ⅱ对脑神经位于颅内靠前方，第Ⅶ、第Ⅷ对脑神经有坚实的颞骨岩部的保护，因而均较少受侵犯。

6. 颈淋巴结肿大

约 40% 的患者以颈淋巴结肿大为首发症状来诊，确诊时有 60% ~ 80% 的患者已有颈淋巴结转移。其典型的转移部位是颈深上组的淋巴结，但由于这组淋巴结有胸锁乳突肌覆盖，并且是无痛性肿块，因此初发时不易发现。也有一部分患者的淋巴结转移首先出现在颈外侧区。

7. 远处转移的症状

由于鼻咽癌细胞 95% 以上分化不良，恶性程度高，确诊时有 4.8% ~ 27% 的病例已有远处转移，放疗后死亡的病例中远处转移率高达 45.5%。转移部位以骨、肺、肝最为常见。

骨转移又以骨盆、脊柱、肋骨最多。骨转移常表现为局部持续且部位固定不变的疼痛和压痛，且渐进性加剧，早期不一定有 X 线的改变，全身骨扫描可协助诊断。肝、肺的转移可以非常隐蔽，有时只在常规随访的胸片、肝 CT 扫描或 B 超检查中才发现。

六、诊断和鉴别诊断

1. 诊断

鼻咽癌综合治疗后的 5 年生存率为：Ⅰ期 95%，Ⅱ期 85%，而Ⅲ期 68%，Ⅳ期 50%。由此可见，提高疗效的关键是早期诊断，早期治疗。但由于以下原因导致鼻咽癌不易早期诊断：①生长部位隐蔽；②早期无特异性的症状；③有些患者，甚至到晚期也没有出现耳鼻症状；④第一次接诊医师的疏忽。因此，要达到早期诊断，必须做到如下几点。

（1）提高警惕，注意患者的主诉。对有回吸性涕血、持续性鼻塞、单侧性耳鸣、无痛性颈淋巴结肿大、头痛、原因不明的脑神经损害等症状的患者，应通过间接鼻咽镜或鼻咽电子镜仔细检查鼻咽腔，必要时辅予鼻咽 MRI/CT 检查。

（2）颈淋巴结检查：注意检查颈内静脉链、副神经链及颈横动静脉链有无肿大淋巴结。

（3）脑神经的检查：不仅需要逐项认真按常规进行，而且对疑有眼肌、咀嚼肌和舌肌瘫痪者，有时需反复检查才能引出阳性结果。

（4）EB 病毒血清学检测：目前，常规应用于鼻咽癌筛查的指标有 IgA/VCA、IgA/EA、EBV-DNaseAb。鼻咽癌的检出率与抗体水平及变化有关。

凡属于下述情况之一者，可认为是鼻咽癌的高危对象。①IgA/VCA 抗体滴度≥1∶80。②在 IgA/VCA、IgA/EA 和 EBV-DNaseAb 三项指标中任何两项为阳性者。③上述三项指标中，任何一项指标持续高滴度或滴度持续升高者。

凡是符合上述标准的人，都应在鼻咽电子镜下做细致观察，必要时病理活检。特别要指出的是 EB 病毒的血清学改变，可在鼻咽癌被确诊前 4~46 个月即显示阳性反应，但要注意假阳性。

（5）影像学诊断。

1）磁共振成像检查（MRI）或 CT 扫描：其临床应用意义有①协助诊断；②确定病变范围，准确分期；③正确确定治疗靶区，设计放疗野；④观察放疗后肿瘤消退情况和随访跟踪检查。

MRI 以其优良的软组织分辨率，且同时能获得横断面、矢状面和冠状面成像的信息而优于 CT。MRI 除了清楚地显示鼻咽结构的层次和肿瘤的范围外，能较早地显示肿瘤对骨质的浸润情况。MRI 对放疗后纤维化改变和肿瘤复发的鉴别也有较大的帮助。目前鼻咽癌的影像学诊断首选 MRI。

2）全身骨显像：对鼻咽癌骨转移的诊断有较高的价值，它比普通的 X 线和 CT 敏感，一般较 X 线早 3~6 个月，全身骨显像扫描后，病灶多表现为放射性浓聚灶，少部分表现为放射性缺损区。骨显像对骨转移瘤敏感性高，但缺乏特异性。因此，对单一的放射性浓聚病灶在下结论时，应结合病史，排除手术创伤、骨折、骨质退行性变和放疗、化疗的影响等。

3）PET-CT 全身显像扫描：能同时获得全身各方位的 PET 功能代谢图像、CT 解剖图像及 PET-CT 的融合图像，对肿瘤的诊断具有较高的灵敏性、特异性及准确性。它有助于明确鼻咽原发灶和区域转移淋巴结的范围、远处转移灶的位置和范围，精确的肿瘤临床分期；确定鼻咽癌的生物靶区，提高放疗的精确度，从而减少正常组织放射性损伤；鉴别肿瘤治疗后的复发、残存或治疗后改变；评价及监测肿瘤的治疗效果，协助临床制订和调整治疗方案。

（6）组织学诊断：鼻咽癌患者应尽可能取鼻咽原发灶组织送病理检查，在治疗前必须取得明确的组织学诊断；临床上仅在原发灶无法获得明确病理诊断时才考虑做颈淋巴结的活检。

2. 鉴别诊断

（1）鼻咽增生性病变：正常情况下鼻咽顶部的腺样体在 30 岁前大多已萎缩。但有的人在萎缩的过程中发生较严重的感染，致使局部形成凹凸不平的不对称结节，一旦产生溃疡、出血则需活检予以鉴别。

（2）鼻咽结核：鼻咽结核多见于年轻人，可形成糜烂、浅表溃疡或肉芽状隆起，表面分泌物多而脏，甚至累及整个鼻咽腔。特别要注意有无癌与结核并存，以及有无鼻咽癌引起的结核样反应。

（3）鼻咽 T 细胞淋巴瘤：鼻咽 T 细胞淋巴瘤也称为鼻咽恶性坏死性肉芽肿，病灶主要发生在鼻咽、鼻腔和上腭等的中线结构，以进行性坏死性溃疡为临床特征，并导致鼻中隔和上腭的穿孔。本病有特殊的恶臭，常伴有反复的高热，病理检查常仅见慢性炎症性改变。

（4）鼻咽血管纤维瘤：鼻咽血管纤维瘤以青年人多见，男性明显多于女性。鼻咽镜下可见肿物表面光滑，黏膜色泽近似于正常组织，有时可见表面有扩张的血管，触之质韧实。临床上一旦疑及此病，切忌轻易钳取活检以免造成严重出血。

（5）颈淋巴结炎：颈淋巴结炎常见，多位于颌下（由咽部或牙齿疾患引起）。但对中年以上患者在颈深上组（Ⅱ区）或副神经链（Ⅴ区）处有较硬的淋巴结时，须及时排除肿瘤转移的可能。

（6）颈淋巴结结核：青少年较多见。肿大的淋巴结较实，可与周围组织粘连成块，有时有触痛或波动感，穿刺可吸出干酪样物质。

（7）恶性淋巴瘤：青少年较多见，颈淋巴结肿大可遍及多处，同时腋下、腹股沟、纵隔等区域也可见肿大的淋巴结。肿大的淋巴结质坚而有弹性，呈橡皮感，活动，可伴有发热、盗汗或体重减轻。

（8）颈部其他淋巴结转移癌：耳鼻咽喉与口腔的恶性肿瘤常可发生颈淋巴结转移，其部位大多在颈深上、中和副神经链的淋巴结。如锁骨上区有转移的淋巴结肿大时，则应首先考虑来自胸腔、腹腔和盆腔的恶性肿瘤。

此外还应注意与颅咽管瘤、脊索瘤和蝶窦囊肿相鉴别。

七、分 期

现将美国癌症联合委员会（AJCC）推荐使用的鼻咽癌 TNM 分期介绍如下。

（1）原发肿瘤（T）。

T_x 原发肿瘤不能评价；

T_0 无原发肿瘤的证据；

Tis 原位癌；

T_1 肿瘤局限于鼻咽腔，或肿瘤侵犯口咽和（或）鼻腔，但无咽旁间隙侵犯；

T_2 肿瘤侵犯咽旁间隙；

T_3 肿瘤侵犯颅底骨质和（或）鼻旁窦；

T_4 肿瘤侵犯颅内，和（或）累及脑神经、下咽、眼眶、颞下窝、咀嚼肌间隙。

（2）淋巴结转移（N）。

N_x 区域淋巴结转移不能评价；

N_0 无区域淋巴结转移；

N_1 锁骨上窝以上单侧的颈淋巴结转移，最大径 $\leqslant 6$ cm，单侧或双侧的咽后淋巴结转移，最大径 $\leqslant 6$ cm；

N_2 双颈淋巴结转移，直径 $\leqslant 6$ cm，且位于锁骨上窝以上；

N_3 颈淋巴结转移，直径 >6 cm，锁骨上窝淋巴结转移；

N_{3a} 颈淋巴结直径 >6 cm；

N_{3b} 锁骨上窝淋巴结转移。

（3）远处转移（M）。

M_0 无远处转移；

M_1 有远处转移。

（4）TNM 分期。

0 期　$TisN_0M_0$；

Ⅰ期　$T_1N_0M_0$；

Ⅱ期　$T_1N_1M_0$，$T_2N_0M_0$，$T_2N_1M_0$；

Ⅲ期　$T_1N_2M_0$，$T_2N_2M_0$，$T_3N_{0\sim2}M_0$；

ⅣA 期　$T_4N_{0\sim2}M_0$；

ⅣB 期　$T_{1\sim4}N_3M_0$；

ⅣC 期　$T_{1\sim4}N_{0\sim3}M_1$。

八、治疗

放疗是最主要的治疗方法。但是，对于一些较晚期的患者，综合运用化疗可提高疗效。

1. 放疗

鼻咽癌的治疗以个体化分层治疗为原则：Ⅰ/Ⅱ期患者单纯外照射放疗或外照射放疗 + 鼻咽腔后装放疗；Ⅲ/Ⅳ期患者采用放疗 + 化疗的综合治疗；对已有远处转移的患者应采用以化疗为主的姑息性放疗。

二维放疗技术（2D-RT）及其随后的三维放疗技术（3D-RT）是过去几十年鼻咽癌的主要治疗技术。2D-RT 主要采用两个对穿的侧野加或不加鼻前野，照射范围包括鼻咽原发灶、邻近可能扩展和浸润的区域、鼻咽淋巴引流区域。放射源采用 ^{60}Coγ 线、直线加速器高能 X 线或高能 β 线。二维放疗技术的肿瘤控制率不高，而且导致严重的远期不良反应，如口干、张口困难、听力下降、颞叶坏死及脊髓损伤等。

适形调强放疗技术（IMRT）是肿瘤放疗技术的重大进展，已逐渐成为鼻咽癌的标准放疗技术。它既能使照射区的形状在三维方向上与受照射肿瘤的形状相适合，还能根据肿瘤与周围正常组织的需要分别给予不同的照射剂量，并使周围正常组织和器官少受或免受不必要的照射，从而提高放疗的增益比，提高肿瘤局控率，减轻放疗反应，提高生存质量。目前，鼻咽癌的 IMRT 治疗后，5 年局控率为 93%，5 年总生存率为 94%。

（1）照射靶区。

1）大体肿瘤区（GTV）：指临床和影像学检查所能发现的肿瘤范围，包括原发肿瘤（GTVnx）与转移性淋巴结（GTVnd）病灶。

2）临床靶区（CTV）：除包含 GTV 外，还包括显微镜下可见的、亚临床灶及肿瘤可能侵犯的范围，包括整个鼻咽腔、鼻腔和上颌窦后 1/3、后组筛小房、翼突基底部、翼腭窝、颅底的蝶骨基底、蝶骨大翼、蝶窦、破裂孔、岩尖、咽旁间隙包括咽旁前间隙和咽旁后间隙、口咽扁桃体、软腭及第 1、第 2 颈椎。CTV 又分为高危的亚临床病灶（CTV1）和低危的亚临床病灶（CTV2）。

3）计划靶区（PTV）：指包括 CTV 本身、照射中患者器官运动（由 ITV 表示）和由于日常摆位、治疗中靶位置和靶体积变化等因素引起的扩大照射的组织范围，以确保 CTV 得到规定的治疗剂量。

（2）照射剂量。

GTVnx：（68～70）Gy/（30～32）f/（6～7）W；CTV1：（60～66）Gy/（30～32）f/（6～7）W；CTV2：（50～54）Gy/（30～32）f/（6～7）W；GTVnd：（60～68）Gy/30f/（6～7）W。

放射反应是指在射线作用下出现的暂时性且可恢复的全身或局部反应。全身反应表现为失眠、头晕、乏力、恶心、呕吐、胃纳减退、味觉异常等；局部反应主要表现为皮肤、黏膜和腮腺的急性反应，其反应的程度与分割照射方法、照射部位、照射面积有关。

放射性损伤是指射线的作用引起组织器官不可逆的永久性损伤，如放射性腮腺损伤、放射性中耳炎。放射性下颌关节炎、放射性下颌骨骨髓炎、放射性龋齿、放射性垂体功能低下、放射性视神经损伤、放射性脑脊髓损伤、放射性颈部皮肤萎缩与肌肉纤维化。

2. 化疗

化疗包括新辅助化疗、辅助化疗和同时期化放疗。常用的化疗方案有：PF 方案（PDD + 5-FU）、卡铂 + 5-FU、紫杉醇 + DDP（或卡铂）、紫杉醇 + DDP + 5-FU 和 PDD + 吉西他滨等。目前比较支持以含顺铂为主的同期放化疗作为局部晚期鼻咽癌的治疗模式，因为同期化放疗组患者的 5 年绝对生存获益较单纯放疗组提高 8%～10%。同期化放疗推荐 DDP 80～100 mg/m^2，每 3 周 1 次，或 DDP 30 mg/m^2，每周 1 次。

DDP：80～100 mg/m^2，静脉滴注，第 1 天（化疗前 1 天始连续水化 3 天）。

5-FU：800～1 000 mg/（$m^2 \cdot d$），静脉滴注，第 1～5 天持续静脉灌注，每 21 天重复。

或者

卡铂：300 mg/（$m^2 \cdot d$）或（AUC + 6），静脉滴注，第 1 天。

5-FU：800～1 000 mg/（$m^2 \cdot d$），静脉滴注，第 1～5 天持续静脉灌注，每 21 天重复。

3. 手术治疗

仅在下述几种情况下才考虑手术治疗。

（1）放疗后鼻咽局部复发，且病灶较局限者。

（2）根治量放疗后 3 个月局限性的鼻咽原发灶残留者。

（3）根治量放疗后颈部淋巴结残留或复发者。

（4）分化较高的鼻咽癌，如鳞癌（Ⅰ、Ⅱ级）、腺癌等。

（5）放射性并发症（如放射性鼻旁窦炎症、放射性溃疡、放射性骨髓炎等）。

4. 中药治疗

配合放疗和化疗，可减轻放化疗的反应，扶正固本。但中药能直接杀灭肿瘤的作用至今尚未肯定，仍有待于今后继续研究。

九、康复

癌症患者在生理和心理上都有不同程度的功能障碍。为此，应争取最大限度地提高和改善生活质量。

1. 心理康复

患者患鼻咽癌后，应使其认识到本病有完全治愈的可能，尽快使其从情绪低潮中恢复过来。

2. 机体康复

在放疗、化疗或其他各种治疗后，患者通常都会感到体力下降、容易疲劳、记忆力较差，故应注意补充营养，可进行轻量的、以静态为主的体育活动，使体质和耐力逐步增强。

（嵇绍干）

第五章

颅脑肿瘤

第一节　听神经瘤

一、概述

立体定向放射神经外科治疗听神经鞘瘤的目的是抑制肿瘤的远期生长，保护耳蜗及其他脑神经功能，维持或改善患者的生活质量。1969 年 Leksell 教授在 Karolinska 医院首次使用伽马刀治疗听神经瘤时，立体定位采用的是气脑造影或空气造影剂对比造影的技术，由此开始了放射神经外科治疗听神经瘤的历程。从 1977～1990 年是 CT 定位时代，在 1991 年以后使用 MRI 进行伽马刀的立体定位。在过去的四十余年里，伽马刀放射外科的技术不断发展，反映在先进的剂量计划软件、MRI 定位引导下的剂量计划系统、剂量优化系统及治疗设备的不断升级，其发展已对中小型听神经瘤的诊疗程序产生影响。从 1969～2008 年 12 月，据统计，全世界已有 46 835 例听神经瘤患者接受了伽马刀放射外科治疗。长期的随访结果表明，伽马刀放射外科同显微外科一样是重要的微侵袭治疗手段。直线加速器放射外科（X 刀，Cyber 刀）和荷电粒子束放射外科（质子刀）与伽马刀放射外科相比较，治疗的病例数量较少且缺乏长期的随访资料，还需要更丰富的循证医学证据来证实长期的临床疗效。因此无论从治疗的适形性和选择性，还是从对于患者的成本效益比来权衡，伽马刀放射外科目前仍是放射神经外科治疗听神经瘤的金标准。

二、伽马刀放射外科

（一）临床实践

1. 治疗前评估

高分辨率的 MRI（不能行 MRI 检查的患者行 CT 检查）评估肿瘤大小，平均直径一般小于 3 cm（测量标准：X 方向为垂直岩骨最大肿瘤直径，Y 方向为平行岩骨最大直径，Z 方向为冠状面最大肿瘤直径，平均直径为肿瘤三个径乘积的立方根）；临床症状上，无明显的脑干受压的症状和体征；纯音听力检查阈值（PTA）及语言辨别力得分（SDS）在内的测听试验，听力分级可依照 Silverstein-Norell 分类法的 Gardner-Robertson 修正案或美国耳鼻喉—头颈外科学会指南，面神经功能分级可依照 House-Brackmann 分级标准。其中"有用"的听力可定义为 PTA 低于 50 dB，SDS 高于 50%，相当于 Gardner-Robertson 分级 Ⅰ 或 Ⅱ 级。

2. 治疗定位

伽马刀治疗过程中，首先在患者头部牢固地安装一个与 MRI 相配的 Leksell 立体定向框架（G 型），头皮局部浸润麻醉，并可辅以静脉注射镇静剂。戴上与立体定向框架相配的标有基准点的图框行高分辨率的 MRI 扫描，采用 3D 梯度回波扫描（1～1.5 mm 层厚，28～36 层），范围包括整个肿瘤及周边重要结构，与 CT 骨窗进行融合并三维重建，或 T_2 加权 MR 扫描（三维重建），有助于观察脑神经及重建内耳结构（耳蜗及半规管）。立体定位图像通过网络传输到装有 Gamma Plan 计划系统的计算机上，并首先被检查是否变形或精度不够，然后在 MRI 的轴位薄层扫描的图像上结合冠状位及矢状位的图像重建制订计划。

3. 剂量计划

规划计划时，应优先考虑处方剂量曲线完全包裹肿瘤并保护面部、耳蜗及三叉神经的功能，保证剂量计划的高适形性和高选择性。对于大体积的肿瘤，也应考虑对脑干功能的保护。尽量选择小口径准直器，采用多个等中心点规划使周边剂量曲线严密地适形于肿瘤。面听神经束常走行于肿瘤腹侧，三叉神经走行于肿瘤上极，且经验表明，脑神经受照射的长度与脑神经损伤有关，故应注意规避。对于内听道部分的肿瘤则可使用一系列 4 mm 准直器，从而减小散射范围，并更适形，耳蜗受照射剂量一般不超过 4～5 Gy。

4. 处方剂量

伽马刀治疗听神经瘤的经典剂量是以 50% 的周边剂量曲线包裹肿瘤，给予周边剂量 12～13 Gy，该剂量既可有很高的肿瘤控制率，且有较低的并发症发生率。较低剂量的放射外科治疗对神经纤维瘤病Ⅱ型患者是比较好的选择，对因其他原因导致对侧耳聋从而使听力保留异常重要的患者来说也是如此。1992 年以前多采用 14～17 Gy 的周边剂量，结果导致较高的并发症发生。

5. 治疗后处理

建议治疗开始前或结束后给予静脉注射甲泼尼龙 40 mg 或地塞米松 10 mg。还有其他中心会在放疗前给予 6 mg 地塞米松，并在整个治疗过程中每 3 小时重复一次。治疗结束后立即拆除立体定向头架。患者结束治疗后观察几个小时，一般 24 小时内出院。

6. 治疗后评估

治疗后所有患者均需做增强 MRI 的连续定期随访，建议遵循以下时间表随访：6 个月、12 个月、2 年、4 年、8 年和 12 年。所有保留部分听力的患者在复查 MRI 的同时，都应做电测听试验（PTA 和 SDS）。

（二）临床疗效

1. 肿瘤的控制

国内外关于伽马刀治疗听神经鞘瘤的中短期临床疗效已有大量的文献报道，认为伽马刀治疗的中短期肿瘤控制率为 85%～100%。对于长期疗效的报道随着时间推移也逐渐增多，认为伽马刀治疗的长期肿瘤控制率为 87%～98%。Lunsford 等报道了匹兹堡大学从 1987 年至 2002 年 15 年间伽马刀治疗听神经瘤 829 例的随访分析，其中随访时间超过 10 年的 252 例肿瘤控制率达 98%，73% 的肿瘤缩小。Hasegawa 报道一组 1991 年至 1993 年治疗的 73 例肿瘤，平均随访期 135 个月，肿瘤控制率为 87%，并认为直径小于 3 cm 或体积小于 15 cm^3 的听神经鞘瘤适合伽马刀治疗。天坛医院孙时斌、刘阿力等于 2011 年报道一组 157 例平均随访期6.3年的病例，肿瘤平均体积5.1 cm³，平均周边剂量12.7 Gy，平均中心剂量28.8 Gy，93例肿瘤缩小（59.2%），48例肿瘤未发展（30.6%），16例出现肿瘤体积增大（10.2%），肿瘤累积控制率3年为94%，5年为92%，10年为87%。因此伽马刀放射外科能长期控制肿瘤生长，进而影响听神经鞘瘤的自然病程，使患者实现有质量的、长期的"带瘤生存"，但患者应接受长期乃至终身的追踪随访，以防止肿瘤的远期复发。

2. 听力的保护

多家文献报道，52%~83.4%的听神经鞘瘤患者伽马刀治疗前后听力水平不变，小体积肿瘤的患者听力保留率更高。与显微外科不同，伽马刀治疗后早期的听力下降不常见（3个月以内），听力损伤一般发生在治疗后6~24个月，其发生与神经性水肿或脱髓鞘有关。放射外科治疗后远期的听力下降的原因还不甚清楚，微血管的逐渐闭塞，神经轴突或耳蜗的直接放射性损伤均可能与之有关。文献报道伽马刀治疗听神经鞘瘤后听力变化的两个趋势，肿瘤越大听力保留率越低，随诊时间越长听力保留率越低。匹兹堡大学的一项长期研究（随访期5~10年）表明，51%的患者治疗后听力无改变。1992年以前肿瘤周边剂量>14 Gy时，5年统计的听力保留率及语言能力的保留率分别为68.8%和86.3%；1992年以后肿瘤的周边剂量为13 Gy时，5年统计的听力保留率及语言能力的保留率分别为75.2%和89.2%。位于内听道内的肿瘤接受周边剂量不超过14 Gy的放射外科治疗后，均能保留有效的听力（100%）。孙时斌、刘阿力等报道听力保留率为71%，听力累积保留率3年为94%，5年为85%，10年为64%；该组60例随访期≥10年的患者，听力保留率60%，随着随访时间的延长，听力保留率逐步下降。

3. 面神经及三叉神经功能保护

文献报道，接受伽马刀治疗的大部分患者的面神经及三叉神经的功能现在都能保留（>95%），但早期伽马刀治疗后脑神经功能障碍发生率较高。Kondziolka比较了1987~1989年用CT定位的55例病例（平均随访时间50个月，平均肿瘤体积3.6 cm³，边缘剂量18 Gy）和1989~1992年用MRI定位的83例病例（平均随访时间36个月，平均肿瘤体积3.8 cm³，边缘剂量16 Gy），两组在肿瘤控制率方面无明显差别（98%），而一过性或永久性面神经瘫痪的发生率由49%降至11%（P<0.0001），一过性或永久性三叉神经损害发生率由40%降至8%（P<0.0001），听力丧失的风险率下降了1.9倍。孙时斌、刘阿力等报道伽马刀治疗对脑神经功能的长期影响，一过性面神经功能障碍为16.6%，一过性三叉神经功能障碍为17.8%，轻度面瘫为1.3%，面部麻木为2.5%，永久的明显的面神经及三叉神经功能障碍发生率为0。

4. 肿瘤中心失增强反应（LOE）

伽马刀后的3~18个月内，均匀强化的神经鞘瘤常会在增强MRI上出现肿瘤中心密度明显减低，T_1WI呈等低信号，T_2WI呈等高混杂信号，多伴有肿瘤的一过性肿胀，12~24个月后又转为均匀强化伴逐渐萎缩，36个月后形态变化逐渐稳定。伽马刀治疗可使肿瘤间质血管逐渐闭塞，导致肿瘤细胞缺血缺氧坏死，发生炎性改变或诱导肿瘤细胞凋亡，并逐步被胶原纤维组织所取代，此慢性的心血管效应可能是其病理基础。

5. 大体积听神经瘤的伽马刀放射外科治疗

伽马刀放射外科对于中小体积的听神经瘤的中长期疗效已得到肯定，但对于大体积的听神经瘤的疗效还有待探讨。面对缺乏开颅手术条件的或复发的大体积听神经瘤患者（通常大于 10 cm³），神经外科医生对选择显微外科手术还是伽马刀放射外科颇多争论。天坛医院孙时斌、刘阿力等观察了一组 28 例伽马刀治疗大型听神经瘤的病例，肿瘤平均体积 14.3 cm³，周边剂量 6～12 Gy，平均随访时间 6.2 年，肿瘤控制率为 79%，低于中小型听神经瘤的肿瘤控制率。Hasegawa 指出 >20 cm³ 的听神经瘤绝对不适宜伽马刀放射外科而必须显微外科手术，并认为大体积听神经瘤更易在治疗后发生脑积水。临床实践告诉我们，高龄和肿瘤体积巨大并存时（>15 cm³）为高危因素。因此对于肿瘤体积 >10 cm³ 伴有明显的脑室扩张颅内高压的年轻患者，应首选显微外科手术；而对于肿瘤体积 >15 cm³ 伴有明显的脑室扩张高颅压的高龄患者，不宜积极地实施放射神经外科治疗。但是我们在临床实践中也发现囊实混合性肿瘤较实性肿瘤在接受照射治疗后更易皱缩，尽管没有统计学支持。因此对于不具备手术条件的（高龄或二次以上手术）、大体积囊实混合性肿瘤、无渐进性颅内压增高的听神经瘤患者，也可以尝试放射神经外科单次或分次治疗，以达到长期控制肿瘤并获得较好生存质量的目的。

6. 远期的恶性肿瘤生成

与放疗相关的良恶性肿瘤，一般定义为组织学证实且在至少 2 年以后从原放疗野发生的与原肿瘤性质不同的新生物，组织学上"良性"的听神经鞘瘤有在治疗后远期转变为恶性侵袭性肿瘤的潜在可能。据估计，放射外科治疗后 5～30 年此类肿瘤的发生率大概不超过 1∶1 000（符合与放疗相关的恶性肿瘤的概念），远少于优秀的治疗中心显微外科术后的死亡率（一般术后第一个月为 1∶200）。

7. 神经纤维瘤病Ⅱ型（NF-Ⅱ）

该病为常染色体显性遗传，95% 的患者表现为双侧听神经瘤，致残致死率高，处置复杂。神经纤维瘤病Ⅱ型患者伴发的肿瘤通常呈蔓状结节样生长，并吞噬或浸润蜗神经。完全手术切除一般是不可能的。伽马刀治疗可以安全有效地控制 NF-Ⅱ 病情发展，使患者获得较高的生活质量，避免多次开颅手术。伽马刀治疗的肿瘤控制率为 74%～98%，较单侧听神经鞘瘤偏低；有用听力的保留率为 38%～73%，较单侧听神经鞘瘤略低；面神经及三叉神经功能障碍发生率与单侧听神经瘤基本一致。北京天坛医院从 1994 年 12 月至 2010 年 12 月有 97 例 NF-Ⅱ 患者接受伽马刀治疗，曾报道 2002 年以前 23 例病例的局部肿瘤控制率为 90%；其中 6 例患者追踪随访 10 年左右，局部肿瘤控制率为 70% 左右，双侧听力均已消失或逐渐下降，有用听力保留率低，1 例因肿瘤发展在观察 7 年后死亡，1 例观察 5 年后出现双下肢瘫痪、双目失明伴全身皮下结节而生活质量极差，其余 4 例可维持较好的生活质量。因此从以上经验看，在现代放射外科治疗技术的帮助下，可以控制 NF-Ⅱ 患者的肿瘤发展并保留其有用听力，一些中心建议当听力水平尚可时应尽早行放射外科治疗。

8. 并发症

近期的肿瘤有一过性肿胀，瘤周水肿，一过性面肌抽搐，一过性面部麻木。远期的听力下降，面部麻木，面部疼痛，面肌无力，脑积水及平衡不稳。

三、其他立体定向放射治疗

（一）X 刀治疗

从 20 世纪 80 年代开始，X 刀开始被应用于治疗听神经瘤。X 刀既可以实施立体定向放射外科治疗（SRS），又可以实施分次立体定向放射治疗（FSRT）。Fong M 等 2012 年系统回顾 9 篇 X 刀 SRS 治疗听神经瘤和 12 篇 X 刀 SRT 治疗听神经瘤的文章，两者的肿瘤控制率基本一致（97.1% vs 98%），但在听力保留率方面后者明显优于前者（66.3% vs 75.3%），其中对于小体积听神经瘤（小于 3 cm³）两者无区别，而对于 3 cm³ 或以上的听神经瘤后者明显优于前者，并且认为老年患者（55 岁或以上）的听力保留率明显低于年轻患者（小于 55 岁）。

（二）Cyber 刀治疗

20 世纪 90 年代 Cyber 刀出现，并出现应用于听神经瘤的分次立体定向放射治疗。文献报道肿瘤的控制率为 94% ~ 98%，有效听力保留率为 90% ~ 93%，几乎无面瘫和新的三叉神经功能受损，但平均随访时间均太短，不能反映长期疗效。国内王恩敏、潘力等 2011 年报道一组 29 例 Cyber 刀分次治疗听神经瘤的随访结果，肿瘤平均体积 13.2 cm³，周边剂量 15 ~ 22.8 Gy/3 ~ 4F，平均随访时间 21 个月，肿瘤控制率为 96%，有效听力保留率为 92%，1 例出现暂时性面瘫，6 例出现暂时性面部麻木，无永久性面神经及三叉神经功能受损。

（三）质子刀治疗

质子刀也出现在 20 世纪 90 年代，利用质子射线的 Bragg 峰型深度剂量曲线进行听神经瘤的治疗，维护成本高且价格昂贵。文献报道肿瘤的控制率为 84% ~ 98%，有效听力保留率偏低，面神经和三叉神经功能保留率低于伽马刀放射外科。马萨诸塞州总医院的 Weber 等 2003 年报道一组 88 例质子刀治疗听神经瘤的随访结果，平均随访时间为 38.7 个月，2 年及 5 年的肿瘤控制率分别为 95.3% 和 93.6%，有用听力的保留率为 33.3%，5 年正常的面神经和三叉神经功能保留率分别为 91.1% 及 89.4%。Vernimmen 等 2009 年报道了一组 55 例质子刀分次治疗听神经瘤的随访结果，平均临床随访期为 72 个月，平均影像随访期为 60 个月，5 年的肿瘤控制率为 98%，有用听力的保留率为 42%，正常的面神经和三叉神经功能保留率分别为 90.5% 及 93%。

（阮敏杰）

第二节　脑膜瘤

一、概述

脑膜瘤是起源于脑膜及脑膜间隙的衍生物，大部分来自蛛网膜细胞，也可以发生在任何含有蛛网膜成分的地方，如脑室内的脉络丛组织。

1. 发病率

脑膜瘤占所有颅内肿瘤的 15% ~ 20%，是最常见的颅内良性肿瘤，居颅脑原发性肿瘤发病的第二位。脑膜瘤是脑组织外的肿瘤，人群发生率为 2/10 万，常在成年后发现，多见于女性，90% 为良性，非典型性为 6%，恶性脑膜瘤为 2%。而在儿童，发病率为 1% ~ 40%，无明显性别差异。随着 CT 及 MRI 技术的应用，许多无症状的脑膜瘤常为偶然发现。

2. 病原学

脑膜瘤的发生并非单一因素造成的，可能与颅脑外伤、放射性照射、病毒感染及并发双侧听神经瘤等因素，而造成内环境改变和基因变异有关。这些病理因素的共同特点是：使细胞染色体突变，或细胞分裂速度增快。

有研究表明，高剂量或长期低剂量的放射线可改变 DNA 结构，从而诱发出颅内包括脑膜瘤在内的颅内肿瘤。有文献甚至报道了放疗诱发脑膜瘤的病例，但经过伽马刀照射治疗后，仍能产生良好的效果。另外，Kondziolka D 报道一组 18 年间治疗的大样本病例：972 例脑膜瘤患者、1 045 个肿瘤，采用伽马刀治疗后，未见到因伽马刀而诱发出新的肿瘤。

3. 病理学特点

脑膜瘤呈球形生长，与脑组织边界清楚，属于脑组织外的肿瘤。瘤内坏死可见于恶性脑膜瘤。常见的脑膜瘤有以下各型：①内皮型；②成纤维型；③血管型；④砂粒型；⑤混合型或移行型；⑥恶性脑膜瘤；⑦脑膜瘤肉瘤。

4. 好发部位

一般地讲，脑膜瘤的好发部位是与蛛网膜颗粒分布情况相平行的，多分布于：大脑凸面、大脑镰、矢状窦旁、鞍结节、海绵窦、桥小脑角（CPA）、小脑幕等。

5. 临床表现

一般来讲，由于脑膜瘤生长缓慢，病程相对较长，主要表现为局灶性症状，根据不同的部位、肿瘤占位效应压迫，而产生相应的神经功能障碍。

6. 特殊检查

（1）CT 检查：脑膜瘤 CT 平扫和增强扫描的发现率分别为 85% 和 95%，其 CT 表现与病理学分类密切相关。在 CT 平扫，脑膜瘤表现为边界清楚，宽基底附着于硬脑膜表面，与硬脑膜呈钝角；可呈现骨质的改变。注射对比剂后，90% 明显均匀强化，10% 呈轻度强化或环状强化。

（2）MRI 检查：MRI 平扫绝大多数脑膜瘤具有脑外肿瘤的特征，即灰白质塌陷向内移位，脑实质与肿瘤间有一清楚的脑—瘤界面。T_1WI 上，多数肿瘤呈等信号，少数为低信号。增强扫描后，脑膜瘤多有明显强化。40% ~60% 的脑膜瘤显示肿瘤邻近硬脑膜强化，此即硬脑膜尾征。该征出现可提高脑膜瘤诊断的特异性，研究表明，硬脑膜尾征形态有助于区别良、恶性脑膜瘤。良性脑膜瘤的硬脑膜尾征细长规则，而恶性脑膜瘤的则为短粗不规则。

（3）其他检查：头颅 X 线平片、脑血管造影、脑电图等，目前已经不常用。

7. 诊断

脑膜瘤的诊断基础依靠：①临床表现；②影像学，如 CT、MRI 的特征性表现；③其他发现，如颅骨受累、钙化，供血动脉和引流静脉扩张。

二、立体定向放射外科伽马刀治疗的原理和原则

目前来讲，神经外科开颅手术和立体定向放射伽马刀是脑膜瘤治疗的主要方法，其中，开颅手术切除是脑膜瘤治疗的经典方法，能够迅速解除肿瘤的占位性效应、缓解高颅压症状。但对于位于重要神经血管结构部位的脑膜瘤，开颅手术常常不能完全切除。据统计，颅内各部位脑膜瘤的手术全切除率仅为 44% ~83%：凸面脑膜瘤为 98%，眶部和嗅沟脑膜瘤分别为 80% 和 77%，海绵窦脑膜瘤为 57%，颅后窝和蝶骨脑膜瘤分别为 32% 和 28%。脑膜瘤术后脑水肿的发生率几乎为 100%，均需要激素及甘露醇脱水治疗。肿瘤复发率为 10% ~26%，颅底脑膜瘤高达 40% ~50%，平均复发时间约为 4 年。且还有很多患者不适合行开颅手术治疗。因此，需要一种安全、有效的方法作为替代性辅助治疗。而立体放射外科伽马刀治疗正符合了这方面的需要，在脑膜瘤的治疗中，起着越来越重要的作用。

1. 立体定向放射外科伽马刀治疗脑膜瘤的原理

立体定向放射外科是采用立体定向三维技术，将许多窄束放射线（γ射线、X射线、质子束）精确地集中聚焦到治疗靶区，一次性致死性地摧毁靶区内的组织，以达到类似于外科手术切除的治疗效果。由于靶点区域放射剂量场梯度极大，既能使达到靶点的总剂量是致死量，又可使靶点周围组织不受放射线的破坏，毁损灶边缘锐利如刀割整齐，故称为伽马刀、X刀（诺力刀、射波刀）、质子刀。目前，立体定向放射外科技术最常用的是伽马刀，很多立体定向放射外科的经典理论都是由伽马刀衍生而来的。

在临床上，有Ⅳ类放射靶区，良性脑膜瘤是Ⅱ类靶区的典型代表，即晚反应正常组织包绕晚反应靶组织。此类靶区的特点是：肿瘤边界清楚，通常不累及脑实质。由于治疗靶区病灶的受照射剂量相对较大，属于致死性高剂量，虽然脑膜瘤及脑膜肉瘤对于放疗相对不太敏感，但仍具有良好的效果。

2. 伽马刀治疗脑膜瘤的可行性

伽马刀治疗脑膜瘤是可行的，具体表现为以下几点。

（1）脑膜瘤因素。

1）脑膜瘤多为良性肿瘤，通常具有完整的包膜，呈非浸润性生长，与脑组织分界清楚，并且在CT和MRI上易于强化，可以清晰显示不规则或小的脑膜瘤。

2）脑膜瘤生长缓慢，允许伽马刀的放射生物学效应充分发挥；有利于长期观察肿瘤的疗效和安全性。

3）脑膜瘤多血供丰富，较高的放射剂量照射后产生迟发性血管闭塞，造成脑膜瘤内缺血性坏死。

（2）放射外科因素，即适形性和选择性：适形性指边缘剂量曲线形状同病灶的三维形状相适合，强调病灶内部高剂量；选择性是同适形密切相关的，强调尽量减少病灶外正常脑组织受照剂量。

3. 放射外科的治疗原则及适应证

（1）治疗原则：同颅内其他良性肿瘤，即有临床症状或影像学有增长趋势。

（2）治疗目的：长期控制肿瘤生长、保留神经功能、提高患者的生活质量。伽马刀放射外科治疗强调疗效的长期性、良好的生活质量，而非单纯以肿瘤影像学上的缩小。

（3）适应证：同颅内其他良性肿瘤。

1）中、小型深部肿瘤。

2）开颅术后残留、复发脑膜瘤。

3）不适合开颅手术的高危人群，如老年人、并发多种系统疾病。

三、伽马刀治疗脑膜瘤的步骤

1. 上头架

尽量使肿瘤位于头架的中心，减少MRI伪迹变形影像。对于预计靠近头钉处的部位，仍避免伪迹情况。由于CT定位伪影较大，需要预估伪影可能的路径，避免伪影对治疗病灶靶区产生影响，必要时可以上三个钉子。对于位于颈静脉孔区的肿瘤，肿瘤颅外的区域仍有很多的残留，应尽量使头架基环置下方一些。另外，由于欧美人群的头颅形态同亚洲国人有一定的差异，亚洲国人前后左右径向有时几乎相差不大，这样对于颞叶边缘处的肿瘤，在

Perfexion 之前的机型很难做到。可以上三个钉子、同时转动头部，使病灶更靠近中心一些。

2. 影像定位

通常采用 MRI 定位，采用 3D-TOFF 模式，全面扫描。对于单发病灶，只扫描病灶处即可；但对于多发病灶、恶性脑膜瘤、特别是神经纤维瘤病患者，应从颅底到颅顶全面扫描，就像多发性脑转移瘤的扫描方式，以检测到新发病灶或脑膜增厚可能发生脑膜瘤处。由于脑膜瘤的增强明显，且一般比较均匀，故只做增强扫描即可。

3. 剂量规划

（1）制定治疗规划：充分发挥伽马刀放射外科治疗的适形性和选择性特点，严密包裹病灶。

由于脑膜瘤绝大部分属于良性肿瘤，治疗计划应紧密包裹于肿瘤，以体现出伽马刀的适形性特点。对于靠近海绵窦区、CPA 区、鞍区、头皮区等处的脑膜瘤，应尽量采用 8 mm 小准直器、并尽量避免使用 18 mm 准直器，以减少散射，同时还能提高中心剂量。对于"鼠尾征"等增厚的脑膜，可采用 4 mm 的准直器，以充分实现适形性。

（2）处方剂量：一般来讲，脑膜瘤放射外科治疗的周边处方剂量窗为：12 ~ 16 Gy。这与剂量—体积效应有很大的关系。

体积是容易引起放射外科治疗后并发症的最重要、也是影响放射外科发展的最主要的决定因素，体积越大越容易引起水肿。导致脑水肿的剂量因素很容易理解，提高靶区剂量、减少周围组织散射也永远是放射外科的理念；剂量因素也是剂量越高越容易引起水肿等不良反应。剂量与体积相互结合，形成剂量—体积因素效应，这两者是相互协同的关系，即要减少不良反应，当一方增加的同时、需要减少另外一方。而过多地减少照射剂量又不足以控制肿瘤。一般来讲，控制脑膜瘤生长需要 12 Gy 以上的周边处方剂量，而对于超过 3 cm 的脑膜瘤，当超过 12 Gy 后，容易出现水肿反应；同样，对于 1.5 ~ 3 cm 中等大小的脑膜瘤，当其周边处方剂量超过 18 Gy 后，根据剂量—体积效应，也容易出现放射性水肿反应。对于不超过 3 cm 的病灶，12 ~ 16 Gy 的剂量即可；但对于 >3 cm 的病灶，周边剂量达不到控制肿瘤所需要的治疗，需要日后进行 Boost treatment——追加剂量，这就形成了分次治疗法。对于更小的病灶，如不到 1 cm 的病灶，即使采用超过 18 Gy 的剂量，也可能不会出现放射性水肿反应；但由于伽马刀是新生的治疗方法，目前还尚未有超过 20 年以上的系统性随访结果报道，根据普通放疗的经验，剂量越大，在远期可能也越容易出现并发症，鉴于 14 ~ 16 Gy 已经能很好地控制肿瘤了，因此，也不必用更高的剂量去冒更多的远期并发症风险。

在伽马刀治疗过程，常常是术后残留的需要伽马刀辅助治疗。肿瘤常常位于血管周围，包裹颈内动脉或血管窦，治疗规划应采用孔径稍小一些的准直器，减少血管部位的受照。虽然血管对于射线具有一定的耐受量，但仍有个案报道提示在伽马刀治疗后，有主干大血管闭塞的可能。

4. 照射治疗

同其他类型的良性肿瘤治疗。对于治疗前经常发生癫痫的老年患者，特别是非平躺体位治疗时，治疗前，应给予有一定镇定功能的抗癫痫药物，如苯巴比妥肌内注射，预防癫痫。因为患者在治疗当中，属于清醒状态，不免会有些紧张，一旦在治疗当中发生癫痫时，因舌后坠等原因阻塞呼吸道，容易产生窒息而加重癫痫缺氧；而紧急制动、退床，将患者从治疗床上转移出来，是需要 1 ~ 2 分钟时间的。

另外，在照射治疗过程中，要有专门医务人员，如护士进行监护，与患者进行交流。若出现紧急情况，必须首先将患者及时移出治疗室，再行进一步处理。

5. 治疗后处理

一般观察半小时，患者就可以回家。由于脑膜瘤属于良性肿瘤，绝大部分患者基本上可以做到门诊治疗。少数需要住院观察 1~2 天的患者主要是那些肿瘤较大、并发多种内科疾病、照射时间很长的多发性病变患者。

随访：一般半年一次，进行影像学（多为 MRI）、临床功能状况（如 KPS 评分）评估。

6. 多发性脑膜瘤

颅内出现两个以上相互不连接的脑膜瘤称为多发脑膜瘤，文献报道多发脑膜瘤的发生率为 0.9%~8.9%。随着影像学的进步，很多在临床上属于静止状态的无症状性病灶的检出率逐渐增加。

因为多发脑膜瘤体积不大，部位各异，多次手术会给患者带来沉重负担，且多次手术需要患者有着非常良好的身体素质。因此往往需要联合伽马刀共同治疗。在手术切除多发脑膜瘤时，应首先切除引起临床症状的肿瘤，通常是体积比较大的、容易产生占位性压迫症状的；而较小的肿瘤可一次或多次分批进行伽马刀治疗。

目前最新型的 Perpefxion 型伽马刀治疗，特别适合治疗多发性病灶，能够同时治疗处于额极、枕极、凸面颞叶病灶，即几乎颅内任何部分都可能同时治疗，且精确度极高（不超过 0.1 mm）；在治疗 Unit 舱内能够迅速实现准直器、靶点坐标的自动更换，从而大大节省了治疗时间，患者自始至终能够保持一种舒适的体位、减少了以往类型伽马刀治疗时患者过多的起坐及不适体位的变换，这些都使患者的耐受能力增强，减少了治疗后急性反应的发生。

7. 较大的脑膜瘤

过去常常将伽马刀的适应证规定为 <3 cm，但随着治疗病例的增多，也治疗一些超过 >3 cm 的肿瘤。根据剂量—体积效应进行调整，采用低剂量分次治疗的方法，控制肿瘤，仍同样能减少并发症并控制肿瘤。

较大肿瘤的分次治疗的理念是基于放射生物学的 4R 概念，即①亚致死损伤的修复；②细胞时相的再分布；③乏氧肿瘤细胞的再氧合；④再群体化。最初是用于恶性肿瘤，如脑转移瘤的治疗，即放疗期间存活的克隆源性细胞的再群体化是造成早反应组织、晚反应组织及肿瘤之间效应差别的重要因素之一。如果正常组织的 α/β 比值低于肿瘤，那么增加分次照射可以使正常组织的亚致死损伤修复程度明显大于肿瘤的修复。分次照射治疗可以使肿瘤细胞更多地进入细胞周期的放射敏感期（M、G_1/S 分裂间期），即相对放射耐受的乏氧肿瘤细胞在初次照射后发生再氧合，以便于它们更容易被接下来的射线杀死。

而脑膜瘤绝大部分是良性病变，超过 3 cm 的大肿瘤一般都会引起占位性症状发生。年轻患者可以采用开颅手术切除，而老年患者有些可以继续观察。分次放疗更多的是用在偏恶性脑膜瘤。

8. 颅底脑膜瘤

经过多年的发展，立体定向放射外科伽马刀治疗已经从以前的挽救性治疗经过补充追加性治疗，成为脑膜瘤的主要治疗，是开颅手术的首选性的替代治疗方法或残留病灶的首选性辅助治疗。这尤其表现在对于颅底脑膜瘤的治疗。

瘤基底与颅前窝、颅中窝、颅后窝底附着的脑膜瘤统称为颅底脑膜瘤。颅底脑膜瘤血管组织丰富，周围有重要的脑神经及大血管组织，是神经外科手术治疗的难点。

显微外科手术切除目前仍是颅底脑膜瘤的治疗方法，但术后神经功能缺损很高，很多病例不能完全切除。为了减少复发，需要进行 simpson 1 级，甚至 0 级（连同附近径向 4 cm 的硬脑膜）切除；而总直径 8 cm 的脑膜切除这在颅底几乎是不可能做到的。

对于脑膜瘤这类的良性肿瘤，以患者容易出现严重医源性损伤为代价、单纯强调肿瘤全切是不可取的。很多神经外科专家均认为，对于比较难治的颅底或海绵窦病灶，可以手术切除可容易切除的部分，进行大部切除，或部分切除，将容易产生严重并发症的部分残留下来，进行伽马刀治疗，即采用显微外科联合放射外科的模式。

目前，超过 100 例以上的颅底单纯手术的大宗病历报道很少，大宗颅底病变病历报道多是联合伽马刀治疗。伽马刀治疗颅底脑膜瘤的长期疗效越来越得到临床手术医生的认可。伽马刀治疗颅底脑膜瘤的文献报道 5 年肿瘤控制率为 85% ~ 97%。很多以前不能治疗的颅底病变患者采用伽马刀或联合伽马刀治疗后，都取得很好的长期疗效。Iwai Y 等报道从 1994 年到 2001 年间所治疗的 108 例颅底脑膜瘤患者，采用伽马刀治疗后，经过平均 86.1 个月（20 ~ 144 个月）的随访，肿瘤的控制率为 94%。经过统计后，5 年的控制率为 93%，10 年控制率为 83%。Zachenhofer I 等报道 36 例颅底脑膜瘤经过伽马刀治疗后，平均随访 8 年以上，即 103 个月（70 ~ 133 个月），肿瘤缩小 11 例（33%）、稳定不变 20 例（64%），有效控制率为 94%，肿瘤增大 2 例（6%）。神经功能状况改善 16 例（44%），无变化 19 例（52%），加重 1 例（4%）。Kreil W 等报道伽马刀治疗的 200 例颅底脑膜瘤病例，开颅术后 99 例，101 例为单独伽马刀治疗。经过 5 ~ 12 年的随访，5 年的控制率为 98.5%，10 年的控制率为 97.2%。治疗后水肿 2 例（1%），神经功能改善 83 例（41.5%），稳定不变 108 例（54%），加重 9 例（4.5%）。短暂性加重 7 例（3.5%），再次手术 1 例（0.5%）。

9. 恶性脑膜瘤

恶性脑膜占所有脑膜瘤的 0.9% ~ 10.6%，表现为肿瘤生长快，肿瘤多向四周脑内侵入，具有侵袭性，使周围脑组织增生，并在原部位反复复发，并可转移到远处。随着反复手术切除，肿瘤逐渐呈恶变，最后可转变为脑膜肉瘤。

恶性脑膜瘤的特点是：①男性发病率相对较高；②发病年龄相对年轻；③发生部位以大脑凸面和矢状窦旁多见；④病程短，颅内压增高症状出现早；⑤破坏性症状多见。

影像学表现有：①瘤体不均匀性强化，瘤内可见囊性低密度坏死区；②脑膜尾征较短粗或不规则；③肿瘤呈蘑菇状、扁平状或分叶状，边缘不清；④瘤周多见有水肿，局部骨质破坏浸润。

恶性脑膜瘤明确诊断还需依赖病理组织学检查。WHO 提出以下 6 条标准可确定肿瘤的良恶性：①细胞成分的增加；②有丝分裂增多；③核的多形性；④局灶性坏死；⑤脑组织浸润；⑥转移。恶性脑膜瘤病理特点是细胞数增多、细胞结构减少、细胞核多形性并存在有丝分裂增多（75/HP），瘤内有广泛坏死。在临床实际工作中，病理检查具备以上 4 ~ 5 个特征者，即可诊断为恶性脑膜瘤。

恶性脑膜瘤的治疗首选开颅手术切除，因容易复发，必须配合以伽马刀或普通放疗，照射范围应参照脑转移的治疗，即对适形性可放松一些，包裹范围稍宽大一些，周边处方剂量也需要有所提高。伽马刀治疗恶性脑膜瘤的局部控制率相对不高，一般为 65% ~ 80%。经过伽马刀或普通放疗的高剂量照射，加上肿瘤本身具有侵袭性破坏作用，容易出现血—脑屏障的开放，有利于化疗的实施。对于顽固性病例，还可加用化疗药物。

尽管恶性脑膜瘤能够采用更多的方法进行治疗，但总体预后不佳。

四、立体定向放射外科治疗的并发症

伽马刀放射外科治疗后最常见的并发症为脑水肿。脑水肿发生的具体机制尚未清楚，可能与肿瘤坏死降解物吸收及血—脑屏障破坏有关，也可能是静脉闭塞、血液回流受阻所致。

脑水肿大多发生于照射后 3~8 个月。水肿若发生在非功能区且较为局限时，仅在影像学上可以看到低密度的表现，而无明显临床症状及体征；发生在功能区或水肿范围较大时，则可有神经功能的障碍或刺激症状与高颅压症状等。

放射性脑水肿发生与多种因素有关。

1. 体积和剂量

当治疗的周边剂量大于 18 Gy、肿瘤体积超过 10 cm^3，发生严重脑水肿病例明显增多。

2. 部位

一般认为，位于大脑凸面、镰窦旁、侧脑室的脑膜瘤容易发生脑水肿；有矢状窦闭塞的患者容易出现水肿。

3. 肿瘤类型

Kan P 等发现，含有血管生长因子 VEGF 和乏氧因子（HIF-1）的脑膜瘤容易出现伽马刀治疗后瘤周水肿；水肿平均发生期为治疗后 5.5 个月，可延至 16 个月。另外，病理呈现恶性脑膜瘤的患者，由于血—脑屏障破坏及肿瘤侵蚀破坏作用，非常容易引起水肿。治疗前，肿瘤影像呈现分叶状或蘑菇状、不均匀强化且边缘不清、有明显的瘤周水肿，均提示偏恶性病变的可能，治疗后，极有可能出现放射性水肿。

4. 性别

男性患者可能容易出现水肿及复发，这主要由于男性脑膜瘤患者更容易是偏恶性脑膜瘤。

5. 腔隙作用

当脑膜瘤周围存在着比较明显的腔隙时，可减少因肿瘤坏死、水肿膨胀而引起的高颅压，而正常脑组织由于隔着腔隙，所受到的散射照射呈梯度明显递减，从而大大减少了正常脑组织破坏和水肿。具体表现在：①开颅术后残留的患者由于存在肿瘤残腔，能够减少水肿；②颅底病灶水肿发生率也小于幕上病灶；③老年患者由于存在脑萎缩也会减少良性病变发生水肿的可能，或能够抵消部分因水肿吸收能力弱而产生的不良反应。但也有文献报道脑膜瘤老年患者也容易发生水肿，这可能是由于老年人本身对水肿吸收能力弱，或肿瘤偏恶性。

对于脑水肿，首先要预防其发生。对于幕上病灶（如凸面、侧脑室）、偏恶性、治疗前瘤周水肿、体积较大的病灶，应注意控制剂量，或采取分次治疗方法，减少水肿的发生。

一旦治疗后出现放射性脑水肿，若水肿面积不大、患者无明显神经功能障碍，可暂行观察或随访；若水肿较大、并出现神经功能障碍，则需应用类固醇激素、脱水剂及神经营养药物治疗，其中，皮质类固醇药物能够短暂地缓解肿瘤及水肿引起的高颅压症状。Vecht 等开始剂量地塞米松 4~8 mg/d，除非患者表现有严重的高颅压症状，方可进一步增加剂量 16 mg/d 或更高。建议用药 1 周后，逐渐减量，一般 2 周内停药，但剂量减量还要根据患者个体化需要。若出现少数严重脑水肿，导致中线移位等脑疝表现、用药无效情况，可考虑开颅手术减压。

其他较为常见的并发症为脑神经功能的损害，多见于颅底病灶，尤以视神经和面神经的损害最为常见。多数报道显示，大于 10 Gy 的放射剂量就足以造成视神经的损害，一旦出现视神经的损害则处理较为困难，临床上重点在于预防。在实际的伽马刀应用中，往往采用小准直器、堵塞子的方法，使视神经的周边受量在 10 Gy 以下，而天坛医院伽马刀治疗的视神经受量都在 9 Gy 以下。对于面神经，主要发生在 CPA 部位病灶治疗时，应充分了解面神经的解剖走行，使之在路径中的受照剂量不超过 14 Gy。

五、伽马刀治疗脑膜瘤的疗效评价

现代医学的发展非常重视患者的生活质量。由于脑膜瘤大部分是良性肿瘤，伽马刀治疗后，尽管有可能不能使肿瘤影像完全消失，但只要将肿瘤细胞杀死，使肿瘤丧失继续生长、破坏的能力——控制肿瘤不再生长，维持或改善患者现有的神经功能状况，尽可能减少患者的医源性损伤、改善生活质量，即已达到伽马刀治疗的目的。

伽马刀起初用于颅底开颅术后复发或残留的治疗，随着治疗不断取得成功，伽马刀逐渐延伸到对幕上凸面脑膜瘤进行治疗，逐渐成了脑膜瘤一线治疗方法。很多大样本研究表明，伽马刀治疗脑膜瘤的有效率超过 85%，部分文献甚至达到 100%。神经功能也得到改善或稳定。

Lee JY 等报道从 1987～2004 年在美国匹兹堡大学附属医院治疗的 964 例脑膜瘤患者，肿瘤多位于颅底。5 年良性脑膜瘤的控制率为 93%，恶性脑膜瘤为 72%。良性脑膜瘤的 10 年控制率达 93%。Kondziolka D 等报道一组 18 年间所治疗的大样本病例：972 例患者、1 045 个肿瘤，女性占 70%，49% 的患者治疗前曾行开颅手术，50% 的患者治疗前接受了普通放疗。肿瘤的总体控制率为 93%，未曾手术的患者（无病理），即单纯伽马刀治疗的控制率为 97%。经过 10 年后，良性脑膜瘤控制率为 91%，单纯伽马刀治疗的无病理患者的控制率为 95% 未出现因伽马刀而诱发的肿瘤。伽马刀治疗后残障率为 7.7%，症状性瘤周水肿为 4%（平均在治疗后 8 个月出现）。Pollock BE 等报道从 1990 年 1 月到 2002 年 12 月这 12 年间采用伽马刀所治疗的 330 例患者的 356 个脑膜瘤。138 例（42%）患者作为开颅手术的辅助性治疗复发或残留的脑膜瘤；192 例（58%）作为首选性治疗；所治疗的脑膜瘤大部分（70%）位于颅底，平均随访时间 43 个月（2～138 个月），肿瘤有效控制率（缩小或稳定不变）为 94%，伽马刀治疗的相关性并发症为 8%。Novotin J Jr 等报道 368 例患者（381 个肿瘤），采用伽马刀进行治疗后，均经过 1 年以上的随诊，平均 51 个月（24～120 个月）。5 年的肿瘤控制率为 97.7%，51 例患者（15.4%）出现瘤周水肿；32 例（9.7%）出现症状——短暂性 23 例（6.9%）、长期性 9 例（2.7%）。

经过多年的临床实践及技术改进，伽马刀已经升级到第六代 Perfexion 型，治疗的靶区也可多达一次治疗 30 多个病灶。安全性高、疗效好、性能稳定，已经为更多的人所认识。伽马刀作为一种微侵袭性治疗脑膜瘤的方法，既能够作为较大病灶的开颅手术的辅助性治疗，也可单独对较小的脑膜瘤进行治疗；均能够非常高效地控制脑膜瘤生长，改善患者的生存质量；即使肿瘤复发，也可进行反复治疗，仍十分有效。

六、脑膜瘤治疗方法的选择

（1）开颅手术全切肿瘤是脑膜瘤的经典性治疗：对于大脑凸面、镰窦旁、蝶骨嵴外侧、嗅沟脑膜瘤，能够做到肿瘤全切。对于累及岩骨斜坡、海绵窦、鞍结节的脑膜瘤，为保留神经功能，很多情况下只能部分切除。

（2）脑膜瘤是理想的放射生物学靶区，单次高剂量照射具有有效的生物学作用。伽马刀放射外科治疗具有高度的适形性聚焦肿瘤，而保留周围正常脑组织。

（3）脑膜瘤由于肿瘤生长缓慢，有利于长期观察肿瘤的疗效和安全性。

（4）伽马刀治疗脑膜瘤的有效控制率为 90%～95%，治疗残障率极低。放射外科对于无症状性、中小型脑膜瘤具有极佳疗效；是开颅术后残留的脑膜瘤、复发性脑膜瘤理想的治疗方法。

（5）伽马刀立体定向放射治疗尤其适合于手术风险大、功能区、中小肿瘤、无法手术患者、老年患者。放射外科伽马刀可作为手术的替代性治疗，成为一线性治疗术后残留、复发病灶的方法；对于某些脑膜瘤患者甚至是首选性治疗；而常规普通放疗逐渐退居二线，只对部分病例采用，多用于偏恶性较大肿瘤的治疗。

（6）对于手术不能切除，而伽马刀、放疗又可能会失败的患者，才考虑采用激素治疗或化疗。由于普通放疗更容易破坏血—脑屏障，一方面可能会加重水肿，但从另一方面，能够使化疗药物更容易通过血—脑屏障，增强化疗药的疗效，即对化疗有协同作用。化疗也是多用于偏恶性病灶（即血—脑屏障容易开放的病灶）的治疗，且多联合普通放疗。根据目前的资料，羟基脲是比较好的化疗药物，对复发性肿瘤有一定的作用。

七、结论

伽马刀是治疗脑膜瘤，尤其是小肿瘤的有效方法，能够长期地控制肿瘤。安全性高、并发症、后遗症少。可作为小肿瘤的首选性治疗，或较大肿瘤开颅手术后的首选性辅助治疗方法。对于不能耐受开颅手术的患者，可作为首选性替代疗法。为了提高患者的生存质量、减少医源性残障率和死亡率，对于手术切除困难的脑膜瘤，可以进行大部切除，解除肿瘤的占位性压迫，起到减压的作用，随后采用伽马刀治疗照射残留的肿瘤组织，能够很好地控制肿瘤。参见图5-1和图5-2。

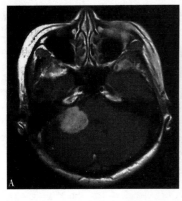
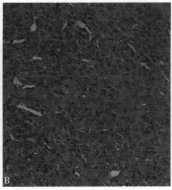
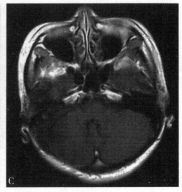

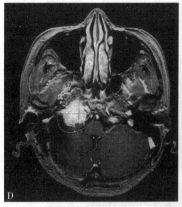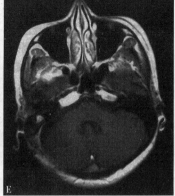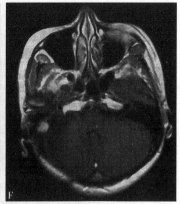

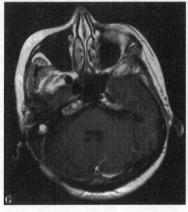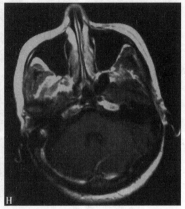

图 5-1　右侧 CPA 脑膜瘤伽马刀治疗

A. 右侧 CPA 区脑膜瘤手术前；B. 肿瘤术后病理；C. 右侧 CPA 区脑膜瘤术后 4 个月；D. 伽马刀治疗计划设计图；E. 伽马刀治疗后 4 个月复查；F. 伽马刀治疗后 10 个月复查；G 和 H. 伽马刀治疗后 20 个月复查

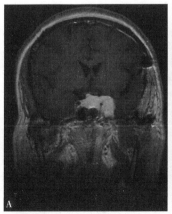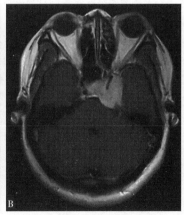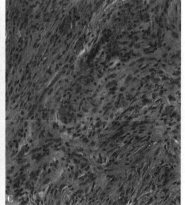

图 5-2

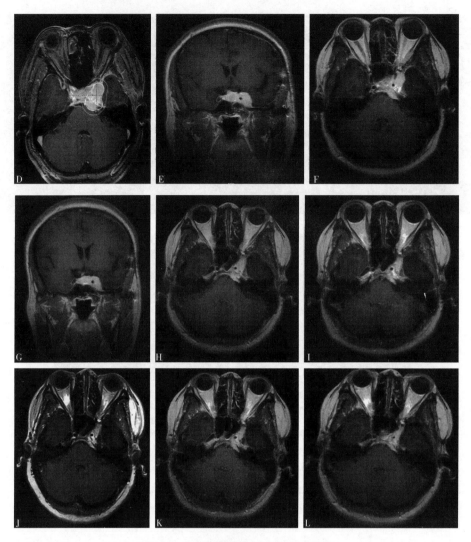

图 5-2　左侧海绵窦脑膜瘤伽马刀治疗

A、B. 左侧海绵窦区脑膜瘤手术前；C. 左侧海绵窦区脑膜瘤病理；D. 伽马刀治疗计划设计图；E、F. 伽马刀治疗后 3 个月复查；G、H. 伽马刀治疗后 7 个月复查；I. 伽马刀治疗后 12 个月复查；J. 伽马刀治疗后 22 个月复查；K. 伽马刀治疗后 45 个月复查；L. 伽马刀治疗后 56 个月复查

（阮敏杰）

第三节　脑胶质瘤

一、概述

　　胶质瘤是最常见的颅内肿瘤，占颅内肿瘤的 40%～45%，源于各型脑胶质细胞，这是组织病理学中狭义的概念。而广义上，由神经外胚层组织来源的肿瘤，包括整个神经上皮组织来源的各型胶质细胞和神经元细胞肿瘤，均属于胶质瘤。按肿瘤起源分为两类：一类起源于神经间质细胞，如神经、室管膜和脉络丛上皮等，分别称为星形细胞瘤、少突胶质细胞

瘤、胶质母细胞瘤、室管膜瘤等；另一类来源于神经系统实质细胞即神经元，称为中枢神经细胞瘤（2000年WHO分类）。Kernohan等则按肿瘤细胞分化程度将其分为四级（Ⅰ～Ⅳ），级别越高恶性程度越高，该分类法易于推断肿瘤预后，临床医师较感兴趣。

脑胶质瘤可见于任何年龄，男性多于女性。星形细胞肿瘤、少突胶质细胞瘤、胶质母细胞瘤、中枢神经细胞瘤等多在30～50岁发病，而髓母细胞瘤、室管膜肿瘤、脉络丛乳头状瘤等则多发病于青少年。

二、临床表现

脑胶质瘤的临床表现主要包括高颅压症状和病变局部症状。

高颅压症状主要包括头痛、恶心、呕吐、视神经盘水肿、视物模糊、头颅扩大（儿童期）、生命体征改变（脉搏缓慢、脉压加大）等，这些症状出现的早晚、发展的快慢及严重程度，主要取决于肿瘤的恶性程度、部位和生长速度，肿瘤恶性程度高、生长速度快、位于脑脊液通路旁或颅后窝等，高颅压症状就出现得早，发展快，症状重。

病变局部症状依病变位置而异。大脑半球肿瘤多出现癫痫发作、肢体感觉或运动障碍、视觉障碍、语言障碍等，小脑肿瘤多出现共济失调、眼震、强迫头位等，脑干病变常出现同侧脑神经麻痹和对侧锥体束征等。

三、影像学检查

目前在临床上脑胶质瘤的主要影像检查为头颅CT和MRI扫描，其影像表现与肿瘤性质有一定关系。CT表现为等密度或低密度，瘤周水肿轻微，占位效应不明显，不强化或强化不明显者，常提示肿瘤低恶性。CT表现为密度不均匀、有坏死或出血、瘤周水肿明显、占位效应显著、强化明显者，多提示高恶性肿瘤。MRI可以更清楚地显示肿瘤的范围、内部质地、坏死囊变、瘤周水肿等细节。需要注意的是，CT和MRI所显示的肿瘤边界并非都是肿瘤的真正范围，很多研究表明在MRI高信号区以外1～2 cm内活检，仍能检出肿瘤细胞，这对脑胶质瘤的治疗意义重大。

四、诊断与鉴别诊断

根据脑胶质瘤的临床特点、主要症状体征，结合神经影像学资料，大多可以得到正确诊断。但肿瘤恶性程度与影像学表现有时不尽一致，不能单凭影像特点推断胶质瘤的级别或恶性程度。

需要与脑胶质瘤鉴别的脑内病变主要有脑转移瘤、淋巴瘤、脑脓肿、脑出血、脑梗死等。

五、治疗

脑胶质瘤大多在脑内呈浸润性生长，形状多不规则，肿瘤边界不清，可以同时累及多个脑叶。有文献报道，在肉眼可见的肿瘤边界外1～2 cm在显微镜下仍能看到肿瘤细胞。目前手术切除仍是其主要治疗选择。一般认为患者预后与肿瘤性质和切除程度有关，近年来随着导航和术中MRI等新技术的应用，胶质瘤切除范围较前有所扩大，但位于特殊解剖位置或重要功能区的肿瘤仍难以完全切除。除手术外，传统治疗手段还包括放疗和化疗等，虽然可在一定程度上延长患者寿命，但不管是低级别还是高级别胶质瘤，除毛细胞型星形细胞瘤外，其他类型胶质瘤很少能完全治愈，因此，胶质瘤一直是严重困扰神经外科医生的难题之一。目前越来越多的专家主张综合治疗，包括手术切除、放疗、化疗、生物治疗、免疫治疗等，以尽可能延长患者生命，提高生存质量。

六、放射外科治疗

1951 年瑞典神经外科专家 Leksell 教授首次提出了立体定向放射外科的概念，即采用立体定向技术将大剂量放射线一次性精确聚焦照射到颅内靶组织，使靶组织产生局灶性坏死或变性，达到治疗颅内疾病的目的。颅内靶组织可以是正常组织如神经核团、神经纤维，也可是病理组织如肿瘤或畸形血管等。立体定向放射外科技术主要包括质子刀、伽马刀和 X 刀三种治疗方式。由于伽马刀治疗方便快捷，自 1968 年临床使用以来，已经成为放射外科的最主要治疗手段。

立体定向放射外科的特点是小范围大剂量精准聚焦照射，从理论上讲，这种聚集照射的方式并不适合治疗一个边界不清呈浸润性生长的肿瘤，但伽马刀照射精确，剂量分布与肿瘤高度适形，对肿瘤周边正常组织结构损伤小，可以对同一肿瘤多次照射，因此，对于低级别边界清晰的小胶质瘤可以首选伽马刀治疗，可以延长患者的生存期，提高生活质量。不过，目前伽马刀更多是作为手术和放疗的辅助治疗手段，对肿瘤或残余复发的肿块追加照射。

1. 伽马刀治疗适应证

低级别胶质瘤如果位于难以手术切除的部位（如脑干）或患者特别选择，可用伽马刀治疗代替外科手术，再结合普通放疗。如果肿瘤体积较小，边界相对清楚，则治疗效果也相对较好。

对于高级别肿瘤，如肿瘤较小，位于难以手术的部位（如丘脑），伽马刀可以作为首选治疗，可辅以病变局部或全脑普通外照射。对于较大的肿瘤，应首选手术切除，伽马刀仅作为手术切除后的一种辅助治疗手段。胶质瘤"全"切后仍有残余的十分常见，有时肿瘤位于重要功能区只能做大部切除，伽马刀可对残留的肿瘤大剂量照射；为了降低肿瘤复发率或延缓生长，可再辅以全脑或肿瘤局部普通照射。

2. 脑胶质瘤伽马刀治疗技术和预后

伽马刀治疗程序同其他肿瘤。

胶质瘤往往边界不清，范围较大，即便手术后残留肿瘤也多较分散，伽马刀治疗时，尽可能选择大孔径准直器，肿瘤周边等剂量线相对低些（如35%～45%），周边照射剂量也相对较低。肿瘤周边处方剂量变化较大，取决于肿瘤大小、部位及普通照射的剂量。作者多采用周边剂量 8～15 Gy 照射，再辅以 40 Gy 左右的普通外照射（图5-3）。

低级别胶质瘤治疗后肿瘤大小在数月或数年后保持稳定或缩小，部分肿瘤体积进行性增大。高级别胶质瘤总体疗效不如低级别肿瘤，但恶性肿瘤细胞对射线相对敏感，部分患者在治疗后数月即可见肿瘤坏死缩小，不过这些肿瘤常在数月后复发增大。

对于治疗后疗效不佳或复发肿瘤，如果没有严重脑水肿或其他禁忌，可以行二次伽马刀治疗（图5-4）。

Coffey 报道以伽马刀辅助治疗 33 例脑胶质瘤，随访 1～25 个月，14 例肿瘤缩小，15 例无变化，4 例肿瘤增大。

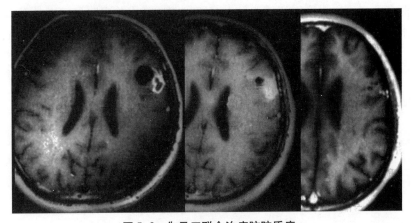

图 5-3　伽马刀联合治疗脑胶质瘤

伽马刀治疗前（左）行左额叶病灶囊肿穿刺和活检（中），病理胶质瘤Ⅱ级，

伽马刀治疗＋普通照射后两年肿瘤基本消失（右）

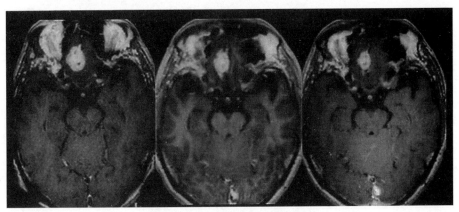

图 5-4　二次治疗额叶胶质瘤

51 岁男性，定向活检星型细胞瘤Ⅱ级（左），伽马刀治疗后 1 年（中）肿瘤缩小，行二

次治疗，治疗后 5 年（右），肿瘤进一步缩小

Steiner 等报道 15 例Ⅰ级星形细胞瘤的伽马刀治疗结果，随访超过 1 年，发现肿瘤大小在 3 cm³ 以下者疗效较好。治疗后 1 例（7%）肿瘤消失，8 例（53%）缩小，6 例（40%）增大，2 例患者接受手术治疗，1 例因肿瘤增大，另 1 例因出血和放射性水肿。2 例患者治疗后肿瘤囊性部分增大，实质部分缩小，其中 1 例术后神经功能恶化。随访超过 1 年的Ⅱ级星形细胞瘤 17 例，3 例（18%）肿瘤消失，7 例（41%）缩小，2 例（12%）无变化，5 例（31%）增大，1 例因病情恶化在治疗后 46 个月死亡。他们认为治疗效果和病变大小无太大关系。此外，他们还报道 56 例恶性胶质瘤的伽马刀治疗结果，发现伽马刀治疗后肿瘤大多先缩小或维持不变一段时间，最后肿瘤复发或进一步增大，没有完全治愈者。

3. 并发症的防治

与伽马刀治疗有关的并发症主要是癫痫发作和放射性脑水肿。

大脑半球胶质瘤常伴有癫痫症状，即使治疗前没有癫痫抽搐史者，伽马刀治疗过程或治疗后早期也可出现癫痫发作，因此，在治疗前后均需给予镇静剂，以防癫痫发作。

脑胶质瘤多伴有不同程度脑组织水肿，高级别胶质瘤水肿更明显。伽马刀治疗后常常出现放射性脑水肿或加重原有脑水肿，部分患者在治疗后早期（1月内）即可出现症状加重或高颅压征象，CT 或 MRI 检查可见脑水肿范围扩大。建议在治疗前数天即给予脱水剂和类固醇激素治疗。一旦发现放射性水肿，应间断给予上述治疗，以防引起脑疝等严重后果。

（张建斌）

第六章

非小细胞肺癌

肺癌是世界上最常见的恶性肿瘤之一，已成为我国城市人口恶性肿瘤死亡原因的第1位。非小细胞型肺癌包括鳞状细胞癌（鳞癌）、腺癌、大细胞癌，与小细胞癌相比其癌细胞生长分裂较慢，扩散转移相对较晚。非小细胞肺癌约占所有肺癌的80%，约75%的患者发现时已处于中晚期，5年生存率很低。

第一节　非小细胞肺癌的诊断和分期

一、非小细胞肺癌的诊断

（一）临床表现

1. 无症状

由于肺实质无丰富的痛觉神经，大多数早期非小细胞肺癌患者可无任何症状，只有不到5%在常规体检、调查其他无关主诉或术前评估拍摄X线胸片及详细查体时被发现。

2. 早期症状

无特异性，多表现为咳嗽、咯血、胸痛、胸闷气短、发热等呼吸系统症状，超过50%的患者有咳嗽主诉。

3. 晚期症状

（1）肿瘤直接侵犯或转移淋巴结压迫喉返神经可出现声嘶。

（2）肿瘤直接侵犯或转移淋巴结压迫上腔静脉可出现面、颈、上肢水肿，上胸部静脉曲张及毛细血管扩张。

（3）侵犯胸膜或胸膜腔播散可引起胸膜腔积液，多为血性，大量胸腔积液可引起气促。

（4）侵犯胸膜及胸壁，尤其侵犯壁层胸膜，可引起胸痛。

（5）脑转移可引起头痛、恶心、呕吐等颅内压增高症状及其他神经定位症状。

（6）骨转移可引起局限性骨痛，多为持续性，并进行性加重。

（7）肝转移可引起右上腹胀痛。

（8）皮下转移可在皮下触及结节。

（9）其他器官转移时可出现相应器官的症状。

4. 体征

当肿瘤较小，位于周边时，患者可能没有任何阳性体征。当肿瘤病变较大或为中央型时，听诊可闻及病侧呼吸音减弱，呼吸音粗糙。如发生转移，根据转移的部位可能有相应的体征。

（1）局限性哮鸣音：多为吸气阶段出现，咳嗽后不消失。

（2）上腔静脉阻塞综合征：肿瘤直接侵犯或转移淋巴结压迫上腔静脉，导致静脉回流受阻而出现的一系列症状群，包括面、颈、上肢水肿，上胸部静脉曲张、毛细血管扩张，伴头晕、胸闷、气急等。症状的严重程度取决于上腔静脉阻塞的进展速度及侧支循环的建立程度，快速进展的阻塞甚至可导致昏迷和死亡。

（3）霍纳综合征：肿瘤侵犯第 7 颈椎及第 1 胸椎外侧旁交感神经星状节导致的一系列症状群，包括同侧上眼睑下垂、瞳孔缩小、眼球内陷、眼裂缩小、面部无汗等。

（4）Pancost 综合征：是指肺尖部的肿瘤直接侵犯第 1、第 2 肋骨或上胸椎体和横突，侵犯第 7 颈椎及第 1 胸椎外侧旁交感神经星状节，累及臂丛神经、膈神经、喉返神经，直接侵犯或转移淋巴结压迫上腔静脉等引起的一系列症状群，包括上腔静脉阻塞综合征、同侧霍纳综合征、臂神经丛受累导致的上肢感觉或运动障碍、上肢顽固性疼痛、第 1、第 2 肋骨局部疼痛、膈神经麻痹、声嘶等。

（5）膈神经麻痹：膈神经受侵时出现气急胸闷。

（6）吞咽困难：肿瘤直接侵犯或纵隔淋巴结肿大压迫食管所致。

（7）呼吸困难：肿瘤直接侵犯或转移淋巴结压迫主气道导致通气障碍、肺内广泛淋巴管扩散所致癌性淋巴管炎导致换气障碍、阻塞性肺不张、肺部炎症及大量胸腔积液等可导致呼吸困难。

（8）心包受侵时出现心包积液、气急、心律失常、心功能不全等。

（9）副癌综合征：常见有四肢关节疼痛或肥大、杵状指，多发性神经炎、重症肌无力、库欣综合征、男性乳房肥大、高钙血症、精神异常等。

（二）辅助检查

1. 无创性检查

（1）X 线影像学检查：胸部 X 线检查是最基本、应用最广泛的影像学检查方法，包括透视、摄片、体层、造影等。胸部透视能在不同位置观察肺部的病变；胸片是肺癌早期发现的一个重要手段，也是常规体检中的重要筛查手段。肺癌常见的 X 线表现有肿块分叶、毛刺、脐凹征等，发生于右肺上叶支气管的肺癌，肺门肿块与右上肺不张形成"反 S 征"；但有 10% ~ 20% 的肺组织因纵隔或膈肌的干扰显示不清，且对纵隔淋巴结情况等显示不清，因此常规 X 线检查只作为非小细胞肺癌的初筛工具，凡胸片发现可疑恶性病灶、临床怀疑而常规 X 线检查阴性或可疑者、经抗炎或抗结核治疗不吸收的病灶，均应进一步行胸部 CT 检查。

（2）计算机体层摄影（CT）：目前已经作为手术和放疗前估计肿瘤大小和侵犯程度的常规方法，是目前肺癌诊断中最重要的工具。适用范围应包括所有胸部 X 线发现异常的患者。在非小细胞肺癌的诊断中，均应常规行胸上腹部（包括肾上腺）CT 检查。

相对于普通 X 线，CT 优点主要包括：图像显示清晰，能发现普通 X 线不易发现的胸内较隐蔽部位的病灶，能较早发现肺内、肺门、纵隔内病变并能清楚显示其形态和累及范围，有助于判断肿瘤能否切除，并且能确定放疗范围。能检查有无远处转移及淋巴结转移；能在一定范围内鉴别肿瘤良恶性。可行 CT 引导下肺或纵隔穿刺活检。对于细支气管肺泡癌（BAC）与不典型腺瘤样增生（AAH）的典型磨玻璃样（GGO）表现，CT 可见肿瘤呈分叶状，周围有短毛刺及胸膜凹陷、牵曳征，内部可有小泡、小管式的支气管充气征及小结节堆聚征，可有强化。

CT 检查的主要缺点包括：在原发肿瘤的评价方面，CT 不能很好地鉴别 T_3/T_4 与 T_1/T_2；在纵隔淋巴结转移的评价方面，CT 可以敏感地发现增大的淋巴结，但无法鉴别良恶性。

（3）MRI：其优点主要包括，对于判断纵隔或肺门淋巴结有无转移，以及鉴别肿块与心脏大血管之间解剖关系时优于 CT。对于骨骼及软组织较 CT 更为清楚，能发现肋骨、胸骨、椎骨等是否受到侵犯及侵犯程度，还能发现一些隐蔽性病灶。利用加重 T_2 加权自回波成像，还能鉴别中心型肺癌近端的肿块与远端的阻塞性肺炎。MRI 无放射性，不需要造影剂，而且对诊断骨髓内有无转移也有一定价值。此外，MRI 还可用于头颅检查，了解有无肿瘤脑转移。

在非小细胞肺癌的诊断与分期中，目前认为，在脑转移的评价中，MRI 的作用比 CT 重要，此外，在评价累及臂丛、脊髓、胸壁及锁骨下动脉的肺上沟瘤中 MRI 也起着有重要作用。目前认为，临床分期为ⅠB 期（2B 类）、Ⅱ期、Ⅲ期、Ⅳ期（M_{1b}，单个转移灶）的患者均应行脑 MRI 检查；临床分期为ⅡB 期、ⅢA 期的邻近脊柱或锁骨下血管的肺上沟瘤患者应行脊柱 + 胸廓入口 MRI。

（4）肿瘤显像：包括正电子发射计算机断层扫描（PET-CT）与肿瘤阳离子灌注显像。

PET-CT：PET 是现代影像学的一门新兴技术，它利用 ^{11}C、^{13}N、^{15}O、^{18}F 等发射正电子的短寿命核素，从体外无创、定量、动态地观察标记药物在患者体内的活动，可以一次获得三维全身图像。PET 可以发现早期原发性肺癌和转移灶，并且可以判断手术是否达到根治及术后是否有转移或者复发。在判断肿瘤分期及疗效方面，PET 优于现有的任何其他影像学检查。除可以对肺原发病灶及纵隔肿大淋巴结做出诊断外，还能发现远处转移灶；可估计肿瘤的乏氧和血流情况，推测肿瘤对放疗的敏感性。

在非小细胞肺癌的诊断中，在条件允许的情况下，除临床分期为Ⅳ期（M_{1a}，胸腔积液或心包积液）外，均应行 PET-CT 检查。PET-CT 检查的目的主要包括：定位孤立性肺结节、纵隔淋巴结分期及侦测可能存在的远处转移。

PET-CT 的敏感性较高，但存在一定的假阳性。但炎症、感染等均可能导致假阴性，因此，PET-CT 阳性的病例，仍需要细胞学或病理学的证实。

PET 在骨转移的评估中有重要作用，其特异性、敏感性、阳性预测值、阴性预测值及精确性均超过 90%。

肿瘤阳离子灌注显像：主要包括 ^{201}TI 肿瘤显像、^{99m}Tc-MIBI 肿瘤显像、^{67}Ga 显像、^{99m}Tc（Ⅴ）-DMSA 肿瘤显像、肿瘤放射免疫显像等。

（5）放射性骨扫描：在骨转移患者的病情评估中起着极其重要的作用。放射性骨扫描发现异常的患者，需要包括相应临床症状体征及 X 线评估病理性骨折、CT、MR、PET-CT、骨活检等在内的进一步评估。

（6）细胞学检查。

痰细胞学检查：阳性率可达 80% 以上。阳性率高低与病变部位有关，中心型肺癌远比周围型肺癌阳性率高。主要方法包括：痰脱落细胞学检查、痰涂片检查、痰液沉渣切片检查、痰液基培养技术等。

胸腔积液细胞学检查：肺部肿块并胸腔积液，胸腔积液细胞学检查有助于肺癌的诊断。

（7）分子诊断方法：目前尚未找到特异性的指标，研究主要集中在以下几个方面，基因异常、遗传学改变、基因产物异常或数量改变、异常的自身抗体等。

NSCLC 的血清标志物：鳞状细胞癌抗原（SCC-Ag）、血清抗 P53 抗体、角蛋白 19 片段（CYFRA21-1）、癌胚抗原（CEA）及联合标志物检测，血清肿瘤标志物的联合检测能提高敏感度和特异度。有报道 CEA、CK-19 和 c-met mRNA 3 种标志物的联合检测敏感度可达 85.5%。

肺癌的分子标志物：肺癌相关基因的异常表达，可产生相关的分子标志物（表6-1）。

表 6-1 NSCLC 相关基因的异常表达

基因种类	异常类型	表达率（%）
P53	过表达	30~70
	突变	
	缺失	
c-erbB-2	过表达	30
K-ras	突变	30~80
BCL-2	过表达	10~35
P16	突变	70
Rb	缺失	15~30
	突变	

肺癌的甲基化标志物：在人类癌症中，DNA 的甲基化是一种常见的基因改变，它能使基因的表达、染色体的结构和染色质的组成均发生异常改变。异常的甲基化作用可发生在 CpG 丰富区域，又称为 CpG 岛，它常位于许多基因的增强子附近，它能抑制转录的发生，所以被认为是一种抑癌基因，而甲基化作用可使 TSG 的基因功能丧失。NSCLC 的甲基化标志物包括肺癌在内的许多恶性肿瘤均可见增强子的甲基化表现。在 NSCLC 中的甲基化表现可见于以下几种情况：维 A 酸受体 β-2（RAR13）占 40%、组织金属蛋白酶抑制剂 3（TIMP3）占 26%、P16^{INK4a} 占 25%、O^6-甲基鸟嘌呤-DNA-甲基转移酶（MGMT）占 21%、死亡相关蛋白激酶（DAPK）占 19%、E-钙黏蛋白（ECAD）占 18%、P14^{ARF} 占 8%、原发肿瘤组织谷胱甘肽 S 转移酶 P1（GSTP1）占 7%。这些表现在绝大部分良性疾病中都没有发现。

NSCLC 的微转移标志物：对于常规病理诊断未发现转移的患者，目前运用免疫组织化学与 PCR 技术结合，可检测到微转移。检查部位主要包括：淋巴结、骨髓及外周血。常用的标志物主要包括：Ber-EP-4，CAM5.2，AE1/3，P53，MNF116，KS1/4，TNF-α，CK-7，CK-18，CYFRA 21-1，IL-1RA，MMP-2，MCP-1 等。

分子影像学诊断技术：分子影像学是运用影像学手段显示组织水平、细胞和亚细胞水平的特定分子，反映活体状态下分子水平变化，对其生物学行为在影像方面进行定性和定量研究的科学。因此，分子影像学是将分子生物学技术和现代医学影像学相结合而产生的一门新兴的边缘学科。

无创性影像学方法有可能逐渐代替必须通过创伤手段进行测定的免疫组化方法。但是检查的手段及应用的肿瘤范围均有待进一步研究。总之，这方面的研究国内外都处于起步阶段，有许多问题需要进一步探讨。

（8）肿瘤标志物在肺癌诊断中的应用：常用的与肺癌相关的肿瘤标志物包括，Fer，CEA，HCG，ACTH，CA125，NSE，CYFRA21-1，SCC，CA199，CA50，β_2-MG 等。

2. 有创性检查

其中，有创性纵隔淋巴结评估主要应用于 CT 提示有增大淋巴结需要确证分期的病例。在 T_1 患者且 CT 提示纵隔淋巴结无增大的情况下，CT 对于纵隔淋巴结评估的假阴性率只有 10%，因此对于这部分患者，有创性的纵隔淋巴结活检并不推荐。但对于 PET 提示高代谢的患者，即使 CT 提示无肿大淋巴结，也推荐行纵隔淋巴结活检。常见有创检查方法如下。

（1）支气管镜：采用光学纤维照相放大图像，视野清晰，可以进入 4 级支气管、窥视 5 级支气管，并且能够取得病理组织进行活检，还能直接对病灶进行处理。

支气管镜的适用范围：在非小细胞肺癌的诊断中，临床分期为ⅠA 期的患者应首选术中行支气管镜检查；此外，除临床分期为Ⅳ期的患者外，均应行支气管镜检查。

支气管镜的禁忌证：大咯血；严重心脏病、心功能不全、肺功能严重减退及各重要脏器功能严重受损；发热超过 38 ℃及一般情况极度衰弱而不能耐受检查；主动脉瘤或室壁瘤有破裂危险；对麻醉药物过敏者等。

并发症：出血、气胸、喉及支气管痉挛，呼吸困难、低氧血症、各种心律失常等，严重者可导致心脏停搏。

自动荧光支气管镜（AFB）：由于传统支气管镜只能发现不到 1/3 的癌前病变和早期上皮性癌，因此发展更敏感的内镜就显得尤为重要，荧光系统是其中的主要成就。它的原理主要是通过观察支气管黏膜上皮细胞发射出的荧光，进而根据荧光的差别来判断细胞是否发生了癌变。细胞发射荧光的方式主要包括经光敏剂诱导后细胞发出荧光与细胞自身荧光两类。同传统支气管镜相比，荧光支气管镜对不典型增生和原位癌检出的敏感性有明显提高，使许多经传统支气管镜检漏诊的早期中央型肺癌患者得到了及时的诊断和治疗，而且可以明确肿瘤侵犯的边界。AFB 发现的高危患者主要有支气管树内的癌前病变和早期癌，包括痰细胞学阳性的患者、手术前肺癌患者或手术后的肺癌患者。

支气管内镜超声技术（EBUS）：支气管内镜超声技术采用顶端带有超声传感器的改良内镜，将超声探头插入气管中进行检测。由于 EBUS 明显地缩短了超声探头与受检靶器官之间的距离，故 EBUS 能够得到比体表应用更为清晰的图像。EBUS 的评估范围包括第 1 组（锁骨下淋巴结）、第 2、第 4 组（上下气管旁淋巴结）与第 7 组（气管隆嵴下淋巴结）。

在非小细胞肺癌的诊断中，临床分期为ⅠA 期（2B 类）、ⅠB 期（2B 类）的患者在条件允许的医院，应行支气管超声内镜检查；ⅡB 期、ⅢA 期、ⅢB 期、ⅢB 期的患者，均应行支气管超声内镜检查。

支气管镜技术的新进展：主要包括超细气管镜、虚拟气管镜技术及电磁导航系统气管镜等。

（2）经食管内镜超声：其评估范围包括第 5 组（主动脉下淋巴结）、第 7 组（气管隆嵴下淋巴结）、第8组（食管旁淋巴结）与第9组（下肺韧带淋巴结）；但对于2R、4R、2L、4L（上、下气管旁淋巴结）的评估作用有限。

（3）胸腔镜在肺癌诊断中的应用：其评估范围不仅可以达到第5组（主动脉窗下淋巴结）与第6组（升主动脉旁淋巴结），而且可以达到第8组（食管旁淋巴结）与第9组（下肺韧带淋巴结）。除评估纵隔淋巴结外，胸腔镜还可探查原发瘤及胸膜腔，发现潜在的胸腔种植等情况。

适用范围：在非小细胞肺癌的诊断中，临床分期为ⅢB期及ⅢB期的患者，应行胸腔镜以获得 N_3 或 T_4，$N_{2\sim3}$ 的病理学证据。此外，对于临床分期为Ⅳ期的患者，在行胸腔穿刺未确定积液性质的情况下，也应行胸腔镜检查以获得病理学证据，从而明确诊断。

禁忌证：一般情况差或伴有其他严重疾病，不能耐受胸腔镜手术者；心肺功能极差，不能耐受单肺通气者；胸膜粘连严重，估计对手术操作有很大影响者。

（4）纵隔镜在肺癌诊断中的应用：理想的经颈纵隔镜淋巴结活检范围应包括2R、4R、2L、4L（上、下气管旁淋巴结）及第7组（气管隆嵴下淋巴结）共5组淋巴结。此外，还可扩展至第5组（主动脉下淋巴结）与第6组（主动脉旁淋巴结）。

适用范围：在非小细胞肺癌的诊断中，临床分期为ⅠA期（2B类）的患者，以及临床分期除Ⅳ期（M_{1a}，胸腔积液或心包积液）外的患者，均应行纵隔镜检查以明确诊断及分期。

禁忌证：一般情况差，难以耐受操作者；严重贫血、凝血功能差或并发有血友病等凝血功能障碍者；主动脉瘤患者，术中可能出现不可控制的大出血者。

（5）经胸壁穿刺活检：在CT引导下，用细针穿刺肺部，采取活检组织做病理学或细胞学检查，此方法适用于临床分期为ⅢB期及ⅢB期的患者为获得 N_3 或 T_4，$N_{2\sim3}$ 的病理学证据的情况。其并发症有气胸、血胸及癌组织播散等。对于有手术机会的患者禁用此项检查。

（6）此外，尚有包括锁骨上淋巴结活检、纵隔切开术、内镜超声（EUS）下活检等，适用于临床分期为ⅢB期及ⅢB期的患者为获得 N_3 或 T_4，$N_{2\sim3}$ 的病理学证据。胸腔穿刺或心包穿刺，适用于临床分期为Ⅳ期的患者，以明确病理类型及转移情况，为选择治疗方案提供依据。

（三）临床诊断

根据临床症状、体征及影像学检查，符合下列之一者可作为临床诊断。

（1）胸部X线检查发现肺部孤立性结节或肿物，有分叶或毛刺。

（2）肺癌高危人群，有咳嗽或痰血，胸部X线检查发现局限性病变，经积极抗炎或抗结核治疗（2~4周）无效或病变增大者。

（3）节段性肺炎在2~3个月内发展成肺叶不张，或肺叶不张短期内发展成全肺不张。

（4）短期内出现无其他原因的一侧增长性血性胸腔积液，或一侧多量血性胸腔积液同时伴肺不张者或胸膜结节状改变者。

（5）明显咳嗽、气促，X线胸片显示双肺粟粒样或弥漫性病变，并排除粟粒型肺结核、肺转移瘤、肺霉菌病者。

（6）X线胸片发现肺部肿物，伴有肺门或纵隔淋巴结肿大，并出现上腔静脉阻塞、喉返神经麻痹等症状，或伴有远处转移表现者。

临床诊断肺癌病例不宜做放化疗，也不提倡进行试验性放化疗。

（四）确诊

（1）肺部病变可疑为肺癌，经过痰细胞学检查，纤维支气管镜检查，胸腔积液细胞学检查，胸腔镜、纵隔镜活检或开胸活检明确诊断者。痰细胞学检查阳性者应除外鼻腔、口腔、鼻咽、喉、食管等处的恶性肿瘤。

（2）肺部病变可疑为肺癌，肺外病变经活检或细胞学检查明确诊断者。

（五）鉴别诊断

1. 结核

（1）肺结核球：结核球多见于青年，一般病程较长，发展缓慢。病变常位于上叶尖后段或下叶背段。X线片上块影密度不均匀，可见到稀疏透光区和钙化点，肺内常有散在性结核灶。

（2）粟粒性肺结核：与弥漫型细支气管肺泡癌相似，粟粒性肺结核常见于青年，全身毒性症状明显，抗结核药物治疗可改善症状，病灶逐渐吸收。

（3）肺门淋巴结结核：在X线片上可能误诊为中心型肺癌。肺门淋巴结结核多见于青少年，常有结核感染症状，很少咯血。

（4）肺癌与肺结核合并存在：一些患者肺癌可以与肺结核合并存在，可能导致误诊。对于肺部病灶，应行气管镜检查及常规多次痰细胞学检查，不能满足于肺结核的诊断。即使痰中查到结核杆菌，也不能排除肺癌的诊断。对于中年以上的肺结核患者，在肺结核病灶部位或其他肺野内呈现块状阴影，经抗结核药物治疗1~2个月后肺部病灶未见好转，块影反而增大或伴有肺段或肺叶不张，一侧肺门阴影增宽等情况时，都应高度怀疑肺癌。

2. 肺部炎症

（1）支气管肺炎：早期肺癌引起的阻塞性肺炎易被误诊为支气管肺炎。支气管肺炎发病较急，感染症状比较重，全身感染症状明显。X线片上表现为边界模糊的片状或斑点状阴影，密度不均匀，且不局限于一个肺段或肺叶。经抗感染治疗后症状迅速消失，肺部病变吸收也较快。

（2）肺脓肿：肺癌中央部分坏死液化形成空洞时，X线片上表现易与肺脓肿混淆。肺脓肿在急性期有明显感染症状，痰量较多、呈脓性，X线片上空洞壁较薄，内壁光滑，常有液平面，脓肿周围的肺组织常有浸润，胸膜有炎性变。

（3）真菌感染：真菌球好发于肺尖，CT值为15~30 HU，比肌肉密度低，可见晕轮征和空洞影。

3. 肺先天性疾病

（1）支气管囊肿：可位于肺内或纵隔内，大小不一，囊壁为支气管成分，其外层为平滑肌纤维、黏液腺、软骨组织及结缔组织，影像学表现为边缘清楚、单发、圆形或椭圆形阴影，可与支气管相通，并发感染。

（2）肺动静脉瘘：肺动脉分支与肺静脉间存在交通。胸透下可见肺部搏动阴影，其大小或形状随呼吸改变，X线胸片示无钙化阴影，增强CT检查可显示异常血管；血管造影可进一步了解病变范围及异常血管。

（3）肺隔离症：分为叶内型和叶外型，患者多有感染症状，病灶多位于下叶后基底段内，单个或多发囊性或实性病变阴影，动脉造影、增强 CT 或 MRI 可能显示体循环来源的血管。某些肺内靠近脊柱的占位性病变，手术前应考虑肺隔离症的可能，术中注意寻找和认真处理异常动脉，否则可能造成大出血。

4. 良性肿瘤及瘤样病变

常见的有炎性假瘤、肺错构瘤、平滑肌瘤、乳头状瘤、纤维瘤、软骨瘤、脂肪瘤、肺脑膜瘤、颗粒细胞瘤等。一般肺部良性肿瘤病程较长，生长缓慢，临床大多没有症状。X 线片上呈现为类圆形块影，密度均匀，可有钙化点。轮廓整齐，多无分叶。

5. 其他恶性肿瘤

包括支气管腺瘤、软组织肉瘤、癌肉瘤、肺母细胞瘤（肺胚细胞瘤）、淋巴瘤、恶性黑色素瘤、恶性畸胎瘤等原发恶性肿瘤与肺转移癌，痰细胞学及支气管镜检查有助于鉴别诊断，部分患者需行诊断性手术以明确诊断。

（六）病理组织学诊断

病理组织学诊断依据为 WHO 肺癌组织新分类。

（1）鳞状细胞癌。

· 乳头状

· 透明细胞

· 小细胞

· 基底样

（2）小细胞癌。

· 复合性小细胞癌

（3）腺癌。

· 腺癌，混合亚型

· 腺泡样腺癌

· 乳头状腺癌

· 细支气管肺泡癌

· 非黏液性

· 黏液性

· 混合性非黏液和黏液性或不能确定的伴黏液产生的实性腺癌

· 胎儿腺癌

· 黏液（胶样）癌

· 黏液性囊腺癌

· 印戒细胞癌

· 透明细胞腺癌

（4）大细胞癌。

· 大细胞神经内分泌癌

· 复合性大细胞神经内分泌癌

· 基底样癌

·淋巴上皮样癌

·透明细胞癌

·大细胞癌伴有横纹肌样表型

（5）腺鳞癌。

（6）肉瘤样癌。

·多形性癌

·梭形细胞癌

·巨细胞癌

·癌肉瘤

·肺母细胞瘤

（7）类癌。

·典型类癌

·不典型类癌

（8）唾液腺肿瘤。

·黏液表皮样癌

·腺样囊性癌

·上皮肌上皮癌

（9）癌前病变。

·原位鳞状细胞癌

·不典型腺瘤样增生

·弥漫性特发性肺神经内分泌细胞增生

二、非小细胞肺癌的分期

世界肺癌大会（WCLC）正式公布了最终版的肺癌分期系统，最新版本分期系统的数据来源大大扩展，包括 20 个国家，45 个数据库，81 015 例患者资料，其中 58% 来自欧洲，21% 来自北美，14% 来自亚洲，7% 来自澳大利亚。

（一）最新非小细胞肺癌分期

本分期系统是国际肺癌研究学会（IASLC）在完成了大量肺癌病例的数据回顾、验证及统计学分析后，向国际抗癌联盟（UICC）和美国癌症联合委员会（AJCC）提出修改建议并被采纳的。新系统将基于肿瘤大小的分组由 3 组增至 5 组，以利于指导辅助治疗的开展；将位于同一肺叶的卫星结节灶划为 T_3 期；将伴胸膜结节或恶性胸膜播散的肿瘤由 T_4 期改为 M_1 期；将位于同侧肺不同肺叶的肿瘤由 M_1 期改为 T_4 期。

T：原发肿瘤。

T_X：原发肿瘤不能评估，或痰、支气管冲洗液找到癌细胞但影像学或支气管镜没有可见的肿瘤。

T_0：没有原发肿瘤的证据。

Tis：原位癌。

T_1：肿瘤最大径≤3 cm，周围被肺或脏层胸膜所包绕，支气管镜下肿瘤侵犯没有超出叶支气管近端（即没有累及主支气管）[①]。

T_{1a}：肿瘤最大径≤2 cm。

T_{1b}：肿瘤最大径>2 cm 但≤3 cm。

T_2：肿瘤>3 cm 但≤7 cm 或者肿瘤具有以下任一特征[②]。

（1）累及主支气管，但距气管隆嵴≥2 cm。

（2）侵犯脏层胸膜。

（3）伴有扩展到肺门的肺不张或阻塞性肺炎，但未累及全肺。

T_{2a}：肿瘤最大径>3 cm 但≤5 cm。

T_{2b}：肿瘤最大径>5 cm 但≤7 cm。

T_3：肿瘤>7 cm（亚组：T_3>7）或肿瘤已直接侵犯了下述结构之一者：胸壁（包括肺上沟瘤）、膈肌、膈神经、纵隔胸膜、心包壁层（亚组：T_{3Inv}）；或肿瘤位于距气管隆嵴 2 cm 以内的主支气管，但尚未累及气管隆嵴（亚组：T_{3Centr}）；或伴有累及全肺的肺不张或阻塞性肺炎（亚组：T_{3Centr}）或原发肿瘤同一叶内出现分散的单个或多个瘤结节（亚组：$T_{3Satell}$）。

T_4：任何大小的肿瘤已直接侵犯了下述结构之一者：纵隔、心脏、大血管、气管、喉返神经、食管、椎体、气管隆嵴（亚组：T_{4Inv}）；同侧非原发肿瘤所在叶的其他肺叶出现分散的单个或多个瘤结节（亚组：$T_{4IpsiNod}$）。

N：区域淋巴结。

Nx：区域淋巴结不能评估。

N_1：转移至同侧支气管旁淋巴结和（或）同侧肺门淋巴结，和肺内淋巴结，包括直接侵犯。

N_2：转移至同侧纵隔和（或）气管隆嵴下淋巴结。

N_3：转移至对侧纵隔淋巴结、对侧肺门淋巴结、同侧或对侧斜角肌或锁骨上淋巴结。

M：远处转移。

Mx：远处转移不能评估。

M_0：无远处转移。

M_1：有远处转移。

M_{1a}：对侧肺叶出现分散的单个或多个瘤结节（亚组：$M_{1a\ Contra\ Nod}$）；胸膜结节或恶性胸腔（或心包）积液（$M_{1a\ PlDissem}$）[③]。

M_{1b}：远处转移。

注：①任何大小的非常见的表浅播散的肿瘤，只要其浸润成分局限于支气管壁，即使邻近主支气管，也定义为 T_1。②肿瘤大小≤5 cm 或者大小无法确定的 T_2 肿瘤定义为 T_{2a}，肿瘤>5 cm 但≤7 cm 的 T_2，肿瘤定义为 T_{2b}。③大多数肺癌患者的胸腔积液（以及心包积液）由肿瘤引起。但是有极少数患者的胸腔积液（心包积液）多次细胞学病理检查肿瘤细胞均呈阴性，且积液为非血性液，也非渗出液。如综合考虑这些因素并结合临床确定积液与肿瘤无关时，积液将不作为分期依据，患者仍按 T_1、T_2、T_3 或 T_4 分期。

（二）非小细胞肺癌的分期与 TNM 的关系

见表6-2。

表 6-2　非小细胞肺癌的分期与 TNM 的关系

分期	T	N	M	患者比例（%）
ⅠA	$T_{1a,b}$	N_0	M_0	15
ⅠB	T_{2a}	N_0	M_0	13
ⅡA	$T_{1a,b}$	N_1	M_0	2
	T_{2a}	N_1	M_0	4
	T_{2b}	N_0	M_0	4
ⅡB	T_{2b}	N_1	M_0	2
	T_3	N_0	M_0	14
ⅢA	$T_{1\sim3}$	N_2	M_0	20
	T_3	N_1	M_0	6
ⅢB	T_4	$N_{0,1}$	M_0	2
	T_4	N_2	M_0	1
Ⅳ	$T_{1\sim4}$	N_3	M_0	3
	T 任意	N 任意	M_{1a}，M_{1b}	14

（三）非小细胞肺癌的 TNM 与分期的关系

见表6-3。

表 6-3　非小细胞肺癌的 TNM 与分期的关系

T/M	亚组	N_0	N_1	N_2	N_3
T_1	T_{1a}	ⅠA	ⅡA	ⅢA	ⅢB
	T_{1b}	ⅠA	ⅡA	ⅢA	ⅢB
T_2	T_{2a}	ⅠB	ⅡA	ⅢA	ⅢB
	T_{2b}	ⅡA	ⅡB	ⅢA	ⅢB
T_3	$T_{3>7}$	ⅡB	ⅢA	ⅢA	ⅢB
	T_{3Inv}	ⅡB	ⅢA	ⅢA	ⅢB
	$T_{3Satell}$	ⅡB	ⅢA	ⅢA	ⅢB
T_4	T_{3Inv}	ⅢA	ⅢA	ⅢB	ⅢB
	$T_{4IpsiNod}$	ⅢA	ⅢA	ⅢB	ⅢB
M_1	$M_{1a\ ContraNod}$	Ⅳ	Ⅳ	Ⅳ	Ⅳ
	$M_{1a\ PlDisem}$	Ⅳ	Ⅳ	Ⅳ	Ⅳ
	M_{1b}	Ⅳ	Ⅳ	Ⅳ	Ⅳ

（四）肺癌的分子分期

准确的肿瘤分期不但可以指导临床医生选择最佳的治疗方案，而且能够反映出患者的预后。但是，现有的肺癌分期对预后的预测并不准确，同分期的患者预后可以差别很大。这是由于与肺癌预后相关的因素极为复杂，任何一种分期系统都无法全面反映出所有的预后因素。随着分子生物学的进展，利用不同患者可能存在着内在的分子差异进行分期的概念逐渐被学者们接受。

分子分期是指应用分子生物学技术检测胸腔内淋巴结、外周血和骨髓标本中应用常规方法检测不到的微转移，来判断肺癌的分期，以 M 为前缀。分子分期与临床分期、病理分期等常规分期手段相结合，可以更准确地反映患者的病期，从而更加个体化地制订治疗方案和进行预后预测，目前，分子分期的技术尚不成熟，分期的方案尚缺乏循证医学的证据，分子分期真正应用于临床，还需要更多的研究支持。

（蓝美玲）

第二节　非小细胞肺癌的综合治疗原则

非小细胞肺癌（NSCLC）包括小细胞癌之外的所有肺癌组织学类型，其中以鳞癌和腺癌最为常见。手术、放疗和药物在不同病期患者的综合治疗中扮演重要角色。除了Ⅰ期只需手术切除之外，约占 NSCLC 90% 的Ⅱ~Ⅳ期的综合治疗都需要两种或两种以上治疗手段的参与。

以往认为各种病理类型的 NSCLC 在临床生物学行为和对治疗的反应上虽然存在一定的差异，但大体上可以被一个总的治疗原则所涵盖。近年来，基于分子标志物和基因突变检测的个体化药物治疗获得了长足的进步，细胞毒性药物和靶向药物的选择不仅与病理类型有关，还与分子标志物的表达和某些基因是否突变有关。然而，对于局部治疗，即手术和放疗，上述进展尚不足以改变传统的按照分期进行综合治疗的原则。

改革开放之前，我国肿瘤医学长期处于较低水平，学科发展很不平衡。近 30 年来，我国肺癌的临床实践逐步与国际接轨，但不可否认的是规范化的综合治疗水平仍然有待提高。有鉴于此，本文对国际和国内认识一致的部分简述之，对存在争议的方面则着墨较多。

基于以上认识，本节沿着 TNM 分期的主线，结合个体化药物治疗的进展，兼顾我国临床实践的实际情况，制定 NSCLC 的综合治疗原则。

一、Ⅰ期 NSCLC（$T_{1 \sim 2a}N_0M_0$）

Ⅰ期 NSCLC 没有淋巴结和远处转移，肿瘤限于局部，直径 2~5 cm。通常没有明显的症状和体征，一般是在体检或者因其他疾病接受检查时发现。手术是Ⅰ期 NSCLC 的主要治疗手段，完全切除的患者一般不需要术后辅助治疗。

（一）可手术的Ⅰ期 NSCLC

（1）对适合行传统手术切除的Ⅰ期 NSCLC，行肺叶切除术而不行小叶切除术（楔形或肺段切除术）。

（2）对能手术，但因并发其他疾病或肺功能降低而不能耐受肺叶切除术的Ⅰ期 NSCLC，推荐行小叶肺切除术，或者立体定向体部放射治疗。

（3）对适合行胸腔镜下肺切除术（肺叶或肺段切除）的Ⅰ期 NSCLC，由经验丰富的外科医师操作的电视辅助胸腔外科手术是可接受的选择之一。

（4）为了准确评价 N 的病理分期，术中应行系统的肺门和纵隔淋巴结清扫。

（二）因内科疾病不能手术或者拒绝手术的Ⅰ期 NSCLC

可手术但是患者拒绝接受手术，或者技术上能够切除，但因并发其他疾病而不能耐受手术的 I 期 NSCLC，SBRT 是最佳的选择，周围型病灶常用的剂量是 15 Gy/4 次/1 周，或 20 Gy/3 次/1 周；中央型病灶常用的剂量是 6 Gy/10 次/2 周，或 8 Gy/8 次/2 周。其疗效与手术接近，而且基本无创。

（三）I 期 NSCLC 的术后辅助治疗

（1）完全切除的 I 期 NSCLC，一般不推荐辅助化疗。

（2）完全切除的 I 期 NSCLC，不推荐辅助放疗。

（3）有高危因素的 I B 期 NSCLC，可考虑辅助化疗。高危因素指：肿瘤细胞分化差（包括有神经内分泌的 NSCLC）、脉管浸润、楔形切除、肿瘤 ≥4 cm、侵犯脏层胸膜。

（4）残端阳性或者不完全切除的 I 期 NSCLC，推荐再次手术或者 SBRT。

二、II 期 NSCLC（$T_{2b}N_0M_0$、$T_{1\sim2}N_1M_0$、$T_3N_0M_0$）

导致 NSCLC 分入 II 期的原因有两个，一个是原发肿瘤直径大于 5 cm 或同一肺叶内有卫星结节或直接侵犯非纵隔内器官的邻近结构；另一个是肺门淋巴结转移。手术是 II 期 NSCLC 的主要治疗手段。完全切除的患者通常需要术后辅助治疗，肺上沟瘤则需要术前同步放化疗作为诱导治疗。

（一）可手术的 II 期 NSCLC

（1）$T_{2b}N_0M_0$ 和 $T_{1\sim2}N_1M_0$ 的 II 期 NSCLC，推荐肺叶切除加肺门纵隔淋巴结清扫。对能耐受手术，但因并发其他疾病或肺功能降低而不能耐受肺叶切除术者，可考虑小叶肺切除术加肺门纵隔淋巴结清扫。

（2）$T_3N_0M_0$ 的 II 期 NSCLC，这一类型的 NSCLC 没有淋巴结转移，但是原发肿瘤具有以下特点：直径大于 7 cm；同一肺叶内有卫星结节；侵犯胸壁、纵隔胸膜或心包；侵及距离气管隆嵴不足 2 cm 的主支气管；肺上沟瘤伴 Pancoast 综合征。这类肺癌仍然以手术切除为主要治疗手段。切除范围包括受侵软组织在内的肺叶切除加肺门纵隔淋巴结清扫。但是，肺上沟瘤伴 Pancoast 综合征的患者术前必须行同步放化疗作为诱导治疗。

（3）对能够完全切除的中央型 NSCLC，推荐行袖状肺叶切除术而非全肺切除。

（二）因内科疾病不能手术或者拒绝手术的 II 期 NSCLC

拒绝手术，或者技术上能够切除，但因并发其他疾病而不能耐受手术的 II 期 NSCLC，推荐三维适形放疗或调强放疗，对于一般情况好的患者，推荐同步放化疗。

（三）II 期 NSCLC 术前诱导治疗

（1）可手术的 II 期肺上沟瘤，其标准治疗包括术前同步放化疗，在 40 Gy/20 次/4 周的放疗周期，进行 2 个周期的化疗。

（2）边缘性可切除的 II 期 NSCLC，先行同步放化疗，在 40 Gy/20 次/4 周的放疗加 2 个周期的化疗，然后进行评价，如转化为可手术则行手术治疗，否则继续放疗至根治性剂量。

（四）II 期 NSCLC 术后辅助治疗

（1）完全切除的 II 期 NSCLC，术后应给予 3~4 周期的辅助化疗。

（2）完全切除的 II 期 NSCLC，术后放疗能减少局部复发，但对生存的影响目前尚不明了，因此不作常规推荐。

（3）残端阳性的Ⅱ期 NSCLC，术后应给予放化疗；肉眼残留者的治疗等同于初治的不可切除的 NSCLC，给予同步放化疗。

三、Ⅲ期 NSCLC

全部 NSCLC 中，仅 25%～30% 在确诊时属Ⅰ期和Ⅱ期。约三分之一属于Ⅲ期，其主要特点是原发灶和（或）区域淋巴结病变比较严重，但尚未出现远处转移，故又称为局部晚期 NSCLC。这些局部和区域病变包括同侧纵隔淋巴结转移（N_2），原发灶位于气管隆嵴或侵犯纵隔重要结构（T_4），以及对侧纵隔或锁骨上区淋巴结转移（N_3）。Ⅲ期 NSCLC 异质性较大，需要进一步分为不同的亚型，采取多学科参与的综合治疗。

（一）ⅢA 期 NSCLC（$T_{1～3}N_2M_0$、$T_{3～4}N_1M_0$、$T_4N_0M_0$）

ⅢA 期中的 $T_{3～4}N_1M_0$ 和 $T_4N_0M_0$ 的共同特点是原发肿瘤的切除有一定难度，但没有淋巴结转移或仅有肺门淋巴结转移（N_1）。这个类型的 NSCLC 远处转移倾向小，应力争手术切除，术前术后的辅助治疗与Ⅱ期 NSCLC 的治疗原则的相应部分类似。

除了上述 $T_{3～4}N_1M_0$ 和 $T_4N_0M_0$ 之外，占ⅢA 期多数的是已经有同侧纵隔淋巴结转移的 $T_{1～3}N_2M_0$［ⅢA（N_2）］，这是临床常见的局部晚期类型。ⅢA（N_2）的生物学行为和对治疗的反应存在一定的异质性，可以分为四种亚型，根据各亚型的特点制订相应的治疗原则（表6-4）。

表6-4 中国抗癌协会肺癌专业委员会ⅢA（N_2）亚型分类

亚型	定义	治疗
ⅢA（N_2）-1	术前和术中都没有发现 N_2，术后病理检查发现 N_2	手术 + 化疗
ⅢA（N_2）-2	术前没有发现 N_2，术中发现并经术后病理证实的 N_2	手术 + 化疗
ⅡA（N_2）-3	术前发现的 N_2，技术上可切除	放化疗 ± 手术
ⅢA（N_2）-4	术前发现的融合成团的大体积 N_2	同步放化疗

1. ⅢA（N_2）-1 型

术前和术中均未发现纵隔淋巴结转移，术后标本病理检查发现的 N_2 淋巴结转移类型。标准的治疗为肺叶切除加肺门纵隔淋巴结清扫，术后给予 3～4 个周期的辅助化疗。术后辅助放疗可减少局部和区域复发。

2. ⅢA（N_2）-2 型

术前未发现纵隔淋巴结转移，术中发现 N_2 并得到病理证实。标准治疗为肺叶切除加肺门纵隔淋巴结清扫，术后给予 3～4 个周期的辅助化疗。术后辅助放疗可减少局部和区域复发。

3. ⅢA（N_2）-3 型

术前分期检查发现 N_2 转移的 NSCLC，治疗前应进行包括胸外科医师在内的多学科综合评估。NCCN 肺癌临床指引给这一类型两个选择，第一个是同步放化疗（证据级别1）；第二个是诱导治疗（诱导化疗或者诱导放化疗）后选择性进行手术（证据级别2B），结合术后辅助治疗。

（1）是否存在同侧纵隔淋巴结转移（N_2）是影响预后和选择治疗手段的关键因素。部

分 N_2 的患者已经存在微小的对侧纵隔淋巴结转移（N_3），因此对于 N_2 的准确判断，以及对侧纵隔淋巴引流区的检查极为重要。纵隔镜是标准的检查手段，EBUS 也可选用但不能替代纵隔镜。检查区域应包括气管隆嵴下和对侧纵隔淋巴结，应详细记录有多少站的同侧纵隔淋巴结发生了转移，以及对侧纵隔淋巴结是否有转移。

（2）NCCN 最近的一项针对胸外科医生的调查显示：90.5% 的受访者主张对单站 N_2（小于 3 cm）的 ⅢA 期 NSCLC 进行手术；但是同意对多站 N_2（≥2 站，小于 3 cm）者进行手术的比例只有 47.6%。欧美国家的多站 N_2 患者常选择以放疗为主的综合治疗。因为历史和经济发展等原因，我国大多数放疗科建于近 30 年，Ⅲ期 NSCLC 同步放化疗开展得很不充分，此类患者多以手术治疗为主，而且其中多数未经诱导治疗而直接手术。此种情况下，术后应给予辅助化疗和辅助放疗。

（3）在以手术为主的综合治疗中，以下几点必须强调：①不推荐单纯手术治疗，在术前应行同步放化疗或者诱导化疗为初始治疗，同步放化疗的效果优于单纯的诱导化疗，但是治疗毒性有所增加；②若接受了术前同步放化疗，不推荐行全肺切除术，手术仅限于肺叶切除术；即使确实需要行全肺切除术才能清除肿瘤，也不推荐全肺切除术，应该放弃手术而接着进行全剂量放疗，全肺切除本身对此类患者生存可能带来严重损害的观点已经得到证实；③在完成术前的同步放化疗加手术之后，如果手术达到完全切除，不推荐术后辅助治疗；如果术前只接受了诱导化疗，那么术后应给予辅助放疗。

（4）对术前明确有 N_2 的 NSCLC，不推荐有意识的减瘤术，这种手术方式有害无益。如果发生意料之外的不全切除，术后按照不可切除的 Ⅲ期 NSCLC 行全量的放化疗。

4. ⅢA（N_2）-4 型

不能手术切除的大块 N_2，且 PS 评分较好者，推荐放化综合治疗；对于确诊前体重减轻者不明显者，同步放化疗优于序贯放化疗。

（二）ⅢB 期 NSCLC（$T_4N_2M_0$、$T_{1\sim4}N_3M_0$）

对相同肺叶中存在卫星肿瘤结节的 ⅢB 期 NSCLC，应由多学科专家评估其能否接受手术治疗，若累及 N_2 淋巴结则不推荐手术；有 N_3 淋巴结转移者更不宜手术；对 PS 评分为 0～1 者，推荐同步放化疗，但对 PS 评分为 2 者的放化疗应权衡利弊慎重选择。

10%～15% 的肺癌诊断明确时属 ⅢB 期。ⅢB 期 NSCLC 的治疗取决于患者的病程、年龄、并发危险因素、PS 评分和体重减轻程度。

（1）同一肺叶存在卫星肿瘤结节，肿瘤累及气管隆嵴或侵犯上腔静脉的 $T_4N_{0\sim1}$ NSCLC，应由包括心胸外科专家在内的多学科小组综合评估患者能否接受手术。若累及 N_2 淋巴结，则不推荐手术。

（2）累及 N_3 淋巴结的 ⅢB 期 NSCLC，患者不能从手术中获益，无论是直接手术还是放化疗诱导后的手术。

（3）对 PS 评分为 0 或 1，体重减轻 ≤10% 的 ⅢB 期 NSCLC，同步化放疗是标准治疗模式。

（4）对 PS 评分为 2 或有体重明显减轻（＞10%）的 ⅢB 期 NSCLC，应认真权衡利弊，估计不能耐受标准的放化疗者，应减低治疗强度。

（5）同步放化疗后的巩固化疗，目前仅有 Ⅱ期临床试验的结果支持，有限的 Ⅲ期试验结果未能证实巩固化疗是有益的。

（6）ⅢB 期 NSCLC 的放疗通常采取常规分割方式；若 PS 评分差、病变广泛而不能达到治愈目的，推荐行姑息性放疗。

（7）对于 PS＞2 且 EGFR 突变型的ⅢB 期，可使用吉非替尼或者厄诺替尼，必要时结合姑息性放疗。

四、Ⅳ期 NSCLC

UICC 2009 分期将Ⅳ期 NSCLC 分为两种类型。M_{1a} 包括对侧肺内肿瘤结节、胸膜肿瘤结节、恶性胸膜腔积液或恶性心包积液；M_{1b} 为远处器官转移。

前已述及，基于分子标志物和基因突变检测的个体化药物治疗近年来获得了长足进步，细胞毒性药物和靶向药物的选择不仅与病理类型有关，还与分子标志的表达和基因突变的结果有关。Ⅳ期 NSCLC 在开始治疗前，除了明确病理类型之外，还要进行肿瘤组织表皮生长因子受体（EGFR）的检测，根据 EGFR 突变的情况，制订药物的治疗策略。

NSCLC 一旦被确诊为Ⅳ期，一般是不可治愈的。治疗以全身治疗为主，辅以局部治疗。治疗目的是维护患者的生活质量和延长生命。

（一）孤立性转移Ⅳ期 NSCLC

这一类型的 NSCLC 虽然有远处转移，但是转移仅限于一个脏器的单发病灶。根据胸部病灶（原发灶和区域淋巴结）是否控制可以再分为两个亚型。一个亚型是胸部病灶通过手术或者放疗已经获得控制后出现的孤立性转移灶；或者患者初诊时发现孤立性转移灶而胸部病灶尚局限，预期通过手术或者放疗可以控制。这一亚型的治疗以全身治疗为主，结合积极的局部处理，其预后优于其他Ⅳ期患者。另一亚型是远处转移虽然属于孤立性，但是胸部肿瘤治疗后未控或者预计不可控制，其预后较差。本节所指的孤立性转移Ⅳ期 NSCLC 特指第一种亚型。

1. 孤立性脑转移

脑部病灶如果易于手术切除，可采用手术，否则采用立体定向放射外科（SRS）治疗。对于≤3 cm 的病灶，SRS 与手术切除的疗效相当。手术或者 SRS 之后应结合全脑照射，以控制尚未发现的亚临床病灶。胸部病灶按照未发生远处转移的分期原则进行处理。

2. 孤立性肾上腺转移

肾上腺病灶手术切除，胸部病灶按照未发生远处转移的分期原则进行处理。

3. 同侧肺其他肺叶或对侧肺的孤立结节

可采用手术或者 SBRT 治疗。周围型者也可采用射频消融或放射性粒子植入的方法。

（二）Ⅳ期 NSCLC 的全身治疗

（1）NSCLC 的组织学类型和 EGFR 突变的情况在药物的选择上很重要。

（2）基于铂类的两药联合方案的疗效已经达到一个平台期，总有效率为 25%～35%，肿瘤无进展时间为 4～6 个月，中位生存时间为 10%～25%。

（3）与铂类联合的各种细胞毒性药物中，并没有某一个特别优于其他的药物。

（4）EGFR 突变型的Ⅳ期 NSCLC：推荐一线治疗为两药联合的化疗，化疗失败后再以 EGFR 酪氨酸激酶抑制剂（TKI）治疗；也可将顺序倒置，先一线使用 EGFR-TKI，再继以化疗。

（5）PS 0~1、EGFR 野生型或者突变状态未知的Ⅳ期 NSCLC：推荐含铂类的两药联合化疗，不适合使用铂类者可使用非铂类的两药方案。总疗程为 4~6 个周期。

（6）培美曲塞联合顺铂在非鳞癌中的疗效优于其他组合，且毒性较低。

（7）PS＝2、EGFR 野生型或者突变状态未知的Ⅳ期 NSCLC：推荐单药化疗。

（8）PS＞2、EGFR 野生型或者突变状态未知的Ⅳ期 NSCLC：难以在化疗中获益，推荐积极的支持治疗。EGFR 野生型者不推荐 EGFR-TKI，对于没有条件进行 EGFR 检测而突变状态未知的患者，可以试用 EGFR-TKI。

（9）肺腺癌一线化疗取得疾病控制者：可选择培美曲塞维持化疗至疾病进展。

（10）一线化疗失败后有四个药物可供选择：两个细胞毒性药物是多西他赛和培美曲塞；另两个靶向药物是易瑞沙和特罗凯。这四个药物作为二线药物的疗效相仿，靶向药物的毒性较低。

（11）其他靶向药物：用于 NSCLC 的靶向药物还有贝伐单抗、西妥昔单抗和重组内皮抑素，可与化疗联合用于Ⅳ期 NSCLC。

（三）Ⅳ期 NSCLC 的局部治疗

Ⅳ期 NSCLC 需要局部处理的有两类病灶，一类是原发肿瘤，另一类是转移性病灶。

原发灶可引起咳嗽、痰血、气促、胸痛、发热等。侵犯纵隔器官可引起声嘶、膈肌麻痹、上腔静脉压迫综合征、心脏压塞、心律失常、吞咽困难等。肺尖癌周围空间狭小，极易侵犯邻近的椎体、肋骨、脊神经和臂丛神经等结构，从而引起相应的症状和体征。

转移性淋巴结压迫气道引起刺激性咳嗽和呼吸困难等。肝脏和肾上腺转移可引起疼痛和脏器功能障碍。肺癌骨转移常见，多见于承重骨骼，可引起持续性疼痛，甚至病理性骨折。中枢神经系统转移包括脑实质、脑膜、脊髓转移，常引起的头痛、恶心、呕吐，精神状态改变和中枢神经系统损害的定位体征，严重者可致脑疝和截瘫。

毋庸置疑，Ⅳ期 NSCLC 以全身治疗为主。但是由于化疗的有效率徘徊在 30% 左右，靶向治疗也只惠及一小部分患者。这种情况下，大约有一半在治疗前已经存在的症状不会因为化疗而缓解，有些应作为肿瘤急症处理的局部情况（比如症状明显的神经系统转移和上腔静脉阻塞综合征等）更难以通过化疗迅速缓解。而快速的局部大分割姑息放疗则在大多数情况下可以缓解症状。另外，在全身治疗的过程中涉及重要部位的局部病变进展也应给予及时的处理。近年来因靶向治疗获得较长生存期的患者逐步增多，此类患者的局部治疗问题也引起了越来越多的关注。在我国肿瘤界熟知的美国 MD Anderson 癌症中心，Ⅳ期 NSCLC 的主要局部病灶通常会尽早给予以放疗为主的局部处理。局部姑息治疗与全身治疗并不矛盾，两者的目的都是维护生活质量并尽可能延长生命。全身治疗着眼于延缓和推迟新的转移出现同时兼顾局部病灶，而放疗对于局部肿瘤的作用快速而有效，有利于控制局部肿瘤及其引起的症状，从而改善患者生活质量。

（蓝美玲）

第三节　非小细胞肺癌的辅助治疗和新辅助治疗

一、非小细胞肺癌的辅助治疗

辅助治疗是指根治性手术后施行的治疗，实质是根治性治疗的一部分。

（一）非小细胞肺癌的术后辅助放疗

1. 非小细胞肺癌术后辅助放疗目的

消灭手术野或区域淋巴结的残存灶或亚临床灶，减少局部复发和因此而发生的远处转移。

2. 完全切除的非小细胞肺癌术后辅助放疗

对于纵隔淋巴结无转移（完全切除）的 I 、II 期非小细胞肺癌患者而言，术后辅助放疗反而会给生存带来负面影响，导致患者预后不好。因此，目前辅助放疗不能推荐作为 I 、II 期术后的标准治疗。对 IIIA 期纵隔淋巴结有转移的非小细胞肺癌患者而言，术后放疗疗效目前也不明确，目前仍缺乏前瞻性随机临床研究证据支持其成为术后标准治疗。

3. 完全切除的非小细胞肺癌术后辅助放疗的循证医学证据

完全切除非小细胞肺癌术后不需要辅助放疗，这方面的循证医学证据包括不少大规模的 III 期临床研究和 Meta 分析。其中影响最大的数据出自 UK Medical Research Council 的 Meta 分析结果。CCO-PEBC Lung DSG 对 PORT Meta 分析及其后发表的随机研究结果也进行了系统评价。ANITA 研究中的非随机亚组分析数据和 SEER 的回顾性数据也经常被引用作为循证医学证据。

研究结果显示：术后辅助放疗对预后生存有负面影响，术后辅助放疗组的风险比（HR）为 1.21，2 年生存率从 55% 下降至 48%（减少 7%）；亚组分析提示术后放疗对淋巴结分期早的患者有负面影响，其原因归结于放疗对患者心肺功能有不良影响；无复发生存期也受到术后放疗的负面影响；接受术后放疗的患者局部复发率似乎低一些，不过仅有一项临床研究是肯定了这一点。研究给出的结论，术后辅助放疗可对 I 期、II 期 $N_{0~1}$ 患者的预后有负面影响，但对 III 期 N_2 患者的预后则没有明确的不良影响。

根据 PORT Meta 分析结果，NCCN 专家目前不同意 $T_{1ab}N_0M_0$ 的非小细胞肺癌患者术后行辅助放疗。然而该 Meta 分析也被专家们指出存在着某些缺点，例如，许多患者使用 ^{60} 钴进行放疗，因而放射剂量分布不均匀；在 Meta 分析中出现一些 20 世纪 60 年代完成的研究，在当时非小细胞肺癌还没有采用公认的分期标准；Meta 分析数据中缺乏记录术后进行放疗的具体时间；通常淋巴结阴性的非小细胞肺癌患者术后不接受放疗，但这些患者也被包括进去；此外，PORT Meta 分析还包括了未发表的数据，不过这些数据后来在 PORT Meta 分析发表后的 3 个临床研究中发表出来，其结果在某种程度上与 PORT 分析的结论相冲突。如 Mayer 和 Feng 的研究发现术后放疗未明显影响预后，尽管 Feng 的研究被指出存在某些缺点。在 Dautzenberg 的研究中，结论是术后放疗明显缩短预后，尤其亚组分析提示 II 期患者预后不好。

不过关于完全切除的非小细胞肺癌术后放疗，也有与上述研究不同的结果发表，例如，

Trodella 等发表的以病理证实 Ⅰ 期患者为研究对象的Ⅲ期临床研究结果发现，术后放疗对 Ⅰ 期非小细胞肺癌患者的生存有边缘获益的影响。

4. 未完整切除的非小细胞肺癌可行术后放疗

非小细胞肺癌未完整切除的情况包括，纵隔淋巴结清扫不彻底（淋巴结清扫数目少于 3 站，特别是没有清扫第 7 站）、淋巴结包膜外侵犯、肿瘤距支气管切缘距离短等。即使外科切缘阳性（R1，R2）的 Ⅰ A 期非小细胞肺癌患者，术后 RT 也是其治疗选择之一。这类患者术后局部复发率为 19% ~ 29%，术后放疗能增加局部控制率。

5. 非小细胞肺癌的术后辅助放疗剂量

术后辅助放疗预防性照射一般为根治量的 3/5 ~ 4/5，治疗性照射应为根治量。大多数研究中采用的剂量是 30 ~ 60 Gy，分割剂量是 2 ~ 2.5 Gy，术后胸部放疗的最佳剂量目前还未确定。

（二）非小细胞肺癌的术后辅助化疗

1. 完全切除的非小细胞肺癌术后辅助化疗目的

由于许多肿瘤术前已存在超出手术范围外的微小转移灶；原发癌切除后残余肿瘤生长加速，对药物的敏感性增加；况且一般肿瘤体积越小，生长比率越高，对化疗越敏感；肿瘤开始治疗越早，抗药细胞出现越少。因此，对微小转移灶进行早期治疗，药物的疗效提高，抗药机会减少，治愈的可能性增加。

2. 完全切除的非小细胞肺癌术后需要辅助化疗

关于非小细胞肺癌术后化疗，目前认为术后 Ⅰ B 期、Ⅱ 期、Ⅲ A 期非小细胞肺癌完全切除病例，术后需要进行辅助化疗。

3. 完全切除的非小细胞肺癌术后辅助化疗的循证医学证据

关于术后辅助化疗，过去没有通过再现疗效从而验证了其治疗有效性的临床研究发表，但目前有不少大规模的临床研究和 Meta 分析得到阳性结果。

综上所述，非小细胞肺癌术后辅助化疗的主要临床研究，都肯定了术后辅助化疗的有效性，尽管如此，临床医生仍需谨慎考虑是否决定为患者做辅助化疗，因为不是所有的研究都得出术后辅助化疗可改善生存的结论，而且化疗带来的毒性反应也值得考虑。

4. 不同分期非小细胞肺癌患者术后辅助化疗的应用

对于 Ⅰ A 期非小细胞肺癌患者而言，术后辅助化疗是否有用，评价起来很困难，这是由于手术本身的疗效就已经非常好了。NCCN 指南建议外科切缘阴性的（R_0）的 $T_{1ab}N_0$ 的非小细胞肺癌患者直接进入观察随访。但在前述的 Meta 分析及大规模临床研究中的分层分析显示：UFT 术后辅助化疗对病灶 2 cm 以上的完全切除病例有效。

Ⅰ B 期外科切缘阴性的（R_0）的，$T_{2ab}N_0$ 患者通常也直接进入随访观察，不推荐术后常规做辅助化疗。辅助化疗仅推荐用于有高危因素的患者，如分化差的肿瘤，血管侵犯，楔形切除，微小边缘，肿块大于 4 cm，脏层胸膜受累和 N_x 等。

Ⅱ A 期和Ⅱ B 期外科切缘阴性 $T_{1ab~2ab}N_1$ 或 T_3N_0 的患者，通常推荐术后辅助化疗；在前述数个大规模临床研究中的结果均表明，术后辅助化疗可改善Ⅱ期患者的预后生存，提高患者 5 年生存率 10% ~ 15%。

Ⅲ A 期患者通常推荐术后辅助化疗。仅在手术探查和纵隔淋巴结切除时发现 N_2 阳性的

ⅢA 期 $T_{1\sim3}$ 的患者，若手术切缘阴性，患者术后可能要行顺铂为主的联合方案辅助化疗。其他属于ⅢA 期情况如胸壁病灶（$T_{3\sim4}N_{0\sim1}$）或可手术切除的位于气道近端或纵隔的肿瘤（$T_{3\sim4}N_{0\sim1}$），若术后切缘阴性，则也可同样对患者进行术后辅助化疗。

5. 辅助化疗方案的选择

关于化疗方案，ⅠB 期有高危因素的患者，可选用 UFT 或顺铂为主的联合化疗，Ⅱ期、ⅢA 期患者则推荐为顺铂为主的联合化疗。

依据非小细胞肺癌辅助化疗的临床研究，NCCN 指南推荐顺铂联合长春瑞滨、长春碱、依托泊苷作为术后辅助化疗方案；顺铂与 20 世纪 90 年代后出现的第 3 代抗癌药物联合化疗方案，在术后辅助治疗中的有效性和安全性虽然尚需验证，但 NCCN 专家认为在术后辅助化疗中也可以选择顺铂联合吉西他滨、培美曲塞或多西他赛方案。若患者有使用顺铂的禁忌证，可以选择紫杉醇联合卡铂的方案。

NCCN 建议的非小细胞肺癌术后辅助化疗方案具体如下。①顺铂，50 mg/m^2，d1，d8；NVB，25 mg/m^2，d1，d8，d15，d22；每 28 天重复，共 4 周期。②顺铂，100 mg/m^2，d1；NVB，30 mg/m^2，d1，d8，d15，d22；每 28 天重复，共 4 周期。③顺铂，75 ~ 80 mg/m^2，d1；NVB，30 mg/m^2，d1，d8；每 21 天重复，共 4 周期。④顺铂，100 mg/m^2，d1；VP-16，100 mg/m^2，d1 ~ d3；每 28 天重复，共 4 周期。⑤顺铂，80 mg/m^2，d1，d22，d43，d64；VLB，4 mg/m^2，d1，d8，d15，d22，第 43 天后每 2 周完成 1 次；每 21 天重复，共 4 周期。

有并发症或不能耐受顺铂的患者：紫杉醇，200 mg/m^2，d1；卡铂，AUC 6，d1；每 21 天重复。

其他可接受的顺铂为主的方案：①顺铂，75 mg/m^2，d1；盐酸吉西他滨，1 250 mg/m^2，d1，d8；每 21 天重复。②顺铂，75 mg/m^2；多西他赛，75 mg/m^2；每 21 天重复。③培美曲塞，500 mg/m^2，d1；顺铂 75 mg/m^2，d1；每 21 天重复。

备注：腺癌、大细胞癌和非特异组织病理亚型的非小细胞肺癌。

6. 非小细胞肺癌术后辅助化疗 4 个周期

关于术后辅助化疗的周期数，目前除了日本的口服 UFT 之外，大多数研究中一般进行 4 个周期左右。ALPI 研究中患者对 3 周期 MVP 方案的依从性为 69%，IALT 研究中对 3 ~ 4 个周期 NP 方案的依从性为 74%；BR. 10 研究中对 3 ~ 4 个周期 NP 方案的依从性 65%，CALGB 9633 研究中 85% 的患者完成了 4 个周期化疗。在欧美的大规模临床研究中，顺铂为主的联合化疗本身 3/4 级毒性的发生率为 23% ~ 38%。因此术后辅助化疗本身给患者带来的毒性作用需要慎重考虑。因此目前非小细胞肺痛术后辅助化疗一般进行 4 个周期。

（三）非小细胞肺癌术后辅助化放疗

1. 完全切除的Ⅱ期、ⅢA 期非小细胞肺癌患者术后不推荐行辅助化放疗

在 Intergroup E3590 随机临床研究中，Ⅱ期和ⅢA 期 488 例非小细胞肺癌术后患者，随机分入接受辅助放疗组，或接受辅助同期放化疗（EP 方案）组，结果两组中位生存分别为 39 个月和 38 个月，没有明显生存差异。

在 RTOG 9705 Ⅱ期临床研究（$n = 88$）中，放疗同期行紫杉醇联合卡铂方案的化疗，Ⅱ期和ⅢA 期非小细胞肺癌术后患者的中位生存期为 56. 3 个月，3 年生存率为为 61%。

另一项Ⅱ期临床研究（$n = 42$）得出相似的结果（5 年生存率为 68%），其中腺癌患者预后不佳（5年生存率仅28%）。

由于上述研究显示5年生存率均低于90%，故NCCN专家认为生存率的提高依赖于使用化疗新药和提高放疗剂量。

2. 术后切缘阳性Ⅰ、Ⅱ、Ⅲ期非小细胞肺癌患者辅助化放疗不能推荐为标准治疗

术后切缘阳性的Ⅰ、Ⅱ、Ⅲ期非小细胞肺癌患者，既有局部治疗失败，也有因远处转移导致治疗失败的可能性，因此化放疗成为术后辅助治疗的策略之一，NCCN指南建议术后考虑进行化放治疗的情形如下。

外科切缘阳性的$T_{2ab}N_0$患者，其治疗选择为或接受再次手术切除联合辅助化疗，或放疗联合化疗。

外科切缘阴性的$T_{1ab\sim2a}N_1T_{2b}N_1$或$T_3N_0$患者，却伴有不良预后因素的患者（不恰当的纵隔淋巴结切除，包膜外播散，肺门多个淋巴结阳性，临界切缘）其治疗选择化放疗后序贯化疗。

外科切缘阳性$T_{1ab\sim2ab}N_1$或T_3N_0的患者，或再切除和化疗；或化放疗后序贯化疗。

$T_{1\sim3}N_2$（仅在手术探查和纵隔淋巴结切除时发现）的切缘阳性患者，可能要行化放疗后序贯化疗。切缘阴性患者行化疗和放疗。

胸壁病灶（$T_{3\sim4}N_{0\sim1}$）和可手术切除的气道近端或纵隔肿瘤（$T_{3\sim4}N_{0\sim1}$），术后切缘阳性患者，其治疗选择为或接受化放疗后序贯化疗，或再次手术切除序贯化疗。

肺尖部可手术切除的（T_3浸润，N_0）患者，NCCN专家建议同期诱导化放疗后手术切除加辅助化疗。术后切缘阴性的患者，给予化疗序贯放疗。术后切缘阳性的患者，则给予辅助同期化放疗±化疗。肺上沟瘤术后接受放疗±化疗的患者，5年总生存率约为40%。

患者同侧肺叶或同侧肺有散在结节，同时没有其他部位转移，在新修订的TNM分期中肺内转移分期已经降低，经手术治疗有可能治愈，5年生存率约为30%。切缘阳性的患者如能耐受，则术后推荐同期化放疗。

NCCN指南建议的非小细胞肺癌同期化放疗序贯化疗方案具体如下：①顺铂，50 mg/m²，d1，d8，d29，d36；②依托泊苷，50 mg/m²，d1~d5，d29~d33；③同期胸部放疗（总剂量61 Gy）；④序贯顺铂，50 mg/m²联合依托泊苷50 mg/m² 2个周期；或同期化放结束4~6周后给予多西他赛75 mg/m² 每3周，共3个周期。

（四）非小细胞肺癌术后化疗和放疗以外的辅助治疗

非小细胞肺癌术后免疫复活剂改善预后的循证医学证据不多。免疫治疗目前尚没有成为术后的标准治疗。

Fujisawa等通过随机对照研究表明：Ⅰ期非小细胞肺癌术后给予transfer factor（TF）和nocardia rubra-cell wall skeleton（N-CWS）免疫复活剂治疗，可明显改善预后（$P=0.041$），但是许多术后BCG和cornnebacterium parvum的免疫治疗研究不仅没有证明其治疗有效性，相反1986年LudwigLung Cancer Study Group的一项随机临床研究中，Ⅰ~Ⅱ期非小细胞肺癌术后胸腔内灌注BCG与安慰剂对照，前者可引起发热、脓胸等并发症，且发生率很高，治疗对两组患者的总生存期无明显影响，但前者的无复发生存期明显缩短（$P=0.044$）。关于放化疗以外的其他辅助治疗方法的临床研究目前为数不多，且病例数一般较少，尚无足够的循证医学证据支持。

近年来，疫苗治疗作为非小细胞肺癌潜在的治疗新手段，又重新受到研究者重视。已开发的疫苗目前主要分为三类，分别是抗原特异性疫苗（L-BLP25、MAGE-A3等）、肿瘤细胞疫苗和树突状细胞疫苗（DC疫苗）。虽然一般认为在非小细胞患者术后早期阶段，进行疫苗治疗可能会给患者带来更好的疗效，但目前在早期非小细胞肺癌术后患者中，正在开展进行的临床研究并不多。

MAGE-A3疫苗是第一个用于早期非小细胞肺癌术后治疗阶段的疫苗。在Ⅱ期随机临床研究里，完全切除的MAGE-A3表达阳性的ⅠB～Ⅱ期非小细胞肺癌患者，随机分入MAGE-A3疫苗组和安慰剂组。研究共入组182例，ⅠB期122例；Ⅱ期60例；在1 089份肺癌切除标本中363份MAGE-A3表达阳性，3～4级毒性反应出现率为9.6%。随访28个月，疫苗治疗组30.6%复发，对照组43.3%复发。两组间在疾病无进展期间（DFI）、疾病无进展生存期（DFS）、总生存期（OS）方面无明显差异。

二、非小细胞肺癌的新辅助治疗

新辅助治疗也称诱导治疗，是指手术治疗前使用的治疗。包括术前放疗、化疗或化放疗。

（一）非小细胞肺癌术前诱导放疗

1. 术前诱导放疗的目的

缩减肿瘤浸润，减少癌性粘连，提高手术切除率，减少手术野内有活力的肿瘤细胞数目，降低肿瘤的种植机会，使瘤床微血管、淋巴管闭塞，减少远处转移的可能性。

2. 非小细胞肺癌术前诱导放疗

术前诱导放疗，是很早以前的治疗策略。关于术前诱导放疗方面目前还没有任何Meta分析，但有2项Ⅲ期临床研究，是在20世纪70年代完成的。其中Shield等报告，与单独手术组相比，术前放疗组预后不良。由于目前没有证据表明术前诱导放疗能改善预后，因此术后放疗不能被推荐为标准治疗。

（二）非小细胞肺癌术前诱导化疗

1. 非小细胞肺癌术前诱导化疗目的

局部晚期非小细胞肺癌单用手术或放疗难以完全根治，如果先化疗2～3个疗程可令肿瘤缩小，血液供应改善，有利于随后的手术和放疗的施行。同时也可观察到肿瘤对化疗的反应，及早对可能存在的亚临床转移灶进行治疗。由于新辅助化疗可能冒一旦化疗无效失去手术机会的风险，应采用有足够证据表明对晚期非小细胞肺癌有效的化疗方案。

2. 临床Ⅰ期、Ⅱ期非小细胞肺癌术前诱导化疗

Ⅰ期、Ⅱ期非小细胞肺癌术前化疗，对预后的影响尚不清楚，故推荐为标准治疗的依据尚不充分。在病情不晚于Ⅲ期的相对早期非小细胞肺癌患者中，关于术前化疗的Ⅲ期临床研究至今还没有完成。顺铂联合20世纪90年代出现的紫杉醇等第三代抗癌药物作为术前化疗方案，仅在Ⅱ期临床研究中进行了诸多探索。顺铂联合20世纪90年代出现的紫杉醇、吉西他滨、依立替康等药物作为术前化疗方案在Ⅱ期临床研究里有很多，但目前还未确定术前化疗的标准方案。目前，诱导化疗＋手术需要与诱导化放疗进行大规模的随机临床研究。

（三）ⅢA期局部晚期肺癌的诱导化放疗

ⅢA期$T_{1-3}N_2$的患者另一个治疗选择是术前诱导化疗±放疗。关于ⅢA期不能手术切除的局部晚期非小细胞肺癌患者术前化放疗。

总结与术前诱导化放疗相关的诸多Ⅱ期临床研究结果，诱导化放治疗的有效率在39%～88%，大多数为60%左右。治疗相关患病率和治疗相关死亡率在各项报告中差别较大，治疗相关死亡率为0～22.6%，大多报道为5%左右；治疗相关患病率为0～67%，大多报道为10%～30%。由此，需认识到术前诱导化放这一治疗策略伴有相当的治疗风险。但另一方面，ⅢA期不能手术切除的局部晚期非小细胞肺癌患者，若选择合适的患者，考虑手术、化疗、放疗的综合治疗策略，也是可能完成的。

综上所述，目前推荐化放疗为标准治疗的依据尚不足，应该继续进行探索性的治疗研究。虽然文献报道的同期诱导化放疗方案有依托泊苷/顺铂，长春碱/顺铂和紫杉醇/卡铂，或其他可用的顺铂/吉西他滨、紫杉醇、长春瑞滨等方案，但关于诱导化疗应采用何种标准化疗方案也尚不能确定。

（四）T_4 和肺尖部胸壁浸润癌（SST）术前诱导化放疗

在局部晚期肺癌中，T_4 和肺尖部胸壁浸润癌的治疗有特殊的地位。在没有淋巴结转移的前提下，通过外科切除，在某种程度上，可获得长期生存，这类治疗经验逐年得以积累下来。近年来，术前化放治疗模式在 T_4 和肺尖部胸壁浸润癌中也得到尝试。但首先的问题是，T_4 和肺尖部胸壁浸润癌患者，术前诱导化疗后再进行手术，这一治疗策略本身的安全性，至今还没有确定下来。围绕诱导化疗是否提高手术切除率，诱导化疗是否能改善预后等问题的研究探讨目前仅限于Ⅱ期临床研究范围内进行，这一治疗策略的意义尚待临床研究进一步证明。但显然在 T_4 和肺尖部胸壁浸润癌患者中，进行大规模的Ⅲ期临床研究是十分困难的。

综上所述，T_4 和肺尖部胸壁浸润癌术前诱导化放疗，推荐为标准治疗的依据不足。

（五）ⅢB 期局部晚期肺癌的诱导化放疗

临床ⅢB 期接受手术治疗患者的 5 年生存率分别为，cT_4NanyM_0 24.3%，$cTanyN_3M_0$ 11.7%，病理ⅢB 期患者的术后 5 年生存率分别为，pT_4NanyM_0 20.8%，$cTanyN_3M_0$ 3.4%。同一肺叶内转移与肺内多个原发病灶这种情况难以鉴别，这类患者（T_4）术后 5 年生存率为 21%（N_1 41%，N_2 42%），预后相对较好，可以考虑进行手术治疗。由于 N_3 患者术后预后不良，故一般不纳入手术适应证中，但目前有很多围绕ⅢB 期 N_3 患者进行探索性术前诱导化放疗的Ⅱ期临床研究。总结起来，其手术切除率为38%～74%，治疗相关死亡率为3%～10%，中位生存时间为17～18 个月，目前还没有完成Ⅲ期临床研究。关于ⅢB 期 N_3 患者诱导化放疗的治疗作用目前没有定论，治疗本身也伴有相当多的风险。

（杜心仪）

第七章

小细胞肺癌

小细胞肺癌是肺癌的一种主要类型，大约占所有肺癌病例的20%，具有神经内分泌肿瘤特性。其发生与吸烟密切相关，超过95%的小细胞肺癌归因于吸烟。肺癌已经成为全球范围内发病率及死亡率最高的恶性肿瘤，小细胞肺癌大约占所有肺癌病例的20%，全世界每年有约30万新增病例。由于吸烟率的下降及控烟运动，近年来小细胞肺癌的发病率有所下降，而女性所占比例上升，现男女比例接近1：1。在发达国家，小细胞肺癌发病率呈现下降的趋势，而我国的发病率仍处于较高的水平。与非小细胞肺癌相比，小细胞肺癌的恶性程度高，倍增时间短，较早出现转移而且范围广泛，因此大部分患者在诊断时已经是中晚期。小细胞肺癌对化疗、放疗非常敏感，初始治疗缓解率高，但容易复发。在目前的治疗水平下，局限期患者中位生存期约为23个月，广泛期患者中位生存期为7～12个月。

第一节　小细胞肺癌的诊断和分期

一、小细胞肺癌多学科诊断内容

小细胞肺癌（SCLC）是一种长在肺内局部的肿瘤，又是可全身器官转移的全身性疾病，因而除了解局部情况外，还需做全身检查，尤其是骨、脑、肝、肾上腺等部位。小细胞肺癌诊断的内容包括：临床诊断、病理诊断、病变定位、分期检查、判断疗效和随访病情变化等。这些内容已在临床上展开很久，并取得较广泛的共识。临床上取得病理诊断后，还需做临床分期，对小细胞肺癌的治疗有非常重要的意义。目前小细胞肺癌的诊断中，明确临床分期的检查方法包括：胸部CT、脑部MRI（或脑部CT）、腹部CT（或腹部B超）及放射性核素骨扫描等，正电子发射计算机断层扫描（PET）也可用于临床分期。因不同的临床分期其治疗的方法也是不同的，临床上经常可发现未做临床分期检查，而致误诊、误治，给患者造成了不必要的痛苦，降低了生活质量，并缩短了生存期。小细胞肺癌属高度恶性肿瘤，病情进展迅猛，肿瘤倍增时间通常仅为79天。小细胞肺癌诊断成立时，可发现5%左右的无症状的隐性脑转移灶；经骨ECT扫描检查阳性的患者中可以无症状，其症状出现时间往往间隔6个月至1年以上，肾上腺转移也大部分无症状。因而无症状的患者也必须进行全身分期检查，以了解有无远处转移。此外，判断疗效和随访病情变化时也必须先诊断后采取治疗措施。因而在小细胞肺癌诊治的整个过程是不断地诊断、不断地修改治疗方法的过程。

二、小细胞肺癌的诊断方法

小细胞肺癌的诊断方法是多学科的，涉及范围广泛，包括：临床症状、体征、细胞学、组织学的病理诊断、影像学诊断、放射性核素检测、内镜诊断、淋巴结穿刺活检、经胸壁针刺肺活检、胸腔镜检查、纵隔镜检查、剖胸探查及肺癌肿瘤标志物、生物学、基因检测等。

近20年来，医疗技术水平不断提高，医疗设备的更新、升级换代以及新设备的临床运用，使小细胞肺癌的诊断水平有了很大的提高。但各种诊断方法都有其优点和局限性，因而如何正确选用上述诊断方法，避免不必要的资源浪费，是临床医师应该注意的。如对病变位于亚段支气管以上的中央型肺癌，我们应该首先采用查痰找脱落癌细胞，并做支气管镜检查（TBB），几乎可以90%~100%取得病理确诊，并能了解病灶的部位、形态、大小和侵犯的范围等。如对病变位于亚段支气管以下的周围型肺癌，一般查痰找脱落癌细胞阳性率不高，TBB也不能窥见病灶，可采用在X线或CT定位下的经支气管镜肺活检（TBLB）或经胸壁针刺肺活检，取得病理依据，还需用影像学诊断对病灶的形态与周围组织的关系做进一步细致的检查，并进行临床分期，判断有否远道转移等来制订今后的治疗措施。但诊断和治疗一样在小细胞肺癌中同样存在相当大的差异性，还需依赖丰富的临床经验，掌握各种检查结果，有机地综合分析，即多学科综合诊断，得出较正确和全面的诊断结果，指导治疗。

1. 临床表现

临床医生应该认真询问病史和仔细检查体征，这是诊断的最初、最基本的资料。如高危人群者出现痰血，尤其是2周以上的痰血，应该高度警惕，需做进一步检查，密切随访，不能轻易排除肺癌；如患者出现无咽痛的声嘶，五官科检查为一侧声带麻痹，需立即给予胸部X线及CT等检查，很可能是肺癌引起主动脉弓下淋巴结转移肿大，侵犯喉返神经所致。体格检查时要特别注意有无锁骨上淋巴结肿大、皮下转移小结节、上腔静脉综合征等体征。肺癌患者早期可无症状和体征，因不适或发现异常体征而就诊时，其中有65%为较晚的Ⅲ~Ⅳ期肺癌患者。此外，还需了解患者的健康状况，生活质量和评估对治疗的耐受力，这些都是初始诊断时需要了解的。小细胞肺癌临床表现的特点包括：发病年龄相对较轻，中位年龄为60岁左右，和吸烟、职业致病关系较为密切。由于癌肿多位于较大支气管腔，咳嗽、痰血及肺部感染较为多见，病情发展快，常以远道转移为首发症状，20%左右在发现时已有脑、骨髓转移，90%以上已有纵隔淋巴结内及远道转移。小细胞肺癌的瘤细胞具有产生和分泌异位激素或其他生理性物质的功能，常表现出内分泌紊乱的症状和体征，也称为副癌综合征，如杵状指（趾）、男性乳房肥大、神经肌无力等。

2. 细胞、组织学诊断

细胞组织学诊断是国内外公认的诊断小细胞肺癌的金标准，正确性优于其他任何诊断方法。要千方百计采样，取得良好的高质量标本。查痰找脱落癌细胞，取材最方便、可行，且非创伤性，要求空腹，晨起漱口后第一口痰废弃，然后用力深咳，咳出二三口痰，吐入干净专用的容器内，并要求标本新鲜，及时送病理科，并由专职工作人员立即涂片，染色检查，才能提高阳性率，一般要求连续送检3次或3次以上。近年来痰检的膜式液基薄层细胞学技术（TCT），大大提高了痰液的诊断水平。但其缺点是：无病灶定位功能，有30%~40%的假阴性和1.8%~3.8%的假阳性，不易与上呼吸道肿瘤相鉴别。另外可以从转移的淋巴结穿刺活检、TBLB、经胸壁穿刺肺活检、纵隔镜、胸腔镜及剖胸探查等方法取得病理依据，这些都属于创伤性检查。组织学较细胞学诊断更为可靠，尤其是在混有非小细胞肺癌成分的复合性小细胞肺癌的诊断上。小细胞肺癌表达神经内分泌颗粒，故与神经内分泌相关的指标如 NSE、Syn、ChgA、CD56 等免疫组化指标有助于疾病的诊断。

3. 影像学诊断

影像学诊断包括胸部正侧位 X 线片、体层摄片、CT、MRI 及 PET 等。近 20 年来影像学诊断进展很快，不但有新仪器设备的发展，还能结合生物学单抗及放射性核素等，大大提高了对小细胞肺癌的诊断水平，可精细地了解小细胞肺癌的外形、边缘及内涵，还可突出显示其形态上的特征及明确常规 X 线胸片所不能显示的纵隔障等的"盲区"，还能较清楚地看到肿块和四周、前后、上下邻近血管、组织间的关系，对确定疾病的临床分期有重要的作用。有报道在小细胞肺癌中，常规正侧位 X 线片和 CT 检查比较，其中 T_3、T_4 肿瘤侵犯结果的显示以 CT 检查为佳，二者分别为 30% vs 84%；同样发现 "N_2" 也以 CT 为好，二者分别为 38% vs 66%。PET-CT 对 1 cm 以上结节灶的良恶性诊断有很大优势，并可同时显示全身其他部位有无转移的情况。影像学诊断的发展提供了更多更精确的信息来描述肿瘤的形态，及与周围组织的关系，对诊断很有帮助，但也存在不足和局限性，如纵隔内淋巴结的显示和手术病理相比仍有差距，当病灶较小时 CT、PET 常存在诊断上的困难。

三、小细胞肺癌的分期

小细胞肺癌的分期标准对制订治疗方案及预测生存率很为重要。目前常用的小细胞肺癌分期标准包括：①20 世纪 50 年代美国退伍军人肺癌协会制订的"局限期"和"广泛期"分类；②国际抗癌联盟推荐使用的 TNM 分期标准。由于 TNM 分期系统主要依赖于手术确认其准确性，而多数的 SCLC 患者确诊时已失去手术的机会，而是采用放化疗为主的治疗方法，因此我们常用前者的分期标准来进行临床实践。

2009 年新版肺癌 TNM 分期同样适用于 SCLC，其 TNM 分期变更的内容和 NSCLC 完全相同，TNM 分期是 SCLC 重要的预后因子，除 ⅡA 期病例数较少外，余下的病例随分期的增加而生存期缩短。与美国退伍军人肺癌协会制订的分期系统相比，TNM 分期能够提供更详细的信息，国际抗癌联盟推荐在进行临床研究时，使用新版 TNM 分期系统，而在临床实践中，可以并用两种分期系统。

在晚期小细胞肺癌中美国退伍军人肺癌协会所制订的小细胞肺癌分期仍被广泛应用，分为局限期（LD）和广泛期（ED），前者指病变局限于一侧胸部，包括肺脏、纵隔及锁骨上窝，且可由一个放射野罩及。目前美国放射治疗肿瘤学组（RTOG）和美国东部肿瘤协作组（ECOG）认为胸腔积液、对侧肺门淋巴结或锁骨上淋巴结转移不宜列入 LD，国际肺癌协会（IASLC）则认为可包括对侧纵隔及锁骨上淋巴结转移，加拿大国家癌症研究所临床研究组认为可包括对侧锁骨上淋巴结。总之，所有临床研究组均不同意将同侧胸腔积液列为局限期入组标准。ED-SCLC 则指超出上述 LD 范围者。

小细胞肺癌分期方法包括胸部正侧位 X 线片，胸部、上腹部 CT，脑部 CT 或 MRI，放射性核素骨扫描。骨髓抽吸找癌细胞，近年由于操作过程有损伤性，且往往在骨髓转移的同时有其他转移，较少做常规骨髓抽吸，目前可用 PET 替代除骨髓以外的上述检查。

小细胞肺癌占所有肺癌约 20%。根据美国国家癌症数据中心（NCDB）的资料，在 11 506 名小细胞肺癌患者中按照 TNM 分期标准约 57% 的患者为 Ⅳ 期，Ⅲ 期患者占 30%，Ⅱ 期占

4%，Ⅰ期占9%。按美国退伍军人协会分期标准，约60%为广泛期，约40%为局限期。

（李　龙）

第二节　小细胞肺癌的综合治疗原则

小细胞肺癌是一种恶性度高、易于侵犯转移的肺癌，特点为病程短、生存率低，局限期和广泛期小细胞肺癌的5年生存率仅为10%和2%。小细胞肺癌对化疗、放疗虽然敏感，但易于复发、转移，在病理学、分子生物学、恶性行为、治疗缓解率和非小细胞肺癌（NSCLC）迥异，因此其综合治疗原则和方案流程有一定特殊性。

一、局限期小细胞肺癌的综合治疗

SCLC对单药方案或者联合化疗方案均较敏感。最常用的化疗初始方案为依托泊苷联合顺铂（EP）方案。在局限期SCLC的治疗中，因EP方案良好的安全性和远期生存，从而取代了以蒽环类为基础的化疗方案。目前EP方案联合同步胸部放疗为局限期SCLC患者的标准治疗，其长期生存与放疗开始时间相关，多认为化疗同时或化疗1~2周期后即开始胸部放疗优于序贯放疗。经标准的肿瘤分期检查确定为Ⅰ期（$T_{1～2}N_0$）的SCLC患者可以接受手术治疗，但据统计能接受手术的早期SCLC患者比例<5%。

（一）手术治疗

近年来多项研究显示，包括外科治疗的多学科治疗能够改善患者的生存期。所以目前认为经过标准的分期评估（包括胸部和上腹部CT、骨扫描、脑显像，有条件可行PET-CT）确定为临床Ⅰ期（$T_{1～2}N_0$）的SCLC患者可行外科切除术。

NCCN指南推荐，在手术前患者应接受纵隔镜检查、其他外科或内镜的纵隔分期来排除隐蔽的淋巴结转移。如果内镜淋巴结活检为阳性，无须再行纵隔分期。接受完全切除的患者（最好是两侧纵隔淋巴结切除或取样肺叶切除术）应该给予术后辅助化疗。无淋巴结转移的患者术后行化疗，但淋巴结阳性的患者推荐术后同步化疗和纵隔放疗。因为预防性脑照射（PCI）能改善完全缓解的SCLC患者的无疾病生存期和总生存期，完全切除术后的患者应在辅助治疗后给予PCI。

（二）化疗和放疗治疗

既往局限期SCLC治疗仅为化疗，随之而来的是高达75%～90%的胸部复发率，一项Meta分析评价了胸部放疗的加入是否能够延长局限期SCLC患者的生存期，研究共纳入了13项随机临床研究，共2 410例患者，结果显示，化放疗组的死亡相对危险度为0.86（95% CI：0.78～0.94，$P=0.0001$），死亡率下降14%，3年的绝对生存获益率为5.4%（8.9% vs 14.3%）。同年Warde和Payne的另一项Meta分析也显示了同样的结果，化放疗较化疗有明显的生存获益，2年的获益率为5.4%。根据这些研究的结果，局限期SCLC应用化疗联合放疗的治疗标准被确立。尽管如此，仅有20%局限期SCLC患者可能被治愈，平均中位生存期仅为20个月，提示现行的治疗方式尚需改进，目前局限期SCLC的研究包括新药联合方案（如IP方案）、联合放疗的研究，最佳的放疗时间、分割方式、靶体积及放疗剂量成为研究的焦点。

多项 Meta 分析显示，早期同步胸部放疗与延迟胸部放疗相比有一定的生存优势，特别是与顺铂为基础的化疗方案联合。一项纳入 7 个临床试验的 Meta 分析显示，接受早期放疗且放疗总治疗时间在 30 天内的 SCLC 患者有显著的 5 年生存获益。另一项 Meta 分析发现，与初始化疗后 >30 天完成胸部放疗的 SCLC 患者相比，初始化疗后 30 天内完成胸部放疗的患者获得了显著的 5 年生存获益。

美国东部肿瘤协作组/放疗协作组（ECOG/RTOG）比较了 EP 方案联合 1 次和每天 2 次放疗的疗效。这项试验采用同步化放疗治疗了 412 例局限期 SCLC 患者，放疗总剂量为 45 Gy，结果显示每天放疗 2 次组显示出更好的生存获益，但 3~4 度食管炎发生率更高。

对于局限期 SCLC 患者，NCCN 指南推荐放疗应和化疗同步进行，并且应该在第 1 或第 2 周期开始（Ⅰ类证据），剂量为 1.5 Gy/次，每日 2 次，总剂量 45 Gy；或者 1.8~2.0 Gy/d，总剂量为 60~70 Gy。对 PS 评分好（0~2）的患者同步化放疗最佳（Ⅰ类证据），如果条件允许，首选三维适形放疗技术。放射靶体积应该在放射计划时通过 CT 扫描确定，CT 扫描范围应包括受累淋巴结在内。

14%~24% 的 SCLC 患者在初次确诊时有可发现的脑转移，其生存期很短，为 3~5 个月。一项 Meta 分析纳入了 7 项临床试验（$n = 987$）入组人群（以局限性 SCLC 患者为主），评价化疗后获完全缓解的患者进行 PCI 是否获益，结果显示，PCI 治疗组的 3 年脑转移发生率从 58.6% 下降至 33.3%，降低了 25.3%，3 年生存率从 15.3% 提高至 20.7%，增加了 5.4%，研究提示 PCI 不仅能够延迟脑转移的发生，还能预防脑转移的发生。

二、广泛期小细胞肺癌的综合治疗

约 60% 的 SCLC 患者在就诊时属于广泛期，若不治疗其中位生存期仅为 6~8 周，联合化疗仍是广泛期 SCLC 的主要治疗手段，可以使生存期延长。广泛期 SCLC 化疗缓解率为 40%~70%，中位生存期为 7~11 个月，2 年生存率 <5%。尽管诱导化疗有较高缓解率，然而多数完全缓解的患者 90 天内病情进展。而且一线治疗缓解时间的长短也是预测二线治疗疗效的重要因素。

（一）化疗方案的选择

EP 方案在 1985 年首次被证实是治疗 SCLC 有效的联合方案。EP 方案一线标准治疗地位的确立源自两项 Meta 分析，其中一项 Meta 分析提示含铂方案与不含铂方案比较具有显著的生存优势。欧洲肺癌工作组（ELCWP）的另一项 Meta 分析也同样证实了应用 EP 方案的生存获益，在这项分析中共纳入了 36 项临床试验（$n = 7\ 173$），作者证实了与不含依托泊苷方案比较，含依托泊苷方案可提高患者的生存期，而含铂类但不含依托泊苷方案的生存没有明显改善。

在临床应用中，为了减轻消化道反应、神经毒性和肾毒性，通常用卡铂代替顺铂。但卡铂的应用使骨髓抑制，尤其是血小板降低的风险更大。卡铂一般仅用于存在顺铂禁忌证或不能耐受顺铂的情况。卡铂代替顺铂方案在广泛期 SCLC 患者的治疗中有更充分的证据。

尽管广泛期 SCLC 初治采用 EP 方案缓解率较高，但总体预后仍然较差。有多种化疗药物及治疗方案不断被评价，包括拓扑替康、培美曲塞、吉西他滨及紫杉烷等新型细胞毒性药物的临床试验结果，但未显示明显的优势，尚不能改变 SCLC 的标准治疗。近年来，铂类联合伊立替康成为广泛期 SCLC 的研究热点。最初，日本小样本Ⅲ期临床试验报道了广泛期

SCLC 患者接受顺铂联合伊立替康及 EP 方案治疗的中位生存期分别为 12.8 个月和 9.4 个月（$P = 0.002$），2 年生存率分别为 19.5% 和 5.2%。而美国进行的两项样本量更大的 III 期临床试验同样比较了顺铂联合伊立替康与 EP 方案的疗效，结果并未发现两种方案在缓解率和总生存时间方面有显著差别。一项 II 期临床试验（$n = 70$）对比了卡铂联合伊立替康方案与卡铂联合依托泊苷方案的疗效显示，联合伊立替康组在无进展生存期（PFS）略有优势。最近的一项 III 期临床试验（$n = 220$）发现，卡铂联合伊立替康方案与卡铂联合口服依托泊苷方案比较，中位生存期略有提高（8.5 个月 vs 7.1 个月，$P = 0.04$）。进一步的研究表明，东方人群因其代谢酶的表达水平与西方人群不同，对依托泊苷的耐受性不同，东方人的毒性反应显著低于西方人群。目前铂类联合伊立替康方案已成为广泛期 SCLC 患者的一种治疗选择并被 NCCN 指南采纳。

（二）胸部放疗

近年的研究显示，广泛期 SCLC 化疗后缓解的患者针对易转移的脑部进行 PCI 可以提高局控率和总生存时间，而胸部是化疗后容易复发的另一部位，据统计广泛期 SCLC 的胸部复发率超过 50%，胸部复发引起的症状往往影响患者的生活、治疗甚至加速死亡。既往胸部放疗常规用于局限期 SCLC，与化疗联合能改善局控率和总生存时间。然而有证据显示，对于广泛期 SCLC 经 3 个周期 EP 方案化疗后达到胸外病灶完全缓解及胸部病灶至少缓解的患者给予胸部放疗可以延长生存期，但上述结果均来自单中心的临床试验，尚需要进一步验证。在 2010 年 ASCO 年会上，来自加拿大的一项 II 期临床试验提示广泛期 SCLC 化疗后缓解的患者给予巩固胸部放疗安全性良好，与历史数据对照可降低胸部复发率。

（三）维持治疗

Sculier 等总结了 SCLC 多项维持化疗的临床试验，这些临床试验均为能显示维持化疗的优越性。Bozcuk 等报道了一项 SCLC 维持化疗的 Meta 分析，其结果表明维持化疗可明显提高患者的 1 年、2 年生存率和无进展生存期，但该 Meta 分析所纳入的临床试验之间存在明显的异质性，有的甚至是原化疗方案周期数的增加，各个临床试验的时间跨度大、应用药物和方式各异，故尚需前瞻性试验来验证。

靶向药物是否可以作为 SCLC 一线治疗后维持治疗尚不明确。2010 年的 ASCO 年会上，来自美国的一项 II 期临床试验公布了广泛期 SCLC 一线伊立替康联合卡铂治疗后应用舒尼替尼维持初步结果，患者给予最多 6 周期伊立替康联合卡铂方案化疗，对治疗后无疾病进展且无不能耐受毒性的患者给予单药舒尼替尼 25 mg/d 口服至病情进展，目前该试验仍在随访中。

SCLC 一线治疗后复发率高，且对于早期复发患者的二线治疗可选用的药物较少，在一线和二线治疗之间选择毒性较低的化疗药物或靶向药物维持，以进一步延长患者的生存期，是值得研究和探索的领域。

另外，与常规治疗方法相比，增加新的药物、应用剂量强度化疗方案、维持治疗或者交替使用无交叉耐药性化疗方案等试图改善 SCLC 远期生存率的方法均显示出一定的疗效。目前 NCCN 指南中广泛期 SCLC 患者推荐的治疗手段为化疗，初始化疗方案的选择包括 EP 方案、EC 方案、IP 方案及 IC 方案，对治疗后缓解的患者给予 PCI，对于已并发脑转移的患者，化疗可在全脑放疗前或后进行，这取决于患者是否存在神经系统症状。

（四）预防性脑放疗（PCI）

欧洲癌症研究及治疗机构（EORTC）放射肿瘤和肺癌组公布了一项随机临床试验，对既往获治疗缓解的广泛期 SCLC 患者进行了 PCI 随机对照研究。286 例既往行 4～6 个周期化疗且有效的 SCLC 患者在化疗结束 4～6 周内进入临床研究，结果显示，PCI 治疗组有症状性脑转移的发生率为 14.6%，而对照组为 40.4%，并且治疗组 1 年生存率为 27.1%，对照组仅为 13.3%。

在患者决定接受 PCI 治疗前，医师应与患者充分沟通，治疗后达到完全或部分缓解的患者，建议给予 PCI 治疗（Ⅰ类证据）。但 PS 评分差（3～4）或精神、心理功能受损的患者不推荐 PCI 治疗。PCI 的推荐量为 25 Gy 分 10 次或者 30 Gy 分 10～15 次完成。PCI 不能与化疗同时进行，因为会增加神经毒性，疲乏、头痛及恶心呕吐为 PCI 常见的急性毒性反应。

目前的研究已提示，预防性脑部放疗可以作为缓解后的广泛期 SCLC 的常规治疗，随着放疗技术的不断改进以及新型化疗药物带来的一线治疗缓解率的不断提高，PCI 可能会进一步改变广泛期 SCLC 的治疗模式。

三、手术在小细胞肺癌综合治疗中的价值

由于 SCLC 的恶性程度高，往往早期转移，被认为是一种不适合手术治疗的疾病。20 世纪 70 年代后期上海市胸科医院回顾性分析 143 例手术治疗 SCLC 的结果，5 年生存率达 12.2%，分析主要影响疗效的因素为临床分期Ⅰ期预后好，5 年生存率为 38.8%；结合化疗者预后较好，也反映了 SCLC 手术治疗的可行性和有效性。在各期 SCLC 中，Ⅰ、Ⅱ期 SCLC 化疗联合手术治疗已获得较为一致的认识，但必须有合格的详细分期，因 SCLC 侵犯转移较早，尤以胸内淋巴结的转移如不做诱导化疗就可能漏掉纵隔淋巴结转移，影响预后。局部晚期（Ⅲ期）SCLC 其手术价值成为迄今仍在争论的题目，主要焦点在于是多个淋巴结转移，这本身就属于高风险因素，也常侵及胸内器官诸如大血管、纵隔、胸膜等，这就有倾向术前用诱导化疗使病变缩小提高手术切除可能性和完全性，也为此后 SCLC 术前进行新辅助化疗的先例。化疗在手术前后的意义，有所不同，前者着重缩小病变范围，由于 SCLC 对化疗敏感，意义优于非小细胞肺癌的新辅助化疗，对能否完全切除具有重要意义，必要时还可加以放疗，还可减少原发肿瘤向外播散的机会。手术后化疗也很为重要，和生存期相关。

另一个值得提出的问题，当原发肿瘤化疗有效后，由于局部癌灶或其侵犯区有局部坏死、粘连和斑块纤维化，可能明显增加手术难度甚至不能剥离，因此提出术前化疗以 <4 个周期为度，以免造成不能切除，也有学者提出化疗后的纤维化粘连和放疗相同，肿瘤组织发生严重坏死，纤维修复，可能和化疗的药物强度有关，特点是肿瘤侵犯较大血管壁及其旁组织，化疗后该处瘢痕纤维组织增生粘连，手术时肉眼很难区分为肿瘤区或纤维瘢痕，难度的增高也易损及血管壁，可造成出血，且局部剥离难度大，又有坏死组织存在，有时会剥破大血管如主动脉造成大出血危及生命。因此较多研究者认为手术前化疗周期不宜 >3 个周期。

四、放疗在小细胞肺癌综合治疗中的运用

（一）照射剂量

照射剂量是临床上实施放疗时所必须面对的问题，小细胞肺癌是对放射敏感的恶性肿

瘤。然而，对于小细胞肺癌的最佳照射剂量，并不像对恶性淋巴瘤的放疗那样有较明确的临床研究结果。

肿瘤的临床治疗中，可宏观地分为局部病变的治疗和远道转移病灶或称亚临床病灶的治疗两个方面。这两个方面在临床治疗中的重要性，随肿瘤临床治疗的发展而相互转变。在早年的治疗中，化疗药物种类少，缺乏有效的化疗药物和恰当的化疗方案，远道转移是临床治疗的主要矛盾。治疗失败和患者死亡的主要原因是广泛转移。随着更多有效的化疗药物的出现和肿瘤内科学的发展，全身治疗在控制亚临床转移灶方面取得显著疗效，小细胞肺癌患者的生存期得到延长。同时需要有效的方法降低局部复发的危险性。放疗的剂量是直接影响局部控制率的重要因素。

LD SCLC 放疗剂量的研究仅有一个Ⅲ期临床研究。NCIC 接受 3 个周期化疗有效的病例，随机分为 25 Gy/10 次/2 周（SD）和 37.5 Gy/15 次/3 周（HD）两组。放射野根据化疗前肿瘤边界外放 2 cm。可分析病例 168 例，完全缓解率 SD 组为 65%，HD 组为 69%。中位局部病变无进展时间两组分别为 38 周和 49 周（$P = 0.05$）。两年局部未控率分别为 80% 和 69%，（$P < 0.05$）。总生存率两组无显著差别。吞咽困难发生率 SD 组和 HD 组分别为 26% 和 49%（$P < 0.01$）。

虽然对最佳剂量临床上尚无有力的证据和明确的答案。在临床治疗和研究中，多数学者达成一定的共识，低于 40 Gy 将导致局部控制率降低，而高于 56 Gy 似乎无明显的益处。

（二）照射体积

在制订放射治疗计划时，照射体积与照射剂量同样重要。到目前为止，照射体积仍是一个没有明确结论的问题。临床报道倾向于支持大野照射。如对原发灶位于左上叶的病变伴同侧肺门、纵隔淋巴结转移的病例，照射体积应包括：肿瘤边缘外 2 cm，左、右肺门区，纵隔（胸廓入口至气管隆嵴下）和双侧锁骨上。如此大野照射其原因之一是由于 SCLC 对放疗相对敏感，中等剂量的照射能够获得较好的局部效果，但大野照射阻碍了提高照射剂量的可能。根据化疗前肿瘤体积还是化疗后肿瘤体积设计照射野成为争议的问题。

（三）在综合治疗中放疗的顺序

放疗和化疗联合应用有三种方式：序贯治疗；交替治疗；同步放疗。同步放化疗的益处是缩短总治疗时间，提高治疗强度，增加放疗和化疗的协同作用。缺点是治疗毒性增加，主要是食管炎、肺炎和骨髓抑制，难于评价肿瘤对化疗的反应。随着 PE 方案作为 SCLC 的标准化疗方案的应用，多数临床研究认为 PE 方案化疗同时合并放疗是可以耐受的，并被广泛接受。交替治疗方法可以降低治疗毒性和耐受性，由于需要间断放疗被认为是不合理的放疗模式。

放疗化疗结合的时间顺序模式如下。

1. 序贯

CT→RT；RT→CT。

2. 交替

CT→RT→CT→RT→CT→RT。

3. 同步

Early：CT/RT→CT→CT→CT；Mid：CT→CT→CT/RT→CT；Late：CT→CT→CT→

CT/RT。

因此，根据现有临床研究证据，有关放疗的时间—顺序可总结为以下几点：放疗提高局限期 SCLC 的生存率。在同步放化疗的模式中，虽然放疗的最佳时间尚不确定，加拿大、日本和欧洲的研究证据支持在治疗疗程的早期给予放疗。而 CALGB 的研究结果显示晚放疗优于早放疗，但该研究中存在早放疗组降低了化疗剂量这一混杂因素。没有证据支持在化疗全部结束以后才开始放疗。对一些特殊的临床情况，如肿瘤巨大、并发肺功能损害、阻塞性肺不张，2 个周期化疗后进行放疗是合理的。这样易于明确病变范围，缩小照射体积，使患者能够耐受和完成放疗。

（四）放疗的剂量分割

由于应用常规放疗提高照射剂量的方法在 SCLC 的治疗中是不成功的，临床上转向对提高局部治疗强度的研究，改变剂量分割，缩短治疗时间，这也是放疗学家惯用的手段。加速超分割照射技术正适合应用于 SCLC，因其细胞增殖快，照射后细胞存活曲线的肩区不明显。理论上应用加速超分割照射能够提高治疗增益。

（五）非手术综合治疗（放疗 + 化疗）在早期 SCLC 中的作用

对于因不愿手术或内科疾病不能手术的早期肺癌患者，放疗是最重要的局部治疗手段。有关早期 NSCLC 的临床研究已经证实，合理的放疗特别是立体定向放疗能够达到与手术相同的局部控制率和生存率，而放疗的不良反应更小，可以作为外科手术的替代方法。但是目前对于 SCLC，手术仍是 $T_{1\sim2}N_0$ 局限期 SCLC 的推荐治疗手段，非手术方法（放疗 + 化疗）治疗早期 SCLC 仍需进一步的研究。中国医学科学院肿瘤医院近期对临床 Ⅰ、Ⅱ 期小细胞肺癌手术与非手术综合治疗的临床研究发现，早期局限期 SCLC 患者如选择行非手术的治疗，针对一般情况好的患者行同期放化疗能够取得与手术相近的疗效。

（六）姑息治疗中放疗的应用

1. 适应证

不考虑远期效应，减轻近期症状，局部晚期肿瘤或远地转移灶已出现或极可能出现临床症状的病例，应行姑息放疗减症。广泛骨转移可行半身照射。

根据 Erkurt 调查，现约 75% 的临床医师认为放疗不能治愈手术不能切除的局部晚期 SCLC，仅能达到缓解症状，有限延长存活期目的。尽管采用根治性放疗技术照射，实质为姑息治疗。

2. 照射技术

（1）胸部：胸部照射野仅包入产生症状的病灶。建议预期存活 <6 个月者照射 TD 20 Gy/5 次/1 周，预期存活 6 ~ 12 个月者 TD 30 Gy/10 次/2 周或 TD 45 Gy/15 次/3 周，一般情况好，瘤体直径 <10 cm 者采用根治性放疗技术照射。应避免过度照射可能出现急性放射反应的器官。缓解阻塞性肺症状可行腔内近距离照射，剂量参考点黏膜下 1.5 cm，只照射 1 次 TD 10 ~ 15 Gy。

（2）脑：多发脑转移者，全脑照射 TD 30 Gy/10 次/2 周或 TD 40 Gy/15 次/3 周；单发转移局部加量 TD 12 Gy/4 次/周，也可以不行全脑照射，单纯手术或者光子刀治疗。

（3）骨：骨转移照射野应包入整块受累骨，也可单纯照射局部。一般照射 TD 30 Gy/10 次/2 周或 TD 8 Gy/次。半身照射一般照射 TD 6 ~ 8 Gy/次。

3. 疗效

中国医学科学院肿瘤医院报告了放疗后咯血、胸痛、气短、发热、上腔静脉压迫综合征缓解情况，放疗对改善局部症状，消除上腔静脉压迫综合征有效。肺不张的复张主要和不张时间长短有关，复张率约23%，声嘶消失约6%，二者症状缓解率与症状出现时间长短有关。姑息性放疗肺癌脑转移有效率在70%~90%，骨转移疼痛缓解率>80%。

（李　龙）

第三节　小细胞肺癌的化疗和靶向治疗

一、化疗

SCLC是一个典型的全身性疾病，应着重于全身性治疗为主，它对化疗很敏感，效果较好，因此，化疗也就当仁不让地成为SCLC最主要的治疗方法，几乎各期SCLC都有采用化疗的必要。各期SCLC均要用化疗，Ⅱ~Ⅲ期以化疗为主（Ⅱ期有认为可先行手术），为数较少的Ⅰ期SCLC可先作手术后用化疗，而晚期患者更要依赖化疗，要求剂量足、准时进行、治疗方案要衔接好，不要求长期治疗，患者不良反应和耐受性仍是需要医师重点关注的问题，同时注意支持治疗。

（一）单药治疗

SCLC临床应用仅限于少数患者用单药化疗，有推荐依托泊苷（VP-16）软胶囊单用于年老SCLC或作为二线药。化疗药物的缓解率在SCLC中要求≥30%，近年用于SCLC新药单药的疗效，见表7-1。

表7-1　SCLC新药单药的缓解率（RR）和中位生存期（MST）

药物	例数/可评价	RR（%）	MST（周）
紫杉醇250 mg/m² q3w + G-CSF	36（32）	34	43
多西紫杉醇（DCT）100 mg/m²，三周一次	43（43）	53	40
多西紫杉醇75 mg/m²，三周一次	47（43）	23	36
长春瑞滨30 mg/m²，每周一次	14（12）	8	NA
	22（17）	24	32
拓扑替康2 mg/m²，d1~d5，三周一次	30（30）	27	NA
伊立替康100 mg/m²，每周一次	48（48）	39	42
吉西他滨1 000 mg/m²，d1、d8、d15，三周一次	35（35）	37	NA
	29（26）	27	52

（二）一线联合化疗

SCLC联合化疗的疗效优于单药，多种药物的联合效果虽较好，然而毒性反应仍值得顾虑，近年倾向于两个药物联合。新化疗药物的涌现促进了SCLC联合化疗方案的研究。

在20世纪70~80年代SCLC化疗主要环绕CTX，VP-16（E）的问世被认为是比较有希望的药物，RR达28%~36%，临床应用认为其可提高CTX方案的疗效。如随机研究单用CTX的RR为40%，合用VP-16后提高到84%，CR率也自14%提高到34%，但对生存率无明显影响。80年代左右铂类化疗逐渐被接受，VP-16联合铂类药物的EP方案，缓解率高达92%~94%，化疗复发后RR也有44%，CR率达8%。此后，10余年来EP方案由于效果稳定，毒性可以接受，较为经济，被推荐用于多学科治疗方案中。90年代成为SCLC的标准方案，且常被用作新药含铂方案的随机比较的标准方案。

近年来，三代新药含铂方案研究颇多，其中拓扑替康（TO）、伊立替康（I）的含铂方案已有较多的循证医学证据，并已运用于临床实践，对于其他一线联合方案的相关研究分别试述于下。

1. 吉西他滨二药方案

吉西他滨二药方案包括含铂和非铂方案共5个，其中以吉西他滨联合紫杉醇方案的RR、MST及一年生存率最低，为24%，3.4个月和8%，其余4个方案为吉西他滨+VP-16、吉西他滨+卡铂、吉西他滨+顺铂和另一个作者报道的吉西他滨+卡铂，其结果尚令人满意，RR在42.5%~61%，MST为8.97~10.5个月，1年生存率为27%~37%，TTP在3.7~5.8个月。毒性反应主要为血液毒性，白细胞减少以吉西他滨+VP-16中最多占50%，余在13%~39.1%。血小板减少毒性在12.2%~41%，以吉西他滨联合铂类方案为高。贫血毒性在8%~26%，也以吉西他滨联合铂类方案为高，在两个报道中的发生率分别为26%和13%。

2. 紫杉醇联合方案

在SCLC中的疗效紫杉醇和多种药物联合应用，包括紫杉醇+顺铂或卡铂或再加VP-16，结果二药方案的缓解率在64%~98%，加顺铂或卡铂的结果相似。MST在9~16个月。三药（+VP-16）的缓解率在65%~98%，MST 10~17个月，紫杉醇二药、三药的疗效没有差别。

3. 培美曲塞含铂方案

培美曲塞单药一线治疗SCLC的缓解率为16%~21%。联合含铂方案（DDP或CBP），结果提示RR分别为48%和43%，MST 7.9个月和10.8个月，1年生存率为29%和43%，治疗到进展时间（TTP）为4.9个月和4.3个月。一项Ⅲ期临床试验对比了培美曲塞，卡铂方案和EC方案作为一线治疗方案在广泛期SCLC患者的疗效，773例患者入组，由于中期分析显示了培美曲塞方案的疗效较差，此试验被提前终止。两组的MST分别为7.3个月和9.6个月，RR分别为25%和41%。

4. 非铂方案

非铂方案研究病例数相对较少，无大样本随机临床研究。拓扑替康1 mg/m² d1~d5静注联合VP-16（E）75 mg/m² d8~d10，每28天1个周期共6个周期，共入组28例患者，化疗共103个周期，其RR为46.4%，PD 35.7%，TPP为16个周，MST为42.7个周，毒性反应发生率低，3~4度白细胞降低的发生率为2.6%，3~4度血小板降低的发生率为1.8%。与含铂方案相比，其主要特点为毒性反应较低。伊立替康（I）也被认为是一个有效的抗SCLC化疗，由于I和E，二者均为拓扑异构酶抑制剂，体外实验有协同作用，有一项临床研究，入组了50例ED-SCLC患者，I和E联合一线治疗，共4个周期，结果RR为66%，CR率10%，MST为11.5个月，1年及2年生存率分别为43.2%和14.4%。主要毒性反应为骨髓抑制，3~4度中性粒细胞降低62.9%，白细胞降低28%，贫血14%，腹泻仅2%，结论认为IE对ED-SCLC有效而毒性尚可耐受。非铂方案与和含铂方案相比缓解率未见明显低下，但尚有待随机对照研究的证实。

5. 新型蒽环类药物联合方案

近年来，治疗 SCLC 的新型化疗药物中以氨柔比星最为突出。氨柔比星是合成的蒽环类抗生素，在日本被批准用于治疗 SCLC。作为广泛期 SCLC 的一线治疗药物，日本的临床试验显示氨柔比星与顺铂联用的缓解率可以达到 88%，中位生存期为 13.6 个月。2010 年 ASCO 年会上公布了日本的一项多中心 Ⅱ 期临床试验结果，氨柔比星联合拓扑替康治疗 SCLC，该项临床试验的主要终点为客观缓解率，31 例初治和 28 例复治的患者纳入研究。初治患者的客观缓解率为 74%（23/31），复治患者为 43%（12/28），主要不良反应为骨髓抑制。中位随访 43.2 个月，初治组的中位生存期和 PFS 分别为 14.9 个月和 5.3 个月，复治组分别为 10.2 个月和 5.1 个月，虽然拓扑替康联合氨柔比星有效，但其毒性也较单药增加。SABA 是第 3 代蒽环类抗生素抗肿瘤药物，在实体瘤治疗中单药显示了令人鼓舞的活性。2010 年 ASCO 年会上，来自德国的 Ⅰ 期和 Ⅱ 期临床试验确定了 SABA 联合顺铂的最大耐受剂量（MTD）和一线治疗广泛期 SCLC 的初步疗效。共 24 例患者纳入了 Ⅱ 期临床试验，CR 1 例、PR 18 例、SD 4 例、PD 1 例。中位生存期、肿瘤缓解时间和中位无疾病进展时间分别为 11.6、3.8 和 6.5 个月。治疗相关的不良反应主要为胃肠道反应和血液系统毒性。上述结果显示 SABA 联合顺铂一线治疗广泛期 SCLC 有效期安全，与标准治疗方案相当。

6. 新型的喜树碱类药物联合方案

贝洛替康是一种新型的喜树碱类似物，在 Ⅱ 期临床试验已显示了较好的活性，最近一项贝洛替康联合顺铂与 EP 方案对比的一线治疗广泛期 SCLC 的 Ⅲ 期临床试验正在亚洲开展。

（三）复治小细胞肺癌的化疗方案的选择

耐药性的存在为 SCLC 不能全部治愈的因素，特别是在全部缓解后，敏感细胞大量死亡反而会促使不敏感癌细胞的复生长，而这种残留细胞通常是耐药细胞群成分为多，也是造成一线化疗后复发和不易治愈的原因，如复合性 SCLC 化疗后残留的往往为对化疗不敏感的非小细胞肺癌。

尽管一线化疗有高度缓解率，但 SCLC 经常在治疗后 1 年内复发，据统计大约有 80% 局限期及几乎所有的广泛期 SCLC 患者在治疗后 1 年内复发或疾病进展。一线治疗的缓解时间可以预测二线治疗的疗效，敏感患者指一线治疗能缓解并且无疾病期至少 90 天，难治患者指在一线治疗后 90 天内复发者或一线治疗无缓解者。

单药拓扑替康已被美国 FDA 批准用于初始化疗有效且 2~3 个月后进展的 SCLC 的二线治疗。拓扑替康口服和静脉给药均有效，随机研究显示在 SCLC 中两种给药方式有相似的活性。一项随机的 Ⅲ 期临床试验表明不适合静脉给药的复发 SCLC 患者口服拓扑替康联合最佳支持治疗与仅给予最佳支持治疗比较有明显的获益，在 PS 评分为 2 的患者中，拓扑替康的中位总生存期延长（25.9 周 vs 13.9 周），且拓扑替康组患者的生活质量明显改善。

在 Ⅱ 期临床试验中，其他细胞毒性药物包括紫杉醇、吉西他滨、长春瑞滨、依立替康等作为 SCLC 二线治疗药物均被评价。小样本的结果显示，对于敏感或难治的患者，紫杉醇、依立替康、氨柔比星初步显示了一定的活性，但尚需进一步验证。

最近的一项 Ⅱ 期临床试验数据表明，氨柔比星在难治性或一线铂类为基础化疗方案治疗后进展的广泛期 SCLC 中显示出令人鼓舞的疗效，但其 3~4 度血液学毒性较为常见。

吡铂是一种能够克服顺铂耐药的铂类似物，在 Ⅱ 期临床试验中显示对复发 SCLC 患者，无论是难治还是敏感者，均有一定的活性，与其他铂类相比，其发生肾、神经及耳毒性更少。一项比较吡铂联合最佳支持治疗与单用最佳支持治疗对比的Ⅲ期临床试验（SPEAR trial）在 2010 年 ASCO 年会上公布，选择既往铂类化疗在 6 个月内进展的 SCLC 患者，共 401 例患者按照 2 : 1 随机入组，吡铂联合组和最佳支持治疗组的中位生存期分别为 21 周（95% CI：19 ~ 25 周）和 20 周（95% CI：16 ~ 24 周），两组差异无统计学意义（$P = 0.09$）。其中在既往治疗未缓解或在 45 天内复发的患者中，吡铂联合组的生存期有改善，但两组的无进展生存期和中位进展时间均无统计学差异。研究者认为无进展生存未达到统计学意义可能与后续治疗不均衡有关，但可以得出吡铂联合组对于既往治疗未缓解或在 45 天内复发的患者生存期有显著的改善。

细胞毒性药物为基础的二线化疗尽管其缓解率不断提高，但患者的生存期并没有明显改善，提示复发的 SCLC 对常规化疗可能耐药，故近年来越来越多的新型药物和靶向治疗应用于复发 SCLC 治疗，其临床疗效尚需进一步验证。

根据 2010 年 NCCN 临床指南推荐，对于 SCLC 的二线化疗，优先考虑参加临床试验；对于一线治疗结束后 2 ~ 3 个月内复发、PS 评分 0 ~ 2 的患者推荐使用异环磷酰胺、紫杉醇、多西紫杉醇、吉西他滨、伊立替康、拓扑替康；对于一线治疗结束后 2 ~ 3 个月至 6 个月复发者可选拓扑替康、伊立替康、CAV 方案、吉西他滨、紫杉醇、多西紫杉醇、依托泊苷软胶囊、长春瑞滨；对于一线治疗结束 6 个月后复发者建议仍使用初始方案。PS 评分差的患者，考虑减少剂量化疗的同时给予集落刺激因子（CSF）支持治疗。

二、靶向治疗

靶向治疗正在不断改写 NSCLC 的临床指南，令人失望的是 SCLC 的靶向治疗至今尚无突破，几乎所有针对 SCLC 重要的分子通路如血管内皮生长因子（VEGF）、基质金属蛋白酶（MMP）、c-Kit、Bcl-2 等靶向治疗均以失败告终，尽管如此，随着对 SCLC 生物学性质及发生发展分子机制的不断深入探索，新的靶向药物仍然层出不穷，为 SCLC 的治疗带来了新的希望。

（一）mTOR 抑制剂

Temizolimus（CCI-779）可抑制肿瘤细胞增殖，以 87 例 ED-SCLC 诱导化疗后复发患者为研究对象，据剂量随机分为 25 mg 和 250 mg（每周剂量）两组，静脉注射 30 分钟每周 1 次，直到进展，MST 分别为 16.5 个月和 22.9 个月，中位无进展生存期以 250 mg 剂量组为好。

（二）沙利度胺

沙利度胺通过抑制血管生成、刺激免疫系统活性、抑制癌细胞对间质的黏附等作用抑制肿瘤的发生发展。Cooney 等进行的Ⅱ期临床研究对广泛期 SCLC 一线化疗后接受沙利度胺 200 mg/d 口服治疗，结果提示中位生存期为 15.7 个月，一年生存率为 60%，结果令人鼓舞。但是，法国肿瘤协作组进行的一项Ⅲ期临床试验，119 例初治的广泛期 SCLC 患者入组，先接受 2 周期的化疗，92 例有效者被随机分为沙利度胺联合化疗组（49 例），化疗剂组（43 例）。研究发现沙利度胺不良反应较大且两组的疾病进展时间无显著性差异。英国进行的另一项沙利度胺联合化疗的Ⅲ期临床研究，SCLC 患者随机分为试验组（EC 方案联合沙利度胺治疗组）和对照组（EC 方案组）。724 例入组，365 例试验组，359 例对照组。MST 和 PFS 无显著差异。

（三）CD56 单抗

CD56 是神经细胞黏附分子家族成员之一，神经内分泌肿瘤常常表达 CD56。BB-10901 是抗 CD56 的人源化单克隆抗体，与细胞毒化合物 DM1 相连接后，当靶向表达 CD56 抗原肿瘤细胞时即释放 DM-1 发挥抗肿瘤作用，在 Ⅰ 期试验中显示药物耐受性良好，Ⅱ 期临床试验中正在进行中。

（四）Src 激酶抑制剂

Src 激酶为非受体酪氨酸激酶家族成员之一，调节多种信号包括细胞表面分子、生长因子、结合素类和 G 蛋白偶联受体，在 SCLC 和 NSCLC 的细胞株中均能检测到 c-Src 在内的多种激酶。在临床前的研究中靶向 c-Src 引起细胞增殖的下降。最近一项 Src 激酶抑制剂达沙替尼治疗敏感，而后复发的 SCLC Ⅱ 期临床试验正在进行中。AZD0530 是 c-Src 和 c-Abl 的双重抑制剂，广泛期 SCLC 经 4 个周期标准化疗后应用 AZD0530 的Ⅱ期临床试验也正在进行中。

（五）Bcl-2 抑制剂

人类 SCLC 的 Bcl-2 表达 >80%，临床前的研究显示抑制 Bcl-2 能增加 SCLC 细胞株和异种移植瘤的化疗敏感性，但是 Bcl-2 反义寡核苷酸 Oblimersen 与化疗联合应用的临床试验未显示能够提高患者的缓解率和生存期，所以目前对于反义化合物是否能够真正的下调 Bcl-2 尚存疑问。目前至少有 3 种的 Bcl-2 小分子抑制剂正在研究中，包括 Obatoclax、AT-101 和 ABT-263。

（六）Kit 酪氨酸激酶抑制剂

ST1571 是一种对抗 Kit 的小分子酪氨酸激酶抑制剂，该酶可结合干细胞因子到 Kit 受体是 SCLC 的自分泌生长环。Kit（CD117）在 SCLC 株中表达率为 50% ~ 70%，ST1571 的使用剂量为 600 mg/d，共 10 例初治和 9 例复发的 ED-SCLC 接受 ST1571 治疗，初治病例的中位疾病进展期为 23 天，复发病例为 43 天，但 19 例中仅 4 例 Kit 阳性，提示今后若选择 Kit 阳性 SCLC 接受 ST1571 治疗可能会获得更好疗效。

（七）间质金属蛋白酶（MMP）抑制剂

SCLC 中有 MMP3、MMP10 和 MMP14 表达增高者预后较差。一项 Ⅲ 期临床试验有 532 例 SCLC 入组，其中 52% 为 LD-SCLC，这部分患者经诱导化疗后 CR 达 33%，而后随机接受金属蛋白酶抑制剂 Marimastat 或安慰剂治疗，但未见令人满意的结果，中位 TTP 分别为 4.3 个月和 4.4 个月，MST 也未见差异，分别为 9.3 个月和 9.7 个月，接受 Marimastat 治疗者中，18% 的患者出现骨髓肌肉毒性，33% 的患者因治疗毒性而减量，32% 的患者因治疗毒性而中止用药。

（八）Hedgehog（Hh）通路抑制剂

Hedgehog（Hh）通路是调控动物发育的一系列信号串联。Hh 信号在胚胎形成时期最活跃，然而在成体组织和器官的细胞中，Hh 通路的异常激活将会引起各种疾病和肿瘤。SCLC 过表达 Sonic Hh 配体，体内的 SCLC 肿瘤细胞可能通过 Hh 信号通路作为肿瘤干细胞存在。GDC-0449 是一种口服的 Hh 通路的合成抑制物，在 Ⅰ 期临床试验中已获得最大耐受剂量，

Ⅱ期临床试验正在计划中。

2010 年 ASCO 年会上有 3 项研究对化疗药物联合靶向药物进行了评价,分别为 Cediranib 联合 EP 方案,舒尼替尼联合 EP 方案及拓扑替康联合贝伐单抗,均为Ⅰ期及Ⅱ期临床研究,Cediranib 联合化疗显示出较好的抗肿瘤活性,耐受性良好,但后两项研究因毒性较大而不被推荐。

近年来,靶向治疗的突破性研究进展改变了晚期 NSCLC 化疗平台期的现状,基因分析使 NSCLC 靶向治疗的选择更加精准、有效,维持治疗的治疗模式在 NSCLC 的治疗中不断巩固、完善。NSCLC 治疗的进步也提示我们,SCLC 治疗是否也能从其分子机制着手不断开拓新靶点药物和新的治疗模式来突破治疗的瓶颈。与 NSCLC 的研究相比,在研的 SCLC 随机临床研究仍然较少,面对 SCLC 的治疗现状,我们应大力开展中国人群 SCLC 的基础研究和临床试验,进一步探索 SCLC 治疗的新策略,以控制这种恶性疾病的发生和发展,改善临床结局。

(杨　昕)

第八章

其他胸部肿瘤

第一节 气管肿瘤

气管原发性肿瘤与肺或喉部肿瘤相比，发病率要低很多。成人原发性气管肿瘤多为恶性，而儿童则多为良性。男女发病率基本一致，最多见于 30~50 岁。成人气管原发恶性肿瘤占上呼吸道肿瘤的 2%。

一、气管肿瘤的分类

气管原发肿瘤占所有恶性肿瘤的 0.1%~0.4%，每年每百万人口有 2.6 例该类患者，其中仅有 8% 发生在儿童。成人患者中 90% 原发肿瘤是恶性，儿童患者中，仅 10%~30% 为恶性。

（一）气管原发肿瘤

气管原发肿瘤可以来源于呼吸道上皮、唾液腺与气管的间质结构。病理分类见表 8-2。鳞状细胞癌与腺样囊性癌是气管原发肿瘤最常见的类型，它们的发病率相似，共占所有成人气管原发肿瘤的 2/3，余 1/3 为不同组织类型的良性、恶性肿瘤。鳞状细胞癌常发于 60~70 岁男性患者，与嗜烟习惯相关，可发生于气管的几乎所有部位，表现为肿物型或溃疡型，大约 1/3 患者在初诊时已有纵隔或肺转移灶。大约 40% 的患者常合并异时或同时发生的口咽、喉或肺的鳞癌。腺样囊性癌男女发病率相似，好发年龄为 40~50 岁，与吸烟无明显相关，倾向于沿着黏膜下与神经周围平面生长，只有 10% 的患者有区域淋巴结转移或远处转移。腺样囊性癌进展缓慢，甚至未行治疗的患者都能够存活数年。

（二）气管继发癌

继发癌也有可能累及气管。直接侵犯气管的肿瘤包括甲状腺癌、喉癌、肺癌与食管癌。纵隔肿瘤也可能直接侵犯气管，最常见的是淋巴瘤。气管转移瘤较少见，曾有乳腺癌、黑色素瘤与肉瘤转移至气管的报道。

二、气管肿瘤的病理类型

（一）良性气管肿瘤

气管壁的各种组织都可以发生良性肿瘤（表 8-1）。儿童原发性气管肿瘤 90% 为良性。

相反，成人原发性气管肿瘤只有不到10%为良性。

表8-1　气管良性肿瘤分类

纤维瘤

乳头状瘤

血管瘤

多形性腺瘤

脂肪瘤

软骨瘤

平滑肌瘤

错构瘤

神经纤维瘤

神经鞘瘤

副神经节瘤

颗粒细胞瘤

纤维组织细胞瘤

球形动静脉瘤

成软骨细胞瘤

成肌细胞瘤

黄瘤

假性肉瘤

鳞状上皮乳头状瘤

儿童最常见的气管肿瘤为乳头状瘤，通常为多发，可累及喉、气管和支气管。儿童乳头状瘤病成年后几乎都可原因不明地自行消退。学者们曾将病毒和内分泌失调作为病因考虑过，并有干扰素治疗可以缓解病情的报道。有症状的良性肿瘤主要依靠手术治疗，可以经内窥镜用各种方法切除。

另一种看似良性的上皮来源性肿瘤是神经内分泌类癌。

尽管类癌在这里被列入良性范围，但无疑是一种低度恶性肿瘤。有组织学证据表明它可以直接侵犯周围组织。

间质来源的肿瘤包括软骨瘤、周围神经鞘瘤、神经鞘瘤、纤维瘤及脂肪瘤。其中软骨瘤最常见，多发于上部气管的环状软骨处。病理专家通过组织学检查来鉴别良性软骨瘤和低度恶性软骨肉瘤常很困难，或者根本不可能。少见的间质肿瘤包括平滑肌瘤、血管瘤和良性的上皮息肉。

（二）气管恶性肿瘤（表8-2）

表8-2　气管原发肿瘤病理分类

上皮来源	唾液腺来源	间质来源
良性：	良性：	良性：
乳头状瘤	多型性腺瘤	纤维瘤
乳头状瘤病	黏液腺瘤	纤维瘤病
恶性：	肌上皮瘤	良性纤维组织细胞瘤
原位鳞状细胞癌	嗜酸细胞瘤	血管瘤

续表

上皮来源	唾液腺来源	间质来源
鳞状细胞癌	其他类型	神经节细胞瘤
腺癌	恶性：	血管球肿瘤
大细胞未分化癌	黏液表皮样癌	平滑肌瘤
神经内分泌肿瘤	腺样囊性癌	粒细胞肿瘤
典型与非典型类癌	多形性腺癌	施万细胞肿瘤
大细胞神经内分泌癌		软骨瘤
小细胞癌		软骨母细胞瘤
		恶性：
		软组织肉瘤
		软骨肉瘤
		恶性淋巴瘤
		其他类型

我们再次强调成人原发性气管和气管隆嵴的肿瘤90%以上为恶性。最常见的是鳞状细胞癌和腺样囊性癌。1969～1990年有5篇重要文章报道了气管及气管隆嵴原发性肿瘤切除的经验。

总结这些报道，397例手术切除的患者中有153例（38%）腺样囊性癌，88例（22%）鳞状细胞癌。

1. 腺样囊性癌

859年Billroth首次描述了腺样囊性癌。人们长期以来将其称为"圆柱癌"，并视为一种缓慢生长的良性腺瘤。肿瘤外观上似乎是良性的，表面气管黏膜常常不受侵犯，而且进展异常缓慢。但很明显，组织学检查证实这种恶性肿瘤有局部侵犯的表现。实际上，肿瘤侵及范围几乎总要比手术时所见或触摸到的范围广。显微镜下可发现肉眼无法看到的沿气管壁纵向和横向的扩散，尤其是沿着黏膜下层和气管外表面的神经周围淋巴管。因此很明显，如果欲行根治性手术，术中冰冻病理检查切除标本的边缘是至关重要的。约10%患者有区域性淋巴结转移，血行转移多发生于肺，有时也可转移至脑和骨骼。即使未经治疗，肿瘤也呈缓慢或隐袭性进展。临床曾观察到根治性手术25年后局部复发病例，胸片首次证实有肺转移时，患者通常没有症状。甚至有些患者转移灶可长时间（许多年）保持不变。腺样囊性癌男女发病率一致，年龄跨度由十几岁到九十几岁。本病与吸烟无关。

2. 鳞状细胞癌

主要发生于男性（男：女=3：1），与肺鳞状细胞癌的年龄分布相似。Grillo和Mathisen报道的所有病例都与吸烟有关。这种肿瘤的大体表现与其他部位的支气管鳞癌相似，几乎都有溃疡，咯血是常见症状。不幸的是，局部淋巴结转移发生率很高，许多肿瘤被发现时局部侵犯严重，已经不能切除。血行转移方式与肺癌相似。

3. 气管类癌

类癌是气管常见的恶性肿瘤之一，可分为典型和非典型两种。前者类似良性肿瘤，外侵轻微；后者潜在恶性，常外侵穿透气管壁，并有淋巴结转移。因此，应当积极手术，并尽可能切除彻底，术后可不需要其他辅助治疗。

4. 气管腺癌

不包括来自肺、支气管的腺癌向上蔓延累及气管者，气管腺癌约占原发性气管癌的10%。由于腺癌容易直接侵入纵隔、扩散至区域淋巴结，并血行转移至远处，预后相对较差。故应在条件许可的情况下，尽可能做根治性切除术。

5. 气管小细胞癌

发生于气管的小细胞癌较发生于肺者少见，其病程短、症状突出、预后差。如果病变局限于气管的一段，并且无全身远处转移，采用足够范围的切除，缓解气道梗阻后，辅以全身化疗及局部放疗，也可取得较为满意的效果。

6. 其他原发性恶性肿瘤

极为少见，包括软骨肉瘤、平滑肌肉瘤、癌肉瘤及梭形细胞肉瘤。气管及气管隆嵴上皮还可发生黏液表皮样癌和混合性腺鳞癌。单核细胞白血病和浆细胞瘤也有过报道。

三、气管肿瘤的临床表现

（一）原发性气管癌的症状与体征

气管肿瘤的临床表现可有上呼吸道梗阻造成的呼吸困难、喘息及喘鸣；黏膜刺激和溃疡引起的咳嗽、咯血；肿瘤直接侵袭邻近组织造成喉返神经麻痹，吞咽困难，另外，可有远处转移的表现。上呼吸道梗阻的典型症状为呼吸困难、喘鸣、喘息及咳嗽，这也是呼吸功能不全的常见症状。在做出正确诊断之前，许多患者被长期当作"哮喘"或"慢性支气管炎"进行治疗。

呼吸困难与气促是最常见的症状，当气管腔减少到正常横截面的1/3时，就会出现呼吸困难症状。由于大部分良性或低度恶性肿瘤的生长速度缓慢，可能导致呼吸道梗阻症状持续数月甚至数年，而不危及生命。Regnard等报道，腺样囊性癌从出现症状到诊断的平均时间是12个月，而其余气管肿瘤的平均时间是4个月。主支气管的阻塞可能导致一侧或双侧反复发作的肺炎。

咳嗽也是气管肿瘤常见的症状，通常没有特异性，随着呼吸道狭窄的加重，喘鸣症状越来越明显，常被误诊为哮喘。大约20%的患者出现咯血，尤其在鳞状细胞癌患者中，而良性肿瘤少见。

声音嘶哑可能是由于喉返神经受侵而导致的声带麻痹，或气管上段肿瘤直接侵犯喉部。原发性气管肿瘤侵犯食管引起吞咽困难者少见，但颈部及胸上段食管癌侵犯气管的患者多见，常出现咳血丝痰、气促，严重者出现食管气管瘘。

胸部听诊深吸气时可闻及哮鸣音，而支气管哮喘恰恰是在呼气期，此为二者鉴别的要点之一。当气管阻塞严重时，呈端坐呼吸，靠近患者不用听诊器就可听到喘鸣。注意仔细检查颈部及锁骨上窝，有无肿大的淋巴结。

（二）继发气管肿瘤的临床表现

1. 喉癌侵犯气管

喉癌向下延伸可直接侵犯气管上段。因此，临床有时很难将二者严格区分开来。其多为鳞癌，突入管腔，引起呼吸困难。部分患者发生于喉癌术后，因此需行全身检查了解其他部位有无转移后，制订治疗方案。

2. 甲状腺癌侵犯气管

临床约 21% 的原发性甲状腺癌可直接侵犯气管，还有部分是由于甲状腺癌术后复发使气管受累。多侵犯气管前壁，尚未突入管腔者，患者仅有轻度压迫及咽喉部不适感。肿瘤一旦突入管腔，即出现刺激性咳嗽、气短、喘鸣等呼吸困难的症状。复发性甲状腺癌累及气管后，容易引起气管内出血发生窒息。

3. 食管癌侵及气管

颈段及胸上段食管癌常可直接或由于肿大淋巴结侵蚀气管、支气管膜部，不仅可引起咳嗽、呼吸困难，而且可造成食管—气管瘘。临床由食管癌直接穿入气管者较少，而因放疗引起食管—气管瘘者比较常见。一旦发生，食物、唾液以及胃内反流物会经瘘口大量进入气管和肺内，引起严重而难以控制的肺内感染或窒息。因此，对于胸中、上段及颈段中晚期食管癌，应行气管镜检查，了解气管是否受累。镜下可见：①黏膜完整，肿瘤外压；②肿瘤侵入管腔少许，黏膜破坏，表面糜烂，刺激性咳嗽有血痰；③肿瘤占据不到管腔 1/3，呈菜花状；④肿瘤凸入超过管腔 1/3，分泌物淤积；⑤形成食管—气管瘘者，可见两管腔相通的瘘口，并有口腔、胃内容物进入。

4. 支气管肺癌累及气管

支气管肺癌可沿支气管向上蔓延累及气管隆嵴及气管下段，或由于纵隔、气管隆嵴下肿大淋巴结直接侵蚀，使原发病变成为晚期。因为需要切除的范围较大，重建困难，致使许多患者失去手术机会。但近年由于麻醉和手术技巧的提高，对于尚未发生远处转移的病例，仍可选择性行肺、气管、气管隆嵴切除成形或重建术，术后辅以放、化疗，也可取得较为满意的疗效。

四、气管肿瘤的诊断

原发性气管肿瘤的误诊率比较高，原因之一是气管肿瘤比较少见，多数医生很少或根本没有见过这种肿瘤；原因之二是因咳嗽、喘息或呼吸困难而行胸部 X 线片检查时，纵隔和气管外形可能没有明显异常。即使胸片有异常改变，通常也是易被忽略的细微变化。

（一）胸部 X 线摄影

常规胸片通常难以发现气管肿瘤。气管 X 线断层扫描能够显示气管肿瘤，较大的肿瘤能够被明确诊断，但是不能够显示肿瘤是否存在腔外浸润或周围淋巴结情况，因此 X 线摄影难以为制订治疗计划与重建方案的设计提供足够的信息。

CT 被认为是诊断及评估肿瘤范围、肿瘤与邻近器官关系的标准检查方法。采用薄层 CT 扫描，能良好地评估气管肿瘤累及气管的长度。CT 扫描也能显示气管肿瘤的大体病理学特征，良性肿瘤通常呈类圆形、边界平滑、清楚、直径小于 2 cm，一般位于气管腔内，钙化是良性肿瘤的特征之一，通常出现在错构瘤、软骨瘤中，也可以见于软骨肉瘤；恶性肿瘤常沿气管壁上下生长数厘米，表面不规则，可能出现溃疡，肿瘤基底部常见气管壁受侵犯，甚至出现腔外生长，纵隔肿大的淋巴结提示局部肿瘤转移。随着影像学技术的进步，现在可以使用低照射量获得良好的图像质量，并使用三维重建技术绘制出气管腔内、腔外的图像，甚至可以重建气道及周围淋巴结图像以指导经气管细针穿刺活检。

MRI 扫描评估气管肿瘤的优点在于：通过冠状面、矢状面及横截面的图像可以很好地显示气管肿瘤的情况，T_1 加权图像能够很好地显示气管是否侵犯周围软组织尤其是显示与周围血管的关系。另外，在以下两种情况下应当考虑使用 MRI 扫描：①MRI 扫描不存在放射损伤，评估儿童气管肿瘤时应首选 MRI 扫描；②对不适合使用碘增强剂的患者应选择 MRI 扫描。

（二）气管镜检查

气管镜检查是气管肿瘤的诊断及术前评估的必备手段。术前行气管镜检查将获得以下信息：①直视肿瘤的大体情况，有助于判定肿瘤性质；②气管镜检查对病灶的准确定位，对制订手术径路及切除范围至关重要；③可以直视喉部及环状软骨，准确评估声带功能，对需要行环状软骨部分切除或喉切除的上段气管肿瘤患者中特别重要；④能够评估气管腔大小，有助于气管手术前的气道管理及麻醉插管准备；⑤可以进行肿物的活检，明确病理诊断。

然而，施行气管镜检查存在诱发肿瘤出血的风险，可能导致患者窒息，所以行气管镜检查时，需要做好气管插管的准备。

上呼吸道严重阻塞或大咯血的患者，纤维支气管镜没有什么帮助。这种有生命危险的患者需用硬式支气管镜保持气道通畅。多数患者支气管镜可进至肿瘤远端以保证通气。通过内镜活检钳、电凝或激光去除肿物可扩大气管管腔。应尽量避免做气管切开，因其可使以后的切除手术变得更加复杂。

（三）气管超声内镜

气管超声内镜能显示气管的 5 层结构，从腔内向外，分别是黏膜层（高回声）、黏膜下层（低回声）、气管软骨的内侧（高回声）、气管软骨（低回声）、气管软骨的外侧（低回声）。在气管膜部，则显示 3 层结构，分别是黏膜层（高回声）、平滑肌（低回声）、外膜层（高回声）。

（四）肺功能检查

肺功能检查可使医生警觉到有气道阻塞的可能，并最终做出正确诊断。肺功能检查呈阻塞性通气障碍，同时对支气管扩张药物无反应，提示有上呼吸道固定性阻塞。呼吸流量图可清楚显示上呼吸道阻塞，并因肿瘤在纵隔里位置的高低不同，吸气与呼气相曲线平台的高低也不相同，多数病例呼吸流量图两条曲线均变平坦。

五、治疗

由于多数气管肿瘤是恶性的，通常出现症状并作出诊断时已是晚期，许多患者已没有完整切除的可能。

（一）气管切除及一期重建

除少数病例外，对于能够完整切除并一期重建气道的患者，手术是最好的选择。一般认为所有的恶性肿瘤都侵犯并穿透气管全层，因此对于可以手术的患者，内窥镜切除（包括激光切除）肯定是不完全的，而且切除范围不够。

多数局限于颈部和上纵隔气管的肿瘤，颈部领状切口可达到满意的显露，正中胸骨切开可以很好地暴露纵隔气管，后外侧开胸可为累及远端气管需要同时行气管隆嵴切除者提供更开阔的视野。许多气管肿瘤需扩大切除范围。除少数患者外，成人气管通常可以切除近一半长度并安全地一期吻合。这种扩大切除需要将整个气管的前方和侧方游离松解，许多病例尚需在气管上下端附加特殊的松解手术。

扩大性切除的困难在于如何决定切除范围。只有在气道已被切断，并对切除边缘进行冰冻病理检查后，才能判断是否已完整切除肿瘤。有时为了不使切除长度超过安全范围，不得不接受镜下残端阳性的结果。但是，只能在切断气道，切除肿瘤后，除了重建气道外没有其他选择的情况下才能做出这样的决定。残端阳性似乎并不影响愈合，并且仍可能有长期存活，特别是腺样囊性癌患者。

（二）气管切除与人工气管

Belsey 于 1950 年首次报道了 1 例用假体代替环形气管缺损，他把自体阔筋膜包在不锈钢弹簧上制成管状假体。此后 10 年中逐渐有利用多种材料的硬质管道行气道重建的零散报道，这些材料包括玻璃、不锈钢及钽，多数无孔硬质材料都曾使用过。多孔材料理论上的优点是宿主肉芽组织可以长进去，穿入到人工假体的内表面并作为上皮化的基础。Bucher 在 1951 年首次报道了使用多孔不锈钢丝网假体的经验。1960 年 Usher 报道了用"高强度" Marlex 网多孔假体的实验研究结果，1963 年 Beau 等把它应用于 2 例患者。

Pearson 等 1962 年也开始用这种 Marlex 网假体进行实验室研究，继而报道了 2 例假体置换的初步临床经验。后来他们又报道了 7 例用圆柱形 Marlex 网代替较长的气管环形缺损。有 3 例术后气道功能良好，分别维持长达 2、5、7.5 年之久。但有 4 例死亡，均与假体置换有关，1 例远端吻合口裂开，另外 3 例死于气管—无名动脉瘘引起的大出血。

（三）气管切除术并发症

轻度至中度气道阻塞可根据需要吸入氦氧混合气体（80% 氦气，20% 氧气），消旋肾上腺素吸入，或者必要时静脉注射类固醇 < 500 mg 甲泼尼龙。一两次这种剂量的类固醇对气管愈合并无显著损害。应当预先估计到发生严重气道阻塞的可能性，最好使用纤维支气管镜进行检查并在术中完全控制气道的状态下行远端气管切开。

轻微的针孔漏气通常很快可以自行闭合。较大的漏气，如果术中已经注意到了，可用带血管的组织加强缝合到漏气部位。如果术后出现皮下气肿，可以部分敞开切口减压。气胸是术后可能出现的另一种并发症，术后早期应当拍胸片除外气胸。

如果手术时能遵循手术原则，因操作不当而造成喉返神经永久性损伤的机会并不大。但是，可以发生暂时性的发音改变，原因可能是由于牵拉或解剖造成喉返神经的可逆性损伤。

术后第一天患者可进流食，通常很快即可恢复正常饮食。但是喉松解术后，患者可出现明显的吞咽困难，而且会出现误吸。液体食物的吞咽失调和误吸较明显，而固体食物则较轻。多数患者的功能失调是一过性和暂时性的，略微延迟完全恢复的时间。长期影响生活质量的误吸更常见于老年患者，或者那些曾做过颈部手术或放疗而损害了喉活动性的患者。

所有患者术后都应常规做支气管镜检查以观察吻合口的愈合情况。支气管镜检查多在术后一周左右，患者出院前进行，如果对吻合口愈合有疑问也可以提前。如果发现吻合口裂开超过气道周径的 1/3，应置入 Montgomery T 形管。小的裂开通常可自行愈合而不发生狭窄，但需定期做支气管镜检查随访。出血是气管手术少见的并发症。

所有气管手术都是相对污染的，就这一点来说，气管手术感染的发生率并不高。术前一次性给予预防性抗生素，术后再给予 1~2 次抗生素。如有残留感染，或有其他危险因素，如糖尿病患者或接受类固醇治疗者，可适当延长抗生素使用时间。如果患者确实发生了伤口感染或怀疑有深部感染，则应广泛敞开伤口以保证迅速引流。未经引流的脓肿可以腐蚀破坏气管吻合口而形成内引流。

再狭窄是一种晚期并发症，通常发生在术后 4～6 周。治疗方法包括扩张（必要时重复进行）及有选择地再次切除。如果不可能再次切除，放置内支架可能是唯一的选择。使用可吸收缝线或不锈钢缝线后，吻合口肉芽已较少见。如果出现肉芽组织，可通过硬式支气管镜用活检钳咬除。肉芽组织也可用硝酸银棒烧灼，或小心地用激光切除。

另外一个晚期可能发生的并发症是吻合口与食管或无名动脉形成瘘。多数患者可避免发生这些并发症。在分离气管时，应尽量不过分游离无名动脉，造成动脉完全裸露。如果动脉距离已完成的吻合口过近，可用带蒂肌瓣或大网膜保护吻合口。同样，如果气管手术时包括食管的修补，应在气管吻合口或食管修补处用带有血管的组织（通常为肌束）加固于食管和气管之间。

（四）其他治疗方法

1. 放疗

一般认为放疗可作为手术后的辅助治疗，可作为肿瘤不能切除或因身体状况不适合手术患者减轻症状的姑息性治疗。对于鳞状细胞癌及腺样囊性癌癌术后辅助放疗剂量一般为 60 Gy，对于肉眼残留的肿瘤，放疗剂量应增加至 68～70 Gy。

气管内的近距离放疗可能是治疗气管肿瘤的合适方法，已经有报道显示使用 60～68 Gy 的外照射放疗后使用 8～15 Gy 的近距离照射可以提高局部控制率。外照射放疗结束后行近距离照射的剂量与方法仍值得进一步研究。

2. 内镜下治疗

对于肿瘤不能切除或因身体状况不适合手术患者，可以使用内镜对气管腔内肿瘤进行姑息性切除。肿瘤的局部处理可以使用活检钳并吸引器处理，行电凝治疗、冷冻治疗、激光治疗、光动力学治疗或氩气凝固治疗。然而，使用此法难以达到根治，该类患者极少有长期生存的报道。

3. 气管支架置入术

在肿瘤不能切除或身体不适合手术的患者中，可以使用硅树脂或自膨支架对 80%～90% 的患者进行姑息性治疗。支架有不同的形状与型号能够适应不同位置的肿瘤所导致的狭窄。

4. 化疗

基于铂类的化疗方案联合放疗对不可切除患者有一定疗效。但是这种治疗方法尚未见大宗病例的研究报道。

5. 气管移植

有许多学者进行动物试验，试图找出合适的替代物能够代替一段较长的气管，但单纯人工材料未见成功应用于临床的报道，失败原因主要是肉芽增生及移植物移位。

（五）继发性气管肿瘤的治疗

与原发性气管癌治疗原则不同的是：继发性气管癌必须根据气管外原发肿瘤控制的状况、有无其他部位转移及气道梗阻的程度来制订治疗方案。治疗原则主要是在缓解呼吸困难的基础上，控制原发和继发病变。因此，选择姑息性治疗的机会远远大于原发性气管肿瘤。

对于喉癌侵犯气管者，应根据喉癌病变及是否保留说话功能，确定手术切除范围。一般在喉切除的同时，选择气管节段切除，术后给予适当放、化疗，效果良好。切除范围较大时，需行永久性气管造口术。如局部有复发，必要时可再行手术切除。

甲状腺癌侵犯气管常引起高位气道梗阻，可先行低位气管切开，缓解症状，赢得时间，然后酌情行甲状腺癌根治、气管切除，术后进行放疗。部分患者可取得长期生存的效果。

食管癌侵及气管者，若病变均较局限、年纪较轻、全身情况可以耐受者，可同期将食管及气管病变一并切除，分别进行气管和消化道重建。如果已经形成食管—气管瘘者，必须隔离消化道与呼吸道。常用措施包括：停止经口进食及下咽唾液、抗感染，同时行胃造瘘或鼻饲支持营养；也可试用食管或气管内置入带膜支架，再酌情放疗或化疗。

支气管肺癌累及气管者，应根据病变范围、组织学类型及远处有无转移来确定。若能切除并重建者，可行肺、气管、气管隆嵴切除成形或重建术，术后辅以放、化疗。估计切除有困难者，术前可适当先行放疗或化疗，使病变范围缩小后再行手术。

（王冠青）

第二节　支气管类癌

一、概述

1. 定义

支气管类癌属另一种低度恶性的原发性肺支气管肿瘤。国外文献报道较多，其发病率在3种低度恶性肿瘤中占80%～90%，国内迄今报道尚不多。

2. 发病情况

近20年来，通过电镜观察和组织生化研究，对本病的来源的认识已趋一致。Bensch等经电镜观察，发现类肿瘤瘤细胞内含有"神经分泌"颗粒，与小肠黏膜上皮内的嗜银细胞结构相似，正常支气管黏膜上皮及腺体散在分布有少量嗜银细胞，支气管类癌和小细胞肺癌均起源于这类细胞。研究证明在呼吸性细胞气管黏膜上皮也存在嗜银细胞，因此支气管类癌可以表现为周围性病变，嗜银细胞内的"神经分泌"颗粒具有某些分泌功能，分泌5-羟色胺、组胺和促肾上腺皮质激素等二十余种肽类激素，因此少数癌临床上伴有类癌综合征及库欣综合征。通过对201例支气管类癌的电镜观察研究，将类癌分为典型和不典型两大类。类癌镜下检查具有下列一项或几项特征者为诊断不典型类癌的标准：肿瘤细胞有丝分裂增多；瘤细胞核呈不规则多形状，核大，胞质、胞核的比例失常；部分区域瘤细胞数量增多，排列不规则；肿瘤内见到有坏死区。不典型类癌约占10%。

3. 病因

可能与环境、吸烟、遗传多种因素有关。

4. 病理

目前国内外对癌组织学分类仍不十分统一，但一般按细胞分化程度和形态特征分为鳞状上皮细胞癌、小细胞未分化癌、大细胞未分化癌和腺癌4种类型。

（1）鳞状上皮细胞癌：包括梭形细胞癌，是最常见的类型，占原发性肺癌40%～50%。多见于老年男性，与吸烟关系非常密切。以中央型肺癌多见，并有向管腔内生长的倾向，常早期引起支气管狭窄，导致肺不张或阻塞性肺炎。癌组织易变性、坏死，形成空洞或癌性肺脓肿。鳞癌生长缓慢，转移晚，手术切除的机会相对多，5年生存率较高，但对放疗、化疗不如小细胞未分化癌敏感。由于支气管黏膜柱状上皮细胞受慢性刺激和损伤、纤毛丧失、基底细胞鳞状化生、不典型增生和发育不全，最易突变成癌。典型的鳞癌细胞大，呈多形性，胞浆丰富，有角化倾向，核畸形，染色深，细胞间桥多见，常呈鳞状上皮样排列。电镜检查，癌细胞间有大量核粒和张力纤维束相连接。

（2）小细胞未分化癌：包括燕麦细胞型、中间细胞型。是肺癌中恶性程度最高的一种，占原发性肺癌的10%～15%。患者年龄较轻，多在40～50岁，多有吸烟史。多发生于肺门附近的大支气管，倾向于黏膜小层生长，常侵犯管外肺实质，易与肺门、纵隔淋巴结融合成团块。癌细胞生长快，侵袭力强，远处转移早。手术时发现60%～100%血管受侵犯，尸检证明80%～100%有淋巴结转移，常转移至脑、肝、骨、肾上腺等脏器。本型对放疗和化疗比较敏感。癌细胞多为类圆形和棱形，胞浆少，类似淋巴细胞。燕麦细胞型和中间细胞型可能起源于神经外胚层或嗜银细胞。核细、胞浆内含有神经分泌型颗粒，具有内分泌和化学受体功能，能分泌5-羟色胺、儿茶酚胺、组胺、激肽等肽类物质，可引起副癌综合征。

（3）大细胞未分化癌：包括巨细胞癌和透明细胞。可发生在肺门附近或肺边缘的支气管。细胞较大，但大小不一，常呈多角形或不规则性形，呈实行巢状排列，常见大片出血性坏死；癌细胞核大，核仁明显，核分裂象常见，胞浆丰富，可分为巨细胞型和透明细胞性。巨细胞型癌细胞团周围常伴有多核巨细胞核炎症细胞浸润。透明细胞型易被误诊为转移性肾腺癌。大细胞癌转移较小细胞未分化癌晚，手术切除机会较大。

（4）腺癌：包括眼泡状、乳头状、细支气管—肺泡癌和实体瘤伴黏液形成。女性多见，灾难性也有增多趋势。与吸烟关系不大，多生长在肺边缘小支气管的黏液腺，因此，在周围型肺癌中以腺癌为最常见。腺癌约占原发性肺癌25%。腺癌倾向于管外生长，但也可循泡壁蔓延，常在肺边缘部形成直径2～4 cm的肿块。腺癌富于血管，故局部浸润和血行转移较鳞癌早。易转移至肝、脑和骨，更易累及胸膜而引起胸腔积液。典型的腺癌细胞，呈腺体或乳头状结构，细胞大小比较一致，圆形或椭圆形，胞浆丰富，常含有黏液，核大，染色深，常有核仁，核膜比较清楚。

二、临床表现

1. 症状

支气管类癌的好发部位与腺样囊性癌有不同之处，后者好发于气管、气管隆嵴及大支气管，而支气管类癌则多见于主支气管及其远端支气管和肺实质内。国外文献报道肺实质内（周围型）占10%～15%，而国内报道则占40%～50%。

临床表现与肿瘤发生的部位有关。周围型类癌都无症状，常在查体胸部摄片发现，位于主支气管的肿瘤临床表现为反复肺部感染、咯血丝痰或咯血，少数为大咯血。

少数类癌伴有类癌综合征及库欣综合征，前者主要临床表现是皮肤潮红、腹泻、哮喘和心动过速。

2. 体征

支气管类癌局部可有啰音。

3. 检查

X线表现：周围型病变胸部平片表现为肺内孤立结节，直径多在 1.5~2.0 cm。位于支气管腔内肿瘤，远端肺组织有炎性改变。气管正侧位体层、气管分叉体层或支气管斜位体层有的可以清晰显示肿瘤的轮廓。

三、诊断与鉴别诊断

1. 诊断

类癌的诊断主要依靠 X 射线检查和内腔镜检查。内腔镜检查能判断肿瘤的部位并可直接观察肿瘤外形如有无黏膜覆盖，并可以通过内腔镜活检提供病理学诊断，但活检确诊率仅为50%左右。有研究指出由于 Kulchitsky 细胞分布在支气管黏膜上皮的基底层，向腔内生长的肿瘤表现常覆盖有完整的黏膜上皮，这样活检时如仅取到肿瘤的表浅组织，即不能获得阳性病理结果。因此，对支气管类癌的诊断有赖于对本病临床特点的全面认识。

2. 鉴别诊断

（1）由原发肿瘤引起咳嗽、咯血的症状需要与支气管扩张、肺结核鉴别。

（2）由原发肿瘤引起呼吸困难、声音嘶哑的症状需要与其他类型的肺癌鉴别。

四、治疗

支气管类癌的治疗是根据患者的身体状况、支气管类癌的病理类型、侵犯的范围和发展趋向、生物学性状，合理地、有计划地应用现有的治疗手段，以期较大幅度地提高治愈率和患者的生活质量。根据肺癌的生物学特点及预备后，大多数临床肿瘤学家将上述四类支气管类癌分为非小细胞肺癌（包括鳞癌、腺癌、大细胞癌）和小细胞肺癌两大类。非小细胞肺癌与小细胞肺癌的治疗原则不同。非小细胞肺癌治疗原则：Ⅰ～ⅢA 期以手术为主的综合治疗，ⅢB 期放疗为主的综合治疗，Ⅳ期化疗为主。小细胞肺癌的治疗原则：以化疗为主，辅助以手术和（或）放疗。

1. 手术治疗

（1）手术治疗原则：随着对本病恶性程度认识的提高及气管、支气管成型手术的进展，支气管类癌手术的原则是保守性切除：既切除肿瘤而又尽可能保存正常肺组织。对位于主支气管、中间及叶支气管的肿瘤，如远端肺组织无明显不可逆性改变则争取做袖状切除支气管成形术，肺门如有淋巴转移则同时做淋巴结清扫术。如远端肺组织因反复感染已有明显不可逆性改变，则需做肺叶或全肺切除术。

（2）局限性肿瘤切除术可取得相当于广泛切除者的疗效，一般推荐肺叶切除术；肺段切除术和楔形切除等范围更小的手术，一般仅用于外周性病变患者或肺功能不良者。因此，近年来有扩大手术治疗的适应证，缩小手术切除的范围及气管隆嵴成形术等技术的新进展。

（3）非小细胞肺癌Ⅰ期和Ⅱ期患者应行以治愈为目标的手术切除治疗，对以同侧纵隔淋巴结受累为特征的Ⅲ期患者应行原发病灶及受累淋巴结手术切除治疗。Narke 报告对 819例 N_2 者采用其创制的胸内淋巴结图逐个清除淋巴结，术后 5 年生存率可高达48%。胸壁受侵犯也行手术治疗，术后 5 年生存率可达 17%~20%。对肺上沟癌尚无纵隔淋巴结或全身转移者应行手术前放疗及整体手术切除。对 T_4N_2 或 M_1 认为是扩大手术的禁忌证。一般 N_0 者手术后 5 年生存率为 33.7%~53.7%，N_1 者为 17.4%~31%，N_2 者为 8.9%~23%。鳞癌比腺癌和大细胞癌术后效果好，肿瘤直径小于 3.5 cm 者，术后 5 年生存率为 50% 左右，包膜完整的比穿破者效果好。

（4）小细胞肺癌 90% 以上在就诊时已有胸内或远处转移，在确诊时 11%～47% 有骨髓转移，14%～51% 有脑转移。此外，尚有潜在性血行、淋巴行微转移灶。因此，国内主张先化疗、后手术，5 年生存率为 28.9%～51%，而单一手术的 5 年生存率仅为 8%～12%。

（5）肺功能为评估患者是否应行手术治疗时需要考虑的另一重要因素。若用力肺活量超过 2 L，且第一用力呼气量（FEV_1）占用肺活量的 50% 以上，可考虑行手术治疗。

2. 化疗

（1）支气管类癌的小细胞肺癌对于化疗有高度的反应性，有较多的化疗药物能提高小细胞肺癌的缓解率，如依托泊苷、替尼泊苷、卡铂及异环磷酰胺等，其单药的缓解率为 60%～77%；还有洛莫司汀、顺铂、长春地辛、表柔比星、甲氨蝶呤等也均被认为对小细胞肺癌有效，使小细胞化疗有新的发展，缓解率提高到 50%～90%。因此，化疗成为治疗小细胞肺癌的主要方法，尤其对 IV 期小细胞肺癌的价值更大。

（2）化疗获得缓解后，25%～50% 出现局部复发。由于小细胞肺癌有 3 个亚型，即纯化小细胞肺癌型、小细胞—大细胞和混合型，后两种因混有非小细胞肺癌，化疗只杀伤小细胞肺癌型，剩下的对化疗不敏感的非小细胞肺癌是构成复发的原因之一。因此，化疗缓解后局部治疗也很重要。

（3）化疗结合局部治疗后，尚残存微转移灶，因此继续全身化疗有其重要性如一组 59 例小细胞肺癌化疗缓解后做手术切除，术后 11 例未用化疗，均于 13 个月内死亡，而其余 48 例术后化疗者 5 年生存率达 33.2%。

（4）对支气管类癌的小细胞肺癌有活力的化疗药物，要求它们对未用过化疗患者的缓解率为 20%，已治者要求 >10%，以往经常采用的环磷酰胺 + 阿霉素 + 长春新碱组成的 CAV 方案，其缓解率高达 78.6%，也有用 CVA + VP-16 者，对病变超过同侧胸腔和所有 N_2，即广泛期患者有较好作用。VP-16 取代 CAV 方案的 ADM，广泛期患者的中枢期得到改善。对未经治疗的小细胞肺癌患者 CAV + VP-16，二者的缓解率分别为 53% 和 48%，近年国外在研究 VM-26 或 CBP 为主的联合治疗方案。

3. 放疗

（1）放射线对支气管类癌细胞有杀伤作用：癌细胞受照射后，射线可直接作用于 DNA 分子，引起断裂；射线引起的电离物质又可使支气管类癌的癌细胞发生变性，被吞噬细胞吞噬，最后被成纤维细胞所代替，但放疗的生物效应受细胞群的增殖动力学的影响。

（2）放疗可分为根治性和姑息性两种：根治性对于病灶局限、因解剖原因不便手术或患者不愿意手术者，有报道少部分患者 5 年无肿瘤复发。若辅以化疗，可提高疗效。姑息性放疗目的在于抑制肿瘤的发展，延迟肿瘤扩散和缓解症状对控制骨转移性疼痛、骨髓压迫、上腔静脉压迫综合征和支气管阻塞及脑转移引起的症状有肯定的疗效，可使 60%～80% 的咯血症状和 90% 的脑转移症状获得缓解。

（3）放疗对支气管类癌的小细胞癌效果较好，其次为鳞癌和腺癌，其放射剂量以腺癌最大，小细胞癌最小：一般 40～70 Gy 为宜，肺鳞癌 50～65 Gy，肺腺癌 60～70 Gy，小细胞肺癌 50～60 Gy，分 5～7 周照射。常用的放射线有直线加速器产生的高能 X 射线和 ^{60}Co 机产生的 γ 射线。精心制订照射方案严密观察病情动态变化，照射剂量和疗程，常可减少和防止放射反应如白细胞减少、放射性肺炎、放射性肺纤维化和放射性食管炎。

（4）支气管类癌全身情况太差，有严重心、肺、肝、肾功能不全者应列禁忌：重症阻塞性肺气肿患者，易并发放射性肺炎、使肝功能受损害，宜慎重应用。放射性肺炎可用糖皮质激素治疗。

4. 综合治疗

近几年来用许多综合治疗手段来缓解患者的症状和控制肿瘤的发展。如经支气管动脉（或）肋间动脉灌注加栓塞治疗、经纤支镜用电刀切割瘤体、激光烧灼及血卟啉衍生物（HPD）静脉注射后，用 Nd：YAG 激光局部照射产生光动力方面，使瘤组织变性坏死。此外，经纤维支气管镜引导腔内置入放疗做近距离照射也取得较好的效果。

5. 生物治疗

生物缓解调解剂 BRM 为支气管类癌的小细胞肺癌提供了一种新的治疗手段，如小剂量干扰素（2×10^6 U）每周 3 次间歇疗法。转移因子、左旋咪唑、集落刺激因子（CSF）在肺癌的治疗中都能增加机体对化疗、放疗的耐受性，提高疗效。

五、预后

支气管类癌手术治疗后预后良好，术后 5 年生存率可达 90% 左右。不典型类癌预后则较差，有报道 23 例术后有 7 例死于远处转移，平均生存时间为 27 个月。

（王冠青）

第三节 恶性胸膜间皮瘤

恶性胸膜间皮瘤（MPM）是来源于胸膜间皮组织的一种少见的高度侵袭性肿瘤。其临床表现不典型，诊断困难。文献报道误诊率为 40% ~ 50%，我国约为 49%，恶性程度高，患者生存期短。因此，MPM 的临床诊断和治疗仍然是一个难题。

一、流行病学

在不同的国家中，MPM 的发病率有较大差异，从每年 7/100 万（日本）到 40/100 万（澳大利亚）不等，这主要与这些国家过去几十年中石棉的消费量有关。流行病学家预期，MPM 的发病高峰会在未来十年内出现，有些国家可能已达到发病高峰（美国和瑞典）。因为 MPM 有较长的潜伏期，且不同国家减少或禁止石棉应用的时间不同，故发病的高峰时间很难精确估计。在我国，MPM 的发病率为 0.3/10 万 ~0.5/10 万，占胸膜原发肿瘤的 80%。近几年来的统计发现，MPM 的发病率有上升趋势，且发病率与年龄成正相关，其好发年龄为 50 ~70 岁，男性发病率高为女性的 2 ~3 倍，这可能与男女职业差别有关。

二、病因

（一）石棉

石棉是 MPM 的首要致病因素，主要包括 6 种可形成极细纤维的硅酸盐矿物：纤蛇纹石、青石棉、铁石棉、直闪石、透闪石和阳起石。MPM 主要通过职业暴露石棉而发生，但也可通过间接职业暴露或环境暴露石棉而发生。大多数闪石纤维，特别是青石棉、铁石棉和透闪石，比纤蛇纹石纤维具有更高的致癌力。所有接触石棉的个体均为高危人群。电镜下几乎所有的肺组织及间皮组织内都可以观察到石棉纤维，致病性石棉纤维细长、僵硬，吸入肺内形成含氧化铁的小体，不能被吞噬细胞消化，反可引起反应性多核吞噬细胞增生，多核吞噬细胞增生失控导致间皮细胞变异，最终发生癌变。MPM 的平均潜伏期是石棉暴露后大约 40 年（15～67 年），潜伏期大于 15 年者占所有病例的 99%。在大多数病例中，胸膜斑是石棉暴露的一个征象，有报道称，其与间皮瘤的危险性也有很大的联系，但也有研究得出两者无相关性的结论。总体来说，尚无明确的证据显示，单独胸膜斑与胸膜间皮瘤危险性增加相关。在男性患者中超过 80% 有石棉接触史，但在女性患者中则很少有石棉接触史。石棉暴露与 MPM 之间有明确的剂量关系，但在小剂量石棉暴露者中，也可发生此种疾病。

（二）其他因素

MPM 的其他潜在致病因素或协同因素包括：电离辐射、接触其他自然纤维（如毛沸石、氟浅闪石）或是人造纤维（耐火陶瓷）。另外，最近发现猿病毒 SV40 感染与该病相关。SV40 皮下注射也确在实验鼠诱发出 MPM。

三、病理分类

胸膜肿瘤组织学分类（WHO，2015）

（一）弥漫性恶性间皮瘤

（1）上皮样间皮瘤。

（2）肉瘤样间皮瘤。

（3）双相型间皮瘤。

（二）局限性恶性间皮瘤

不伴有弥散性的胸膜播散。

四、临床分期

目前较常用的为国际间皮瘤学会（IMIG）1995 年提出的 TNM 分期法（表 8-3）。该分期系统是基于肿瘤 T、N 状态和总生存率之间的相互关系建立起来的，故为 AJCC 第六版《癌症分期手册》（2002）所采纳，并被 UICC 所接受。但此系统仅适用于胸膜原发性肿瘤，腹膜和心包原发间皮瘤很少见，不宜用该 TNM 分期系统。

表 8-3　国际间皮瘤学会（IMIG）TNM 分期

分期	分期标准
T_x	原发肿瘤无法评估
T_0	无原发肿瘤证据
T_{1a}	肿瘤局限于同侧壁层胸膜，包括纵隔胸膜及膈肌胸膜，脏层胸膜未受累
T_{1b}	肿瘤局限于同侧壁层胸膜，包括纵隔胸膜及膈肌胸膜，脏层胸膜有散在病灶
T_2	同侧胸膜的所有这些部位均可见到肿瘤侵犯：脏层、壁层、纵隔、横膈；并至少有以下一项。①膈肌受侵；②脏层胸膜肿瘤彼此融合（含叶间裂）或脏层胸膜肿瘤直接侵犯肺

分期	分期标准
T_3	局部进展但潜在可切除的肿瘤——同侧胸膜的所有这些部位均可见到肿瘤侵犯：脏层、壁层、纵隔、横膈，并至少有以下一项：①胸内筋膜受侵；②纵隔脂肪受侵；③伴有孤立、可完全切除的胸壁软组织病灶；④非透壁性心包受侵
T_4	局部进展，不可切除的肿瘤——同侧胸膜的所有这些部位均可见到肿瘤侵犯：脏层、壁层、纵隔、横膈；并至少有以下一项：①胸壁的弥漫多发病变，伴或不伴有直接的肋骨破坏；②肿瘤穿透膈肌侵犯腹膜；③肿瘤直接侵犯对侧胸膜；④肿瘤直接侵犯一个或多个纵隔器官；⑤肿瘤直接侵犯椎体；⑥肿瘤直接侵犯脏层心包，伴或不伴有心包积液，或肿瘤侵犯心肌
N_x	区域淋巴结无法评估
N_0	无区域淋巴结受侵
N_1	同侧肺门淋巴结受侵
N_2	气管隆嵴下或同侧纵隔淋巴结受侵，包括同侧内乳淋巴结
N_3	对侧纵隔、对侧内乳、同侧或对侧锁骨上淋巴结受侵
M_x	远处转移无法评估
M_1	无远处转移
M_2	伴有远处转移
Ⅰ A 期	$T_{1a}N_0M_0$
Ⅰ B 期	$T_{1b}N_0M$
Ⅱ 期	$T_2N_0M_0$
Ⅲ 期	$T_3N_{0\sim3}M_0$；任何 $T_{1\sim4}N_{1\sim2}M_0$
Ⅳ 期	$T_4N_{0\sim3}M_{0\sim1}$；$T_{1\sim4}N_3M_{0\sim1}$；M_1

五、诊断

MPM 的临床表现通常不特异且隐匿，因此，即使对于有石棉暴露史的个体，也不应将临床表现作为诊断标准。

（一）影像学诊断

胸部 X 线通常显示一侧的胸腔积液或胸膜增厚，但不能仅凭这一点就诊断 MPM。胸部 CT 扫描不适合用来确诊，但是弥漫性或结节性的胸膜增厚可能具有提示意义，CT 能很好地显示胸膜病变的形态、范围；PET-CT 在肿瘤的分期及治疗中起重要的补充作用。

（二）胸腔镜诊断

当临床和放射学检查怀疑存在间皮瘤时，胸腔镜检查是最好的确诊方法，因其可获得更多的病理学信息。除了有手术禁忌证或是胸膜粘连的患者，均推荐进行胸腔镜检查，以便于明确诊断。

（三）病理学诊断

病理学诊断是胸膜间皮瘤诊断的金标准。然而，诊断依旧是困难的，因为间皮瘤是有多种细胞异型性的癌症，从而产生很多误导组织病理学确诊的陷阱。并且胸膜也是转移性肿瘤的好发部位。不推荐细针穿刺活组织检查作为间皮瘤的首选方法，因其敏感性较低（30%），也不推荐通过冰冻组织切片来对 MPM 进行诊断。MPM 的诊断应基于免疫组化检查，免疫组化方法取决于间皮瘤的肿瘤亚型。

（四）血清标志物

虽然目前尚无理想的血清标志物存在，但联合检测骨桥蛋白、soluble mesothelin related proteins（SMRP）、megakaryocyte potentiating factor（MPF）可提高诊断阳性率。其中骨桥蛋白的敏感度和特异度分别可达 77% 和 85%，其对 MPM 的阳性预测值与 CA125 对卵巢癌类似。SMRP 检测上皮型和混合型 MPM 更有优势，敏感度和特异度分别为 80% ~ 83%、80% ~ 100%，其试剂已被 FDA 批准上市。检测患者血清 MPF 含量的改变，也可作为疗效评价的指标。

六、治疗

通常对于早期（Ⅰ、Ⅱ期）MPM 病例应手术切除，必要时术后再辅助放疗。中期（Ⅲ期）MPM 应以放疗为主，肿瘤缩小后再考虑能否手术切除或辅助化疗。对于晚期（Ⅳ期）MPM 则进行以化疗为主的综合治疗，放疗和手术是姑息性的，主要是为了提高患者的生活质量。目前，无论哪一期 MPM 的非姑息性治疗都在研究中。

（一）手术治疗

MPM 的早期病例应以手术为治疗首选，即使是进展期 MPM 也可以通过手术改善患者的生活质量，为放疗创造条件，以延长生存期。主要包括胸膜外全肺切除术、胸膜剥脱术和胸腔镜下胸膜固定术。这一过程可通过开胸手术或闭合式电视辅助胸腔镜手术来完成，应优先考虑胸腔镜手术。胸膜部分切除术、胸膜剥离术达不到治愈目的，但能缓解症状，特别是对于化学性胸膜固定术无效、且有肺不张综合征的患者。

根治性手术的定义是指从半侧胸廓去除所有肉眼可见的肿瘤。通过胸膜外肺切除术切除整个胸膜、肺、心包膜、隔膜，并进行系统淋巴结清扫，可达到根治的目的。研究显示，根治术后患者中位生存期为 20 ~ 24 个月，术后死亡率降至 5%，而复发率较高，约为 50%。

（二）放疗

MPM 对放疗中度敏感，术后辅助放疗能控制肿瘤的局部复发，并延长患者的生存期。单纯放疗仅用于减轻症状及预防有创性诊断后的局部种植。根治性放疗主要用于早期不能手术或局部晚期手术不能切除而又无远处播散的患者。姑息性放疗的主要目的是缓解疼痛，对于因侵及胸壁而引起疼痛的患者，可考虑应用。但预防性放疗仍然存在争议。

目前临床上尚无最佳的放疗技术（包括分次模式及放疗剂量）可以遵循，三维适形调强放疗在保证瘤体得到较高剂量的照射外，又有效地降低了周围重要组织和器官的受量，从而有利于改善 MPM 的放疗效果，前景广阔。

（三）化疗

目前认为可能有效的单药有：ADM、DDP、MMC、GEM、NVB、培美曲塞等。以往的联合化疗方案多局限于蒽环霉素或铂的衍生物，其有效率基本上均不超过 20%。

研究显示，联合化疗包括 DDP 和抗叶酸制剂、培美曲塞或雷替曲塞能改善患者的生存期。DDP 联合培美曲塞组（12.1 个月）或 DDP 联合雷替曲塞组（11.4 个月）的中位生存期比通常文献报道的（7~9个月）有明显延长。

目前培美曲塞联合 DDP 成为治疗 MPM 标准的一线治疗方案。报道的国际多中心随机Ⅲ期临床研究 MPM 患者 448 例，其中 78% 为Ⅲ或Ⅳ期患者，治疗分两组：①PC 方案治疗组，226 例；②DDP 单药治疗组，222 例。112 例治疗后，以白细胞减少和胃肠毒性来调整方案，所有患者均补充叶酸、维生素 B_{12} 和地塞米松。结果：PC 方案组有效率为 41.3%，而 DDP 单药组有效率为 16.7%，PC 方案组与 DDP 单药组的中位生存期分别为 12.1 个月和 9.3 个月（HR = 0.77，$P = 0.020$）。完全补充病例中 PC 方案组（168 例）与 DDP 单药组（163 例）的中位生存期分别为 13.3 个月和 10.0 个月（HR = 0.75，$P = 0.051$）。结果显示，PC 方案较 DDP 单药治疗有效率高，中位生存期显著延长，故推荐 PC 方案为该病治疗的标准方案。此外，补充叶酸和维生素 B_{12} 的治疗可以明显减少不良反应而不影响疗效。

在体外实验，GEM 和 DDP 合并使用对间皮瘤细胞株有协同作用。在Ⅱ期临床试验中 GEM 与 DDP 或 CBP 联合有明确作用，吉西他滨与 DDP 联合有效率为 48%，还有报道有效率为 26%，故 GP 方案也为治疗 MPM 的推荐方案。虽然培美曲塞同 GEM 单药都显示了一定的疗效，但是两者联合治疗 MPM，相比培美曲塞联合顺铂的效果略差，中位生存期分别为 8.08 个月和 10.12 个月。培美曲塞联合 CBP 的疗效略差于联合 DDP，但不良反应发生率较低。有报道贝伐珠单抗与培美曲塞或 NVB 联合治疗对于 MPM 有较好的效果。

常用的联合化疗方案如下。

1. PC 方案

培美曲塞 500 mg/m²，静脉滴注超过 10 分钟，第 1 天；DDP 75 mg/m²，静脉滴注超过 2 小时，第 1 天；预处理：地塞米松 4 mg，口服，每日 2 次，第 1、第 2 天，于培美曲塞前 1 天开始，连用 3 天；叶酸 1 000 mg/次，口服，每日 1 次，开始于培美曲塞前 7 天，结束于最后 1 次培美曲塞给药后 21 天；维生素 B_{12}，1 000 毫克/次，肌内注射，开始于培美曲塞前 7 天，以后每 3 周，肌内注射 1 次，贯穿全疗程；21 天为 1 个周期。

2. CAP 方案

环磷酰胺 500 mg/m²，静脉注射，第 1、第 8 天；ADM 20 mg/m²，静脉注射，第 1、第 8 天；DDP 30 mg/m²，静脉滴注，第 2~4 天；21 天为 1 个周期。

3. GP 方案

DDP 30 mg/m²，静脉滴注，第 1 天；GEM 500 mg/m²，静脉滴注，第 1、第 8、第 15 天；28 天为 1 个周期。

4. TC 方案

CBP AUC = 6，静脉滴注，第 1 天；PTX 200 mg/m²，静脉滴注；21 天为 1 个周期。

（四）生物治疗

在恶性间皮瘤的生物治疗中，干扰素和白细胞介素是主要的试验性药物。目前，这两种药物的单药疗法未发现疗效，也不推荐在临床试验之外使用。各个临床试验的剂量、给药方法（胸膜内、皮下、肌内和静脉）、药物类型和疾病分期各不相同，故对这些研究结果的解释需要谨慎。

（五）靶向治疗

虽然近年来以铂类为基础的化疗方案联合抗代谢药如培美曲塞已经成为 MPM 一线治疗

的标准方案，但对于其能否真正延长患者的生存期，以及如何选择二、三线治疗目前仍不明确。因此，越来越多的研究者将目光投向了分子靶向治疗。目前，分子靶向治疗研究的热点主要集中在 EGFR、VEGF/VEGFR、PI3K/AkT/mTOR 旁路、间皮素等方面。虽然一些靶向治疗的 Ⅰ/Ⅱ 期临床研究带来了令人鼓舞的结果，但仍需要更多的多中心、Ⅱ 期随机对照研究以进一步明确其疗效。因此，今后需致力于通过从间皮瘤细胞的分裂发展至侵袭性间皮瘤的过程中，发现更多的相关靶点，并鼓励患者积极参与到各项临床试验中。

（六）腔内治疗

MPM 常合并恶性胸腔积液，该治疗方式可增加局部药物浓度，降低全身吸收及药物毒性，还能引起胸膜化学粘连，具有较高的减症作用，常用药物有：生物制剂（如白介素-2）或化疗药物（如 BLM）等。

七、预后

影响预后的因素很多，最主要的是分期，其他经过前瞻性研究证实的不良因素包括一般状况差、非上皮型组织学类型。此外，肿瘤伴有血管生成，肿瘤坏死，EGFR、cox-2 及基质金属蛋白酶 MMP 的表达也与不良预后有关。

（姜　丽）

第九章

消化系统肿瘤

第一节　恶性胰岛细胞瘤

恶性胰岛细胞瘤不常见，约占胰岛细胞肿瘤的 10%，其体积约为良性肿瘤的 2 倍，平均直径为 6 cm。β 细胞瘤最常见，属功能性，症状与胰岛细胞瘤相似，表现为发作性低糖血症，可有短暂的、间歇性中枢神经系统功能障碍症状，如意识丧失或昏迷，许多患者也有自主神经系统症状如心悸、多汗等，因此常常误诊；测空腹血糖（<2.2 mmol/L）及测胰岛素水平（正常血清胰岛素原水平≤25%，而此时平均为 50%）有助于确定诊断。

一、病理分类

恶性胰岛细胞瘤：胰岛的 β 细胞瘤，肿瘤发生于胰头、胰体和胰尾约各占 1/3，胰岛细胞肿瘤有多种类型，大多数为良性。同时，有功能型和非功能型之分。

二、临床分期

未制订单独的临床分期。

三、治疗原则和综合治疗

主要的治疗手段为手术切除，有转移则连同胰周围淋巴结一并切除，如不能全切可切去巨块以减负荷，也减少激素分泌。该肿瘤根治性切除的无病生存期为 5 年，有 63% 复发，自切除到复发的中位间隔时间为 2.8 年，复发后中位生存期为 19 个月，姑息性再切除的中位生存期为 4 年。由于恶性胰岛细胞瘤生长缓慢，在切除原发灶及转移灶后，可较长期生存，故应积极对待。不能切除或切除不彻底者可行化疗。肝转移病例可以进行肝动脉介入栓塞化疗。

四、肿瘤内科治疗和化疗方案

1. SF 方案

链脲霉素 + 氟尿嘧啶。

STZ 600 mg/m^2 缓慢静脉注射，第 1、第 8、第 29、第 36 天。

5-FU 350~500 mg/m^2 静脉滴注，第 1、第 8、第 29、第 36 天。

6 周为 1 个周期，3 周期为 1 个疗程。

2. ASF 方案

阿霉素 + 链脲霉素 + 氟尿嘧啶。

ADM 20 mg/m² 静脉注射，第 1、第 8 天。

STZ 600 mg/m² 缓慢静脉注射，第 1、第 8、第 15 天。

5-FU 350 ~ 500 mg/m² 静脉滴注，第 1、第 8、第 15 天。

4 周为 1 个周期，3 周期为 1 个疗程。

3. GFL 方案

吉西他滨 + 氟尿嘧啶 + 亚叶酸钙。

GEM 1 000 mg/m² 静脉滴注 30 分钟，第 1、第 8、第 15 天。

5-FU 300 mg/m² 静脉滴注，每日 1 次，第 2 ~ 6 天。

CF 200 mg/m² 静脉滴注，每日 1 次，第 2 ~ 6 天。

3 周为 1 个周期，3 周期为 1 个疗程。

4. TG 方案

多西他赛 + 吉西他滨。

TXT 75 mg/m² 静脉滴注，第 1 天。

GEM 1 000 mg/m² 静脉滴注 30 分钟，第 1、第 8 天。

21 天重复。

（冯　越）

第二节　胃肠道间质瘤

胃肠道间质瘤为 CD117 表达的胃肠道间叶源性肿瘤。CD117 是 kit 原癌基因的蛋白产物，为Ⅲ型酪氨酸激酶生长因子受体，属免疫球蛋白超家族成员。GIST 的 CD117 表达率高，CD34 在 GIST 也有较高的表达率。CD117 和 CD34 为 GIST 最具特征的免疫组化标志物，但它并不作为判断 GIST 良恶性的指标。

本病全球年发病率为（1 ~ 2）/10 万，占胃肠道肿瘤的 1% ~ 4%。推算我国每年发病 3 万例。中位发病年龄 55 ~ 65 岁，40 岁以前发病很少，儿童患此病更为罕见。男、女比例相似。肿瘤最常发生部位为胃（60% ~ 70%），其次是小肠（20% ~ 30%），结肠和直肠仅占 5%，食管及网膜和肠系膜则不足 5%。转移主要是肝及腹腔种植和血行转移，肝为最常见的血行转移部位，其次为骨转移，淋巴结转移很少见。

良恶性判断标准如下。

（1）肯定恶性的指标：①转移；②浸润至邻近器官；③结直肠间质瘤侵犯肌层。

（2）潜在恶性的指标：①肿瘤长径，胃间质瘤 > 5.5 cm，肠间质瘤 > 4 cm；②核分裂象，胃间质瘤≥5 个/50HPF，肠间质瘤≥1 个/50HPF；③肿瘤坏死；④核异型明显；⑤细胞丰富密度大；⑥上皮样细胞呈细胞巢或腺泡状排列。

（3）GIST 良恶性判定标准：①恶性间质瘤：具有 1 项肯定恶性指标或 2 项潜在恶性指标者；②潜在恶性间质瘤：仅具有 1 项潜在恶性指标者；③良性间质瘤：无恶性或潜在恶性指标者。良恶性缺乏明确界限，有的采用低危和高危肿瘤来代替 GIST 良恶性。

一、病理分类

可分为上皮细胞型（上皮样细胞超过 50%）、混合细胞型（上皮样细胞占 10%~50%）和梭形细胞型（上皮样细胞 <10%）。肿瘤细胞排列方式主要为束状和弥漫片状，另较少见的方式有栅栏状、旋涡状和小巢状等。病理学检查为主要诊断依据，但最终确诊还需免疫组织化学检查。

二、临床分期

1. TNM 分期

T—原发肿瘤；

T_x—原发肿瘤不能确定；

T_0—无原发肿瘤证据；

T_1—肿瘤最大径 ≤5 cm；

T_{1a}—表浅肿瘤；

T_{1b}—深部肿瘤；

T_2—肿瘤最大径 >5 cm；

T_{2a}—表浅肿瘤；

T_{2b}—深部肿瘤。

注：①表浅肿瘤：位于浅筋膜表面，而未侵犯筋膜；②深部肿瘤：位于浅筋膜者，或侵及深筋膜，或穿透深筋膜，或虽然浅表但位于深筋膜之下。腹膜后、纵隔和盆腔的肿瘤被分为深部肿瘤。

N—区域淋巴结；

N_x—淋巴结转移不能确定；

N_0—无区域淋巴结转移；

N_1—有区域淋巴结转移。

M—远处转移

M_x—远处转移不能确定；

M_0—无远处转移；

M_1—有远处转移。

2. 临床分期

Ⅰ期	T_{1a}，T_{1b}，T_{2a}，T_{2b}	N_0	M_0	$G_{1,2}$	G_1	低级
Ⅱ期	T_{1a}，T_{1b}，T_{2a}	N_0	M_0	$G_{3,4}$	$G_{2,3}$	高级
Ⅲ期	T_{2b}	N_0	M_0	$G_{3,4}$	$G_{2,3}$	高级
Ⅳ期	任何 T	N_1	M_0	任何 G	任何 G	高级或低级
	任何 T	任何 N	M_1	任何 G	任何 G	高级或低级

三、治疗原则

手术切除是 GIST 的首选治疗方法。局限或潜在可切除的 GIST，80% 的原发 GIST 可行根治性切除。或加入术前、术后辅助靶向药物治疗。放疗对 GIST 的有效性还不确定，缓解率<5%。细胞毒性化疗药物一般无效，常规化疗的有效率为4.4%（12/270），阿霉素有效率<5%。不能切除和转移的恶性胃肠道间质瘤患者可采用分子靶向药物治疗。对腹膜转移病例，可在行减瘤术后给予腹腔内灌注化疗，对较小的局部残余病灶可行局部化疗。

四、综合治疗

1. 手术治疗

（1）开腹手术治疗：开腹手术是局限性GIST的主要治疗手段，肿瘤完整切除尤为重要。GIST完整切除的5年生存率为40%~65%。

1）手术原则：应距肿瘤边缘5 cm处切除肿瘤，确保切缘阴性，巨大肿瘤并有严重侵犯粘连者行脏器联合切除术，一般不行淋巴结清扫，除非有淋巴结转移征象。

2）手术适应证。①局限性GIST：肿瘤最大径>2 cm者，原则为手术切除；对不能切除的局限性GIST，可先行术前药物治疗，肿瘤缩小后再行手术。②可疑局限性GIST：肿瘤最大径≤2 cm，有症状者应手术切除，如合并不良因素可考虑切除，如无不良因素可定期随诊。③局限性复发转移性GIST：a. 对未经靶向药治疗患者，估计能完全切除和手术风险不大者，可行药物治疗，或考虑手术切除全部病灶；b. 靶向药治疗有效且维持稳定者，估计复发转移病灶均可切除，可切除全部病灶；c. 局限性进展性GIST，对靶向药治疗控制较好者，可考虑行减瘤手术；d. 广泛性进展的复发转移性GIST，原则不考虑手术。④急症手术适应证：对肿瘤引起的完全性肠梗阻、消化道穿孔保守治疗无效的消化道大出血及肿瘤自发破裂引起腹腔大出血时，行急诊手术。

DeMatteo P等对200例GIST，完全切除者80例，结果完全切除病例的5年生存率为54%，中位生存期66个月。不完全切除病例的术后中位生存期仅22个月。

（2）腹腔镜下手术治疗：一般用于肿瘤直径<2 cm患者，近年已用于肿瘤直径≤5 cm者。对肿瘤较大无转移和未侵犯周围组织者，腹腔镜治疗不能完全切除，手术后给予伊马替尼辅助治疗。

2. 动脉栓塞化疗及射频消融治疗

Jones RL等对13例GIST肝转移病灶进行射频消融治疗，有效率为92.3%（12例）。当服用伊马替尼治疗期间出现局灶性进展的病灶时，选用动脉栓塞化疗或射频消融治疗，仍是一种有效和安全的治疗方法。直接经皮穿刺消融术，包括注射无水乙醇、射频热疗、冷冻治疗等，对直径小于5 cm的转移灶效果较好。

3. 新辅助治疗和术后辅助治疗

（1）新辅助治疗（术前治疗）。

1）新辅助治疗的目的：①在于降低临床分期，缩小手术范围；②增加切除或根治性切除机会，改善手术效果；③杀灭手术区外的亚临床病灶，预防医源性肿瘤播散；④根据肿瘤对药物的反应作为判断预后指标。

2）术前辅助靶向药物治疗的适应证：①术前估计手术难以达到R_1切除，或难以获得阴性切缘者；②肿瘤直径大于10 cm的大肿瘤，术中易出血、破裂，可能造成医源性播散；③特殊部位肿瘤，手术易损伤重要脏器功能者；④肿瘤虽可切除，但风险较大，术后复发率、死亡率较高者；⑤估计需要进行多脏器联合切除者。

伊马替尼的给药剂量和术前给药时间：伊马替尼的起始给药剂量为400 mg/d，可增加到 600 mg/d，但对第 9 外显子突变患者则开始剂量即可给予 800 mg/d。伊马替尼持续给药，直至肿瘤出现最大效果，至少 2 次增强 CT 或 MRI 扫描显示肿瘤体积或密度不再改变，既已达到最大疗效时，可考虑进行手术。CT 与 PET-CT 结合检查效果更好。一般认为，伊马替尼持续用药 6 个月左右施行手术比较适宜。待伊马替尼停药 2 周后再行手术。

Eisenberg BL 等 II 期临床研究，对 32 例原发 GIST 和 22 例复发 GIST，术前应用伊马替尼 600 mg/d，持续治疗 8~12 周，其中 77% 手术达到完整切除，结果原发和复发病例的术后 2 年无复发生存率为 83% 和 77%，2 年生存率为 93% 和 91%，取得较好效果。

Hohenberger P 等对局部晚期 GIST 36 例，31 例原发患者，5 例为局部复发患者，用伊马替尼术前 400 mg/d，用药 6 个月，对 2 例基因检测为 kit 第 9 外显子突变患者，起始剂量给予 800 mg/d，中位给药 11 个月，33 例按计划完成治疗。结果中位肿瘤直径由 10.5 cm 缩小至 5.5 cm，28 例接受肿瘤完整切除，手术死亡率为 0。

（2）术后辅助治疗：主要用于有中、高危复发风险的病例。

Dematteo RP 等 II 期临床试验，对具有高危因素的 GIST 患者，在 R_0/R_1 切除术后给予伊马替尼 400 mg/d，治疗 12 个月。结果 1 年总生存率为 99%，2 年总生存率为 97%，3 年总生存率为 97%；历史对照组（未使用伊马替尼）分别为 94%、73% 和 61%，显示术后辅助伊马替尼治疗显著提高生存。

詹文华等 16 家医院多中心研究对具复发转移高风险的 GIST 57 例患者，行根治性切除术，术后 4 周内给予伊马替尼治疗，每日 400 mg 口服，每日 1 次，持续 12 个月或 12 个月以上。按方案完成 1 次治疗，且至少有 1 次终点指标评估者归为符合方案（PP）分析，至少按方案接受过 1 次治疗者归为意向治疗（ITT）分析。随访期间，所有入组病例均未发现肿瘤复发、转移和死亡。结果无病生存期：ITT 分析为 268 天 ±120 天，PP 分析为 396 天 ±38 天。显示对高风险复发的 GIST 患者，肿瘤完整切除，术后经伊马替尼治疗，可降低肿瘤转移率和复发率。

4. 复发和转移的治疗

应尽早手术，不能手术者服用伊马替尼或在原有基础上加量，直至疾病控制。有效率达 65%~70%，起效时间为 12~15 周。c-kit 基因外显子 11 突变者，有效率为 87%~90%。对局部病灶进展患者可行手术或手术联合伊马替尼治疗。GIST 2222 II 期随机研究术后进展病例，用伊马替尼 400~600 mg/d，结果有效率为 54%，稳定率为 28%，临床受益率为 82%。应持续用药至疾病进展或不能耐受。

对转移复发或不可切除 GIST 的手术或其他局部治疗干预（如射频消融）：①如伊马替尼治疗有效，可行手术或其他局部治疗，术后用伊马替尼原量维持治疗；②如伊马替尼治疗中出现局灶性进展，可考虑手术切除进展病灶，术后增加伊马替尼剂量；③如伊马替尼治疗中出现广泛进展，手术无益。

五、肿瘤内科治疗

分子靶向药物治疗的 Choi 疗效评价标准。①CR：全部病灶消失，无新发病灶；②PR：CT 影像学检查测量肿瘤长径缩小 ≥10%，和（或）肿瘤密度（Hu）减小 ≥15%；无新发病灶；无不可测病灶的明显进展；③SD：不符合 CR、PR 或 PD 标准；无肿瘤进展引起的症状恶化；④PD：肿瘤长径增大 ≥10%，且密度变化不符合 PR 标准；出现新病灶；新的瘤内结节或已有瘤内结节体积增大。

1. 伊马替尼

伊马替尼每次 400 mg，口服，每日 1 次，与早餐同服，连服 4 个月。

当疾病进展或有严重不良反应时，或服药 3 个月不见效，每日剂量增至 600 mg，疾病进展时，剂量也可增至 800 mg/d。

格列卫为表皮生长因子受体酪氨酸激酶抑制剂。伊马替尼的疗效与肿瘤基因突变有密切关系：c-kit 外显子 11 突变和 PDGFRA 非 D842V 突变患者受益，对 400 mg/d 伊马替尼疗效不佳的 c-kit 外显子 9、伊马替尼原发耐药突变的 PDGFRA 外显子 18 D842V、c-kit 外显子 13、c-kit 外显子 17 和野生型者患者不能受益。

c-kit 基因突变不仅与恶性程度和预后有关，而且与格列卫的疗效有关。Heinrich MC 等报道 c-kit 基因中外显子 11 突变患者，格列卫治疗的有效率和生存期分别为 78.5% 和 687 天；外显子 9 突变患者分别为 45% 和 187 天；无突变患者分别为 9% 和 82 天。格列卫还用于 GIST 患者的术前和术后辅助治疗。Blay JY 等对 159 例 c-kit 或 PDGFRA 突变的 GIST 患者，肿瘤原发于胃者占 27%，小肠占 32%，大肠占 12%，肠系膜占 20%，其他部位占 9%。用格列卫治疗 6 个月后评价，结果占 CR 10%，PR 占 42%，SD 占 36%，PD 占 6%，不能评价占 6%，有效率为 52%，稳定率为 88%。

Blanke CD 等对 147 例晚期不能手术或有转移 GIST，采用伊马替尼治疗，结果 CR 2 例，PR 98 例，SD 23 例，PD 24 例，有效率为 68%，疾病控制率（DCR）为 84%。伊马替尼已成为治疗转移性和不能手术切除 GIST 的一线治疗药物。

2. 舒尼替尼

Heinrich MC 等对 97 例用伊马替尼耐药的转移性 GIST 患者，给予舒尼替尼治疗，结果部分缓解率为 8%，稳定率为 70%，其中 37% 患者稳定时间大于 6 个月，中位疾病进展时间为 7.8 个月，中位总生存期为 19.8 个月，其中 58% 患者生存时间超过 1 年。

Demetri GD 等Ⅲ期临床研究，对用伊马替尼治疗进展或伊马替尼不能耐受的胃肠道间质瘤 312 例，以 2∶1 比例随机给予舒尼替尼治疗组 207 例，和安慰剂组 105 例进行比较。舒尼替尼 50 mg，口服，每日 1 次，治疗 4 周，休息 2 周的方案，直至疾病进展或由于其他原因而退出研究。结果两组的有效率分别为 6.8% 和 0（$P = 0.006$）；中位无进展时间为 24.1 周和 6 周（$P < 0.0001$），显示舒尼替尼组的生存明显延长。

Demetri GD 等对伊马替尼治疗进展或伊马替尼不能耐受的胃肠道间质瘤 1 091 例，用舒尼替尼 50 mg/d，4/2 方案治疗，结果部分缓解率为 14%，疾病稳定率为 63%，中位进展时间为 37 周。表明舒尼替尼对伊马替尼耐药的 GIST 有效。

胃肠道间质瘤患者的不同突变位点与舒尼替尼疗效的关系：用变性高效液相色谱和 DNA 测序分析，对患者的 c-kit 和 PDGFRA 基因突变进行研究。患者给予舒尼替尼每日 50 mg，服药 4 周，停药 2 周，6 周为 1 个周期，获得 41 例分析。结果经舒尼替尼治疗患者的稳定率（>6 个月）：c-kit 外显子 9 患者为 79%（11/14 例），kit 外显子 11 患者为 33%（8/24），PDGFRA 外显子 18 患者为 1/1 例，未检测到突变患者为 1/2 例。在 48 例晚期 GIST 患者用舒尼替尼治疗，部分缓解 6 例（为 13%），病情稳定 26 例（稳定率为 54%），显示从舒尼替尼治疗中获益。

3. 索拉非尼

实验研究显示索拉非尼对伊马替尼耐药的 GIST 突变体具有抗肿瘤活性。Wiebe L 等用索拉非尼（400 mg 口服，每日 2 次）治疗 26 例对伊马替尼或舒尼替尼耐药的 GIST，其中伊马替尼耐药 6 例，伊马替尼和舒尼替尼均耐药 20 例，可评价 24 例，部分缓解 3 例（13%），疾病稳定 14 例（58%），中位无进展生存时间为 5.3 个月，总生存期为 13 个月。显示索拉非尼对耐药的 GIST 有效。

4. 尼洛替尼

本药是新型 c-kit、PDGFRA 的酪氨酸激酶抑制剂，可抑制伊马替尼耐药后的胃肠间质瘤细胞株扩散，可提高一线和二线治疗失败后的疗效。

Weisberg E 等对 53 例伊马替尼耐药的 GIST 患者，其中 39 例为舒尼替尼或其他药物二线治疗失败者，用尼洛替尼单药（400 mg 口服，每日 2 次）或尼洛替尼联合伊马替尼治疗。结果尼洛替尼单药的无进展生存时间为 5.8 个月，全组的无进展生存时间为 4.4 个月。不良反应有皮疹、疲劳、肌痛、头痛、腹痛、恶心、呕吐、腹泻、便秘、水肿和高胆红素血症，大多为轻度。

Oasali PG 等用尼洛替尼 400 mg 口服，每日 2 次直至疾病进展，入组 21 例，其中 19 例转移性 GIST，14 例接受 6 个月完整治疗，结果局部 RR 6 例（42.9%），SD 6 例（42.9%），PD 2 例（14.3%），6 个月 PFS 率为 85.7%。Nishida T 等对用过伊马替尼和舒尼替尼后进展的 c-kit（+）的 GIST 患者，用尼洛替尼三线治疗，400 mg 口服，每日 2 次。结果入组 35 例，其中对伊马和舒尼耐药者 33 例，中位治疗时间为 120 天。结果 24 周疾病控制率为 28.6%，中位无进展时间为 113 天，中位生存期为 310 天。不良反应多为 1~2 度。认为尼洛替尼对耐药的 GIST 有效，耐受好。正在进行Ⅲ期临床研究。

（张浩淼）

第三节　胃肠胰神经内分泌癌

胃肠胰神经内分泌癌/神经内分泌肿瘤又称为类癌。2000 年 WHO 统一命名为神经内分泌肿瘤，是一组发源于肽能神经元和神经内分泌细胞的异质性肿瘤，胃肠道弥散分布的神经内分泌系统的一类肿瘤，包括类癌和 APUD 肿瘤。在美国发病率为（1~2）/10 万。可发生于全身许多器官和组织，包括胃肠道、胰腺、胆管、肝、支气管、肺、肾上腺髓质、副神经节、甲状腺、甲状旁腺以及其他部位的神经内分泌细胞，其中胃肠胰神经内分泌肿瘤最常见，占所有神经内分泌肿瘤的 55%~70%。欧洲内分泌肿瘤协会及世界卫生组织基于胃肠胰腺神经内分泌肿瘤（GEP-NET）是一类上皮来源的、发生于胃肠道的具有神经内分泌功能分化的肿瘤。

WHO 分类依据不同的生物学行为将神经内分泌肿瘤分成三个类型：①高分化（分化良好）神经内分泌肿瘤（WDET）；②高分化神经内分泌癌（WDEC）；③低分化（分化不良）神经内分泌癌/小细胞癌（PDEC，混合型腺神经内分泌癌）。分级标准如下。①G_1：低级别为神经内分泌肿瘤 1 级，以及 Ki 指数为 <3%，核分裂象数（10HPF）为 1；②G_2：中级别为神经内分泌肿瘤 2 级，以及 Ki 指数为 3%~20%，核分裂象数（10HPF）为 2~20；③G_3：高级别为小细胞神经内分泌癌 3 级和大细胞神经内分泌癌 3 级，以及 Ki 指数为 >20%，核分裂象数（10HPF）为 >20。GEP-NET 生长缓慢，预后较好，尤其高分化神经内分泌肿瘤，手术后5年生存率可达90%以上。低分化小细胞神经内分泌肿瘤预后最差，诊断或手术后平均生存期仅有8.5个月。

阑尾类癌：发生自上皮下的内分泌细胞。常见于40～50岁女性，多无症状。75%发生于阑尾远端1/3，10%位于阑尾基底部。肿瘤大小是预后最好指标，95%以上肿瘤直径＜2 cm，很少发生转移，如无局部扩散，可行单纯阑尾清除；直径＞2 cm者，约1/3发生淋巴或远处转移，需行右半结肠切除或其他治疗。

小肠类癌：最常发生在远端回肠，通常是多病灶，常发生于60～70岁。多发小肠肿块可发生淋巴和肝转移。主要是切除小肠和相应的肠系膜。

结肠类癌：2/3发生在结肠右侧，多在回盲肠。2/3患者就诊时已有淋巴或远处转移，5年生存率：肿瘤局限于局部者为70%，局部有扩散为44%，有远处转移为20%。

直肠类癌：肿瘤直径＜1 cm，占2/3，发生转移＜5%。治疗可行肿瘤局部切除。5年生存率：肿瘤局限于局部者为81%，局部有扩散者为47%，有远处转移者为18%。肿瘤直径＞2 cm，应行经下腹直肠切除术或腹会阴联合直肠肿瘤切除术。当肿瘤侵及肌层，肿瘤表面有溃疡者预后不良，应扩大手术范围。

胃类癌：分3种。①伴萎缩性胃炎者，占75%。②伴佐林格—埃利森综合征者，占5%～10%。③自发性类癌者，占5%～15%。自发性类癌更具侵袭性和肿瘤转移性，治疗应行根治性切除术。肿瘤直径＜1 cm，伴有萎缩性胃炎和佐林格—埃利森综合征的类癌患者可行内腔镜治疗。

类癌综合征：类癌可分泌某些血管活性物质，如5-羟色胺、缓激肽、组织胺和儿茶酚胺等，5-羟色胺不断被肝和肺内的单胺氧化酶破坏分解成5-羟吲哚乙酸，自尿中排出。如肿瘤释放大量5-羟色胺，未能全部被破坏时，患者即可发生类癌综合征。类癌综合征的表现为间歇发作性面部潮红、腹痛、腹泻、恶心、心悸、气促、哮喘、肢体发麻等。严重者出现休克，呈发绀、四肢发冷、血压下降，甚至呼吸停止。症状持续数分钟至数日。晚期可导致心瓣膜纤维化，而致右心衰。类癌综合征的发生率为8%左右，多见于晚期患者，特别是伴有肝转移者。

一、病理分类

类癌：类癌来源于肠嗜铬细胞瘤，以消化道类癌为主。多发生于阑尾、小肠、直肠、结肠、支气管等。其组织学结构像癌，但发展缓慢，并少转移，与一般癌不同，故称为类癌。新分类方法，分为典型类癌（为高分化神经内分泌肿瘤）和不典型类癌或低分化类癌。现称为神经内分泌肿瘤。

二、临床分期

WHO胃肠胰神经内分泌肿瘤的TNM分期：胃、小肠、阑尾和结直肠部位的分期与相应部位的TNM分期不同，在此列出。

（一）胃

T—原发肿瘤；

T_x——原发肿瘤不能评估；

T_0—无原发肿瘤证据；

Tis—原发类癌/异型增生（肿瘤＜0.5 cm，局限于黏膜）；

T_1—肿瘤局限于黏膜，≥ 0.5 cm，且≤ 1 cm；或侵犯黏膜下层，且直径≤ 1 cm；

T_2—肿瘤浸润至固有肌层或浆膜，或直径>1 cm；

T_3—肿瘤浸润至浆膜下；

T_4—肿瘤穿透脏层腹膜（浆膜）或浸润其他脏器或邻近结构。

注：如为多发肿瘤，在任何 T 上加（m）。

N—区域淋巴瘤；

N_x—区域淋巴结不能评估；

N_0—无区域淋巴结转移；

N_1—有区域淋巴结转移。

M—远处转移

M_0—无远处转移；

M_1—有远处转移。

疾病分期（胃）：

0 期	Tis	N_0	M_0
Ⅰ期	T_1	N_0	M_0
ⅡA 期	T_2	N_0	M_0
ⅡB 期	T_3	N_0	M_0
ⅢA 期	T_4	N_0	M_0
ⅢB 期	任何 T	N_1	M_0
Ⅳ期	任何 T	任何 N	M_1

（二）小肠

T—原发肿瘤；

T_x—原发肿瘤不能评估；

T_0—无原发肿瘤证据；

T_1—肿瘤浸润至固有层或黏膜下层，且直径≤ 1 cm；

T_2—肿瘤浸润至固有肌层，或直径>1 cm；

T_3—空肠或回肠肿瘤浸润至浆膜下；壶腹或十二指肠肿瘤浸润至胰腺或后腹膜；

T_4—肿瘤穿透脏腹膜，或浸润其他脏器或邻近结构。

注：如为多发肿瘤，在任何 T 上加（m）。

N—区域淋巴瘤；

N_x—区域淋巴结不能评估；

N_0—无区域淋巴结转移；

N_1—有区域淋巴结转移。

M—远处转移；

M_0—无远处转移；

M_1—有远处转移。

疾病分期（小肠）：

Ⅰ期	T_1	N_0	M_0

ⅡA 期	T_2	N_0	M_0
ⅡB 期	T_3	N_0	M_0
ⅢA 期	T_4	N_0	M_0
ⅢB 期	任何 T	N_1	M_0
Ⅳ期	任何 T	任何 N	M_1

（三）阑尾

T—原发肿瘤；

T_x—原发肿瘤不能评估；

T_0—无原发肿瘤证据；

T_1—肿瘤最大径≤2 cm；

T_{1a}—肿瘤≤1 cm；

T_{1b}—肿瘤>1 cm，且≤2 cm；

T_2—肿瘤>2 cm，且≤4 cm；或侵犯至盲肠；

T_3—肿瘤>4 cm；或侵犯至回肠；

T_4—肿瘤穿透腹膜，或浸润邻近器官或结构（如腹壁或骨骼肌）。

注：如为多发肿瘤，在任何 T 上加（m）。

N—区域淋巴瘤；

N_x—区域淋巴结不能评估；

N_0—无区域淋巴结转移；

N_1—有区域淋巴结转移。

M—远处转移

M_0—无远处转移；

M_1—有远处转移。

疾病分期（阑尾）：

Ⅰ 期	T_1	N_0	M_0
Ⅱ 期	T_2	N_0	M_0
	T_3	N_0	M_0
Ⅲ 期	T_4	N_0	M_0
	任何 T	N_1	M_0
Ⅳ期	任何 T	任何 N	M_1

（四）结肠和直肠

T—原发肿瘤；

T_x—原发肿瘤不能评估；

T_0—无原发肿瘤证据；

T_1—肿瘤浸润固有层或黏膜下层，且直径≤2 cm；

T_{1a}—肿瘤<1 cm；

T_{1b}—肿瘤1~2 cm；

T_2—肿瘤浸润固有肌层，或直径>2 cm；

T_3—肿瘤浸润至浆膜下，或无腹膜覆盖的结肠周围组织；

T_4—肿瘤穿透腹膜，或浸润其他器官。

注：如为多发肿瘤，在任何 T 上加（m）。

N—区域淋巴瘤；

N_x—区域淋巴结不能评估；

N_0—无区域淋巴结转移；

N_1—有区域淋巴结转移。

M—远处转移；

M_0—无远处转移；

M_1—有远处转移。

疾病分期（结肠和直肠）：

Ⅰ 期	T_1	N_0	M_0
ⅡA 期	T_2	N_0	M_0
ⅡB 期	T_3	N_0	M_0
ⅢA 期	T_4	N_0	M_0
ⅢB 期	任何 T	N_1	M_0
Ⅳ期	任何 T	任何 N	M_0

注：壶腹部、胆囊、肝外胆管、胆管和胰腺与相应部位的 TNM 分期相同。

三、治疗原则和综合治疗

（一）手术治疗

（1）手术切除原发病灶是最有效的治疗方法。早期手术效果好，即使发生转移，切除大的原发病灶也能减轻和消除症状。

（2）治疗原则：①肿瘤直径 <2 cm，可行内镜下切除术，或密切随访；②肿瘤直径 >2 cm，行手术切除。如有类癌综合征症状，则给予生长抑素类似物药物治疗。

（3）当有肝转移灶时，最好的姑息治疗是肝叶切除或转移瘤切除。有报道切除肝内大的孤立转移灶后，症状明显缓解，且生存多年。不能手术切除时可做肝动脉插管栓塞或灌注治疗，能缓解类癌综合征 6～12 个月。

（4）类癌手术的并发症较多，包括易发生麻醉意外，手术探查肿瘤时可促发类癌危象，手术操作对肿瘤的挤压常可引起严重的低血压，因此，需做术前准备。

（二）放疗

仅用于脑转移或骨转移引起的症状。应用核素标记的 SST 类似物作为用于转移性神经内分泌肿瘤有一定效果。Kwekkeboom D 等对 310 例 GEP-NET 患者用核素奥曲肽治疗，结果 CR 2%，PR 28%，中位进展时间为 40 个月，中位生存期为 128 个月。

（三）肝动脉栓塞化疗和射频消融治疗

采用颗粒样物质或细胞毒性药物，包括多柔比星、链脲霉素、丝裂霉素、氟尿嘧啶等栓塞化疗。有效率为 80%，中位进展时间为 15 个月，5 年生存率为 50%。应用核素标记物可提高疗效。对肝转移病灶也可进行射频消融治疗。Strosberg JR 等 Ⅱ 期研究，对 14 例转移性胃肠胰腺神经内分泌肿瘤，在肝动脉栓塞后给予舒尼替尼治疗，结果 PR 9 例，SD 4 例，PD 1 例，有效率为 64%，无进展生存率为 79%。O'Toole D 等认为对肝转移灶无法切除，并伴有明显症状者，行肝动脉化疗栓塞作为一线治疗是合理的，尤其全身症状生长抑素类似物无法控制时。化疗使用的化疗药物为阿霉素或顺铂，化疗栓塞后症状改善率可达 63% ~ 100%，客观有效率为 33% ~ 80%。Berber 等在腹腔镜下对肝转移病灶进行射频消融治疗，结果症状改善率为 80% ~ 95%，影像学显效率为 97%，作用持续时间 6 ~ 24 个月。

四、肿瘤内科治疗

主要针对类癌瘤所释放的不同血管活性物质及对症处理和支持疗法。内分泌药物治疗，用生长抑素（SST）类似物——奥曲肽，生物制剂干扰素治疗有效。IFN-α 的改善率为 50%，并可延长患者的生存期。类癌对化疗和放疗不敏感，化疗可选用的药物有氟尿嘧啶、链脲霉素、阿霉素等。

（一）化疗

对分化良好的神经内分泌肿瘤化疗作用有限。但低分化的神经内分泌肿瘤对化疗较为敏感，首选药物为链脲霉素，单药使用的有效率为 26%，阿霉素或氟尿嘧啶的有效率为 20%。链脲霉素联合氟尿嘧啶的有效率为 33%，中位有效维持期为 7 个月。依托泊苷联合顺铂方案对分化差患者效果较好。

Kouvaraki MA 等对转移性胰腺神经内分泌癌 84 例，采用链脲霉素、多柔比星和氟尿嘧啶联合化疗。结果有效率为 39%，中位无进展生存时间为 9.3 个月。John DH 等 II 期试验，对进展期分化差的神经内分泌癌给予紫杉醇、卡铂和依托泊苷化疗，结果中位无进展时间为 7.5 个月，中位生存期为 14.5 个月，2 年生存率为 33%，3 年生存率为 24%，5 年生存率为 14%。Sun W 等 II / III 期研究，对 176 例进展期类癌随机分为链脲霉素联合氟尿嘧啶组和阿霉素联合氟尿嘧啶组。结果有效率分别为 16% 和 15%，无进展生存时间为 5.3 个月和 4.5 个月，生存期为 24.3 个月和 15.7 个月 （$P = 0.0267$），其中阿霉素联合氟尿嘧啶组的生存期明显延长。

（二）靶向药治疗

1. 舒尼替尼

Kulke MH 等 II 期临床研究，进展期胃肠胰神经内分泌肿瘤 107 例，其中胰腺神经内分泌肿瘤 （pNET）66 例，类癌 41 例，给予舒尼替尼 4/2 方案治疗后。结果 pNET 组的有效率为 16.7% （11 例），稳定为 68% （45 例）；类癌的有效率为 2.4% （1 例），稳定为 83%；中位肿瘤进展时间两组分别为 7.7 个月和 10.2 个月。Raymond E 等 III 期研究，对进展期胰腺神经内分泌肿瘤 （pNET）比较舒尼替尼和安慰剂疗效，中期分析治疗结果，舒尼替尼的无进展生存时间为 11.4 个月，安慰剂组为 5.5 个月 （$P = 0.0001$），因疗效差异显著，纳入 168 例时终止研究。Strosberg JP 等对转移性胃肠胰神经内分泌肿瘤 14 例，在肝动脉栓塞治疗后给予舒尼替尼治疗，结果 PR 9 例，SD 4 例，PD 1 例，有效率为 64%，稳定率为 93%，无进展生存率为 79%。Raymond E 等 III 期临床试验，对 154 例进展性、分化良好的胰岛细胞瘤，随机双盲给予舒尼替尼 75 例和安慰剂 79 例，结果两组的中位无进展生存时间分别为 11.1 个月和 5.5 个月 （$P = 0.0001$），显示舒尼替尼治疗的无进展生存明显较好。

2. 其他靶向药

（1）贝伐珠单抗：Zao JC 等Ⅱ期研究，对经奥曲肽治疗无效的进展期、高分化 GI-NETs 44 例，随机分为贝伐珠单抗（15 mg/kg 静脉注射，2 周重复）和聚乙二醇 IFN-α-2b（0.5 μg/kg 皮下注射，每周 1 次），持续治疗 18 周或直至疾病进展，之后改为两药联合治疗。结果在贝伐珠单抗治疗组 22 例，PR 4 例（18%），SD 17 例（77%），无进展生存率为95%；聚乙二醇 IFN-α-2b 治疗组 22 例，无 PR 病例，SD 15 例（68%），无进展生存率为68%（P=0.02）。说明贝伐珠单抗单药治疗有效。Kunz PL 等Ⅱ期研究，对 13 例远处转移或无法切除的 GEP-NET 患者，采用奥沙利铂、卡培他滨联合贝伐珠单抗治疗。结果 PR 4 例（31%），SD 6 例（46%）。显示贝伐珠单抗联合化疗具有协同作用。

（2）依维罗莫司：Yao JC 等Ⅱ期研究，对进展期 NET 60 例（pNET 30 例，类癌 30例），接受依维罗莫司（每次 5 mg 或 10 mg 口服，每日 1 次）联合奥曲肽-LAR 治疗，60 例的总有效率为 22%，SD 为 70%，中位总生存期为 60 周，其中 pNET 患者为 50 周，类癌患者为 63 周。在接受依维罗莫司病例中，每次 10 mg 与 5 mg 相比，服药 10 mg 者的有效率和无进展生存时间均较好。Yao JC 等Ⅱ期研究，分层评价依维罗莫司单药（每日 10 mg），及依维罗莫司与奥曲肽-LAR 的疗效，结果依维罗莫司单药组治疗 115 例，PR 为 9.6%（11 例），SD 为 67.8%（78 例），中位无进展生存时间为 9.7 个月；依维罗莫司与奥曲肽-LAR 组治疗 45 例，PR 为 4.4%（2 例），SD 为 80%（36 例），中位无进展生存时间为 16.7 个月。显示联合用药组的无进展生存时间越长。

（3）替西罗莫司：Duran I 等Ⅱ期研究，对进展期 GEP-NET 36 例（胰腺 NET 15 例，GI-NET 21 例），既往多接受过全身化疗，给予替西罗莫司治疗。结果 pNET 组的有效率为6.7%，稳定率为 60%；GI-NET 组有效率为 4.8%，稳定率为 57.1%，中位肿瘤进展时间两组分别为 10.6 个月和 6 个月。

（4）帕唑帕尼：Phantom AT 等Ⅱ期研究，对 30 例进展期、高分化 GEP-NET 患者，给予帕唑帕尼（每日 800 mg 口服）联合奥曲肽-LAR 治疗。结果部分缓解 5 例（17%），中位无进展生存时间为 11.7 个月。

（5）索拉非尼：Hobday TJ 等Ⅱ期试验，对 93 例转移性神经内分泌肿瘤（pNET 43 例，类癌 50 例）给予索拉非尼（400 mg 每日 2 次口服）治疗，结果 PR 为 12%，中位无进展生存时间为 9.7 个月。

（三）生物治疗

包括干扰素（IFN）和生长抑素（SST）类似物治疗。

1. 干扰素

IFN 被认为是低增殖肿瘤的首选治疗药物，也可与生长抑素类似物联合应用。IFN 可上调生长抑素受体表达，SST 类似物可减少 IFN 不良反应，二者合用既可提高疗效，又可减少不良反应。可以降低肿瘤进展风险，延长中位生存时间（51 个月和 35 个月）。IFN 在症状和生物学反应方面有较好效果，但也有一定不良反应。常用剂量为每次 IFN-α 300 万 U，治疗类癌的肿瘤缩小率为 10%~15%，症状控制率为 40%~60%。Halford S 等使用 IFN-α 治疗，每日 300 万~600 万 U，肌内注射，缓解率为 47%，可以缓解类癌综合征症状。还有用IFN-α-2a 每日 300 万~500 万 U 皮下注射，每周 3~7 次，有效率为 30%。

2. 生长抑素类似物

目前应用的有奥曲肽、兰瑞肽、长效剂型奥曲肽微球、兰瑞肽缓释剂。长效型奥曲肽只需每 3～4 周注射 1 次，即可使 75% 症状得到控制，并降低血清肿瘤标志物，不良反应较低。Rinke A 等对 85 例高分化胃肠神经内分泌肿瘤（GI-NET）患者随机分为奥曲肽-LAR治疗组和安慰剂组，结果两组的中位肿瘤进展时间分别为 14.3 个月和 6 个月，经过 6 个月治疗，疾病稳定率为 66.7% 和 37.2%（$P=0.0079$），说明奥曲肽 LAR 对原发病灶已切除和肝肿瘤负荷低的患者有益。

帕瑞肽：为新型生长抑素类似物。Kvole L 等 II 期研究，对高分化 GI-NET 患者在奥曲肽-LAR 治疗失败后，采用帕瑞肽治疗 44 例患者，经过 15 天治疗，有效率为 27%（12 例），经过 6 个月治疗后，仍有 57% 疾病维持稳定。耐受性较好，不良反应有腹泻、体重减轻和高糖血症。

（四）类癌综合征的治疗

1. 奥曲肽

奥曲肽为生长抑素制剂。它能有效控制类癌综合征的症状，使肿瘤缩小，具有较好的效果。每次 100 μg，皮下注射，每日 2～3 次。奥曲肽抑制分泌，通过生长抑制素 2 型受体发挥作用，约 70% 可缓解症状，可使皮肤潮红及腹泻在短时内迅速控制。使 50%～70% 尿中5-羟吲哚乙酸含量下降 50% 以上。80% 类癌细胞有生长抑素受体，其存在决定肿瘤能否对奥曲肽发生作用。奥曲肽与干扰素-α 合用耐受良好。新型生长抑素缓释制剂为兰瑞肽，可每 2周给药 1 次。

2. 赛庚啶

每次 2～4 mg 口服，每日 3 次。如为了缓解急性症状，可予 50～75 mg 加于 100～200 mL生理盐水中静脉滴注，控制潮红效果佳。

3. 抑肽酶

可抑制激肽释放酶，作用最快最强，可使血中缓激肽迅速破坏，低血压得以缓解。常用每次 2.5 万～12.5 万 U，静脉滴注。

4. 皮质类固醇

泼尼松每日 15～40 mg 口服，对伴有类癌综合征的前肠型类癌有明显效果，对其他类癌无效。

（张浩淼）

第十章

泌尿系统肿瘤

第一节　膀胱肿瘤

一、流行病学

膀胱癌是泌尿系统常见肿瘤之一，就全球而言，其发病率居所有肿瘤发病率的第 9 位，死亡率居所有肿瘤死亡率的第 13 位。据统计，2012 年膀胱癌全球新发病例 429 793 例，死亡 165 084 例。在美国，2016 年新发病例 76 960 例，死亡 16 390 例。在中国，2015 年预计新发病例 80 500 例，死亡 32 900 例。根据美国 SEER 数据库统计，膀胱癌的 5 年总生存率为 77.3%。

（一）年龄

各年龄段人群均可发生膀胱癌，但通常以中老年人群为主，且随着年龄增加，发病率也逐渐增加。根据 2010~2014 年美国 SEER 数据库统计，膀胱癌确诊时的中位年龄为 73 岁，其中 45~54 岁占患者总数的 6.3%，55~64 岁占 18.5%，65~74 岁占 29.2%，75~84 岁占 29.3%，超过 84 岁占 14.9%。死亡率也随着年龄增加而增加，总体而言，患者中位死亡年龄为 79 岁，其中 45~54 岁死亡患者占总数 3.6%，55~64 岁占 11.7%，65~74 岁占 21.5%，75~84 岁占 32.6%，超过 84 岁占 29.9%。

（二）性别与种族

男性膀胱癌的发病率约为女性的 3 倍。据统计，年龄矫正后，在美国所有种族中男性的发病率为 34.9/10 万，女性为 8.4/10 万。1985 年与 2005 年相比，美国膀胱癌病例数增加 50%，其中男性患者比女性患者增加 25%。男性膀胱癌患病人数明显多于女性患病人数这一现象令人诧异，因为现代社会女性外出工作的机会与男性相当，暴露于致癌环境（如吸烟）的机会与男性相比基本相似。目前认为遗传因素、激素和解剖因素（如男性前列腺增生易发生尿潴留）也许可以解释这一现象。

在死亡率上，美国 2010~2014 年，男性膀胱癌平均为 7.6/10 万，女性为 2.2/10 万。但在 5 年生存率上，男性却高于女性。在中国，同样的男性发病与死亡人数要高于女性。2015 年新发病例中，男性有 62 100 例，女性有 18 400 例；死亡病例中，男性有 25 100 例，女性有 7 800 例。

种族方面，美国白种人男性膀胱癌发病率大致是黑种人的 2 倍，白种人女性发病率是黑种人女性的 1.5 倍。2010～2014 年美国白种人男性平均发病率大约为 38.1/10 万，白种人女性为 9.1/10 万，黑种人男性为 21/10 万，黑种人女性为 6.8/10 万；亚裔男性为 15.2/10 万，亚裔女性为 3.9/10 万；西班牙裔男性为 19.3/10 万，西班牙裔女性为 4.9/10 万。可见白种人患本病比例最高。但有证据表明白种人患者主要患非浸润性癌，而黑种人患浸润性癌的比例更高。

2010～2014 年美国白种人膀胱癌死亡率大约是 8.2/10 万，白种人女性为 2.2/10 万，黑种人男性为 5.4/10 万，黑种人女性为 2.5/10 万；亚裔男性为 2.9/10 万，亚裔女性为 0.9/10 万；西班牙裔男性为 3.9/10 万，西班牙裔女性为 1.2/10 万。可见黑种人患病率低于白种人，但两者死亡率却没有很大差别，说明黑种人膀胱癌患者生存率要低于白种人。其中的原因可能是黑种人诊断为膀胱癌局限于膀胱内的比例（男 65.6%，女 56.4%）要低于白种人（男 75.7%，女 74.3%），同时黑种人常无法获得理想的治疗。另外，在黑种人人群中非尿路上皮癌（如鳞癌、腺癌）的比例也更高，这些病理类型预后较差，这也可以部分解释这一生存差别的现象。而另一方面，西班牙裔的美国人生存率要好于白种人，这可能与他们吸烟率较低有关。

（三）国家和地理差异

1. 欧洲

就全球而言，欧洲膀胱癌的发病率是最高的，男性患者最多的地区是欧洲南部地区如西班牙（36.7/10 万）、意大利（33.2/10 万）。北欧和西欧男性患者人数也不少，如丹麦（27.4/10 万），瑞士（26.2/10 万）。欧洲中部、东部国家男性患者相对较少，如波兰（20.2/10 万）。自从 20 世纪 50 年代以来，西欧、北欧地区男性患者逐渐减少，欧洲南部、中部、东部地区的男性患者则在增加。

相应地，欧洲男性患者死亡率也是最高的，尤其是东部（波兰 8.4/10 万）、南部（西班牙 8.2/10 万）和波罗的海（拉脱维亚 7.5/10 万）地区。但随着发病率的增高，患者死亡率却在下降。

对于女性患者，丹麦（8.4/10 万）、挪威（6.4/10 万）和瑞士（6.3/10 万）的发病率最高。自从 20 世纪 50 年代以来，欧洲南部、中部、东部和波罗的海地区的患者在逐年增加。相比而言，北欧的女性患者人数有轻度下降。

丹麦女性患者死亡率最高（2.3/10 万），但 1998～2012 年以每年 2.3% 的速度下降。整体而言，欧洲其他国家女性患者死亡率都呈下降趋势。

2. 北美

美国数据已在上文中提及。该病在加拿大的发病率与死亡率均低于美国。

3. 亚洲

亚洲地区膀胱癌的分布呈现两种模式：中亚、东亚地区发病率和死亡率相对较低，而西亚地区发病率和死亡率相对较高。中亚和东亚地区，日本男性发病率（9.6/10 万）最高，其次是韩国（9.4/10 万）。在西亚国家中土耳其（26.4/10 万）和以色列（25.1/10 万）男性发病率最高。西亚国家中，以色列女性患病率最高，为 4.5/10 万，几乎是中亚和东亚国家女性患病人数的 2 倍。同时膀胱癌死亡率也在以色列最高。从发病和死亡趋势来看，本病在亚洲所有国家均在缓慢下降。

4. 美洲中部、南部和加勒比海地区

这一地区发病率较低，除了个别地区，如乌拉圭（15.8/10 万）、智利（17.6/10 万）。总体而言，这一地区国家发病率从 1993 年以来保持稳定，除了厄瓜多尔女性患病以每年 4.5% 的速度在增长。但相对全球其他地区而言，该地区的死亡率尚属较低。古巴和巴西近年来膀胱癌发病率呈稍有增长趋势。

5. 非洲

就全球而言，非洲的膀胱癌发病率是最低的，除了埃及男性（19/10 万）和马拉维女性（9.2/10 万）。在埃及，男性膀胱癌患者死亡率也相对较高（5.6/10 万），但近年来逐渐下降。

6. 大洋洲

澳大利亚和新西兰的患病率与亚洲发达国家相当，但低于欧洲和北美地区。死亡率与美国相当，尤其是男性。从 1990 年以来，发病率和死亡率每年下降 2% 左右。其中新西兰下降速度最快，男性每年下降 7.2%，女性每年下降 6.2%。

二、病因和危险因素

（一）膀胱相关的基因和抑基因

从小鼠模型和患者病理标本来源的病理及临床信息显示，膀胱癌的发生借助于两条通路，分别发展为乳头状非肌层浸润性膀胱癌（NMIBC）和非乳头状肌层浸润性膀胱癌（MIBC）。在小鼠模型中发现，低表达的 H-ras 突变会导致扁平状或乳头状尿路上皮增生性病变，而高表达的 H-ras 突变则会导致非肌层浸润性膀胱癌的发生。与此相似，在人体扁平状或乳头状尿路上皮增生性病变正是非肌层浸润性尿路上皮癌的癌前病变，因此 H-ras 突变在 NMIBC 发生中起到重要作用。另外，9 号染色体缺失，FCFR 点突变也是 NMIBC 和癌前病变中常见的基因改变。同一患者 NMIBC 肿瘤组织和癌前病变组织往往会存在相同的改变，说明癌前病变和肿瘤组织存在克隆关系，两者是个渐变过程。

相比之下，MIBC 的发生需要一种或多种抑癌基因失活，包括 Tp53、Rb1 和 PTEN。小鼠模型中这类肿瘤是由扁平尿路上皮不典型增生和原位癌发展而来。在人体，大宗报道显示尿路上皮不典型增生和原位癌有更高的风险发生 MIBC，并且这两种病灶与高级别和侵袭性膀胱肿瘤特性相似。TP53 突变及稳定的 TP53 表达可以促进细胞增殖。另外 CK20 和 HER-2（或者也称为 ErbB2）上调，PTEN 下调伴随 PI3K 通路的上调也表现出了相同的特性。

（二）吸烟

吸烟是膀胱癌最主要的致病因素。吸烟人群罹患膀胱癌的概率是非吸烟人群的 2 ~ 5 倍。戒烟后膀胱癌的患病率会下降，但是相对于从来不吸烟的人群，其概率还是有所升高。美国国立卫生研究院在 1996 ~ 2006 年随访了 281 394 位男性和 186 134 位女性，研究吸烟状况对健康的影响。在历时 10 年的随访期间，3 896 位男性（1.38%）和 627 位女性（0.34%）被诊断为膀胱癌。男性中，吸烟人群患病率是非吸烟人群的 3.89 倍，是既往吸烟但戒烟人群的 2.14 倍。女性中，吸烟人群患病率是非吸烟人群的 4.65 倍，是既往吸烟但戒烟人群的 2.52 倍。同时吸烟量及烟龄也与膀胱癌风险成正相关。然而，对于每天抽烟支数少于 10 支的烟民，在戒烟超过 10 年后，其膀胱癌患病率仍高于从来不吸烟的人群。

烟草的各种化学成分中，多环芳香烃、4-氨基联苯和不饱和醛被证实是膀胱癌的致癌因素。一些特定的代谢酶，如 N-乙酰转移酶 2（NAT_2）、谷胱甘肽 S-转移酶 MI（GSTM1），它们结构和功能的个体差异会影响致癌因素对机体的作用，从而影响膀胱癌的患病概率。而基于 7 项研究的 Meta 分析显示，二手烟不增加膀胱癌患病风险。

（三）职业暴露

职业环境中致癌物质的暴露也会增加膀胱癌患病风险。工业生产中使用的 β-萘胺、联苯胺和 4-ABF 被证实是化学致癌物。根据研究显示，染料加工、石油产品和橡胶生产的工厂工人患膀胱癌的概率最高。电加工和化学处理厂工人患膀胱癌的死亡率最高。

随着城市化的进程，许多工厂已经由发达地区转移到欠发达地区，潜在地增加了欠发达地区工人的患病率。尽管如此，只有 <8% 的膀胱癌患者是因暴露于工业致癌因素所致。

（四）其他危险因素

除了吸烟和职业暴露外，一些环境因素与膀胱癌的关系也有所研究。据报道，城市人口中，蔬菜、水果摄入少的人群，罹患膀胱癌的危险性高。另外，一些证据表明，乙醇摄入会轻微地增加膀胱癌的风险，但流行病学调查却显示，这一因素与其他因素有混杂。男性患代谢综合征可能会增加膀胱癌风险，但是两者之间，包括其对膀胱癌预后并没有建立直接联系。摄入被砷污染的水和食物可以解释一些地区膀胱癌高发的原因，如砷污染与阿根廷、智利和孟加拉国膀胱癌发生相关。空气污染也会诱发膀胱癌，柴油、汽油废气、室内空气污染等，都是膀胱癌的危险因素。另外，盆腔接受治疗性照射和感染（如中东地区血吸虫感染、长期留置导尿所致导管源性感染）引起的慢性炎症也会诱发膀胱癌，但病理类型往往并不是尿路上皮癌，鳞癌比例更大，并且往往确诊时分期更晚，预后也更差。

另外，有研究表明，失业、躯体生病的天数、暴露于臭氧污染的天数、使用井水、受雇于小型工业企业等因素都会增加膀胱癌死亡率。

（五）遗传易感性和遗传性膀胱癌

家族性膀胱癌是很少见的。据报道，膀胱癌患者其下一代一级亲属患膀胱癌的概率约为 5.1%。鉴别膀胱癌的家族亚型有助于发现膀胱癌发生的分子基础。但事实是，鉴别膀胱癌的家族亚型并不可行，因为并没有充分的数据支持。

Hemminkki 等在 2002 年瑞典的一项包括 754 165 位父母辈和 112 216 位子女辈的癌症患者的研究中发现了 2 987 例膀胱癌患者在子女辈中发生。根据膀胱癌在家族中发生的情况，他们得出的结论是有家族史的人膀胱癌发病率会上升，其标化发生比为 1.75，而同胞间有膀胱癌发生的，该比例上升到 2.02。

有关家族性尿路上皮癌最详尽的一项研究来自荷兰。这是一项病例对照研究，研究者汇集了 1 193 例新近诊断为膀胱癌的患者，并将其中 853 例患者的配偶作为对照组。研究者们进一步收集研究组和对照组家族中膀胱癌患病情况，最终显示研究组中 8% 的患者存在家族史，而对照组中这个比例只有 4%。作者得出结论，膀胱癌具有家族聚集性，一级亲属患有膀胱癌会使患病率比正常人群增加 1.8 倍。

美国一项基于人群的研究纳入了 2 982 例膀胱癌患者和 5 782 例对照组，该研究主要是针对环境因素，但也对家族史进行了调查。研究显示，有尿路上皮癌家族史的人群患膀胱癌可能性明显提高，相对危险度为 1.45，而且 45 岁以下人群患病率更高。暴露于可疑的环境因素、吸烟的人群及有膀胱癌家族史者，其膀胱癌发病率会大幅提高。其中每天抽 2 ~ 3 包烟的人群，患病相对危险度可达 10.7。

有学者分析了 9 项病例对照研究，4 项队列研究。虽然这些研究在样本量、研究分析方法、入排标准和诊断标准方面都不尽相同，但结论却很相似。有膀胱癌家族史的人群患膀胱癌的危险度为 1.2 ~ 6.1。

膀胱癌的家族聚集性还存有争议，但大多数证据都提示其有遗传易感性。这些遗传因素所致的膀胱癌发生率并不高，但有很高的外显率（仍低于其他肿瘤）。目前还需要一些高通量的全基因组研究来揭示其遗传特性。

三、病理学和生物学特点

（一）正常膀胱上皮

正常的尿路上皮由 2 ~ 3 层排列疏松的细胞及 6 ~ 7 层排列紧密的细胞构成，包括伞状细胞（构成浅表层）、中间层细胞（构成中间层）和基底细胞（与基底膜相连接）。

伞状细胞为胞质嗜酸性的椭圆形细胞，它们相连并排列为一单排，构成正常尿路上皮最表浅的一层。它们之所以被称为伞状细胞，是因为当膀胱膨胀时，伞状细胞可以伸展覆盖下面一层的数个细胞。由于在高级别尿路上皮癌中这部分细胞经常缺如，因此它们的存在往往意味着为非癌病变或低级别病变。中间层细胞多为立方形或圆柱形，它们细胞边界清晰，核膜光滑并含有颗粒状染色质。基底细胞为单层立方形细胞，其与基底膜相连，构成尿路上皮的基底层。

（二）上皮增生和化生

正常尿路上皮的良性增生与化生相当常见，为诊断带来挑战。尿路上皮增生是指细胞层数、细胞数目的增多而无核或结构的异常。尿路上皮化生是指膀胱内面出现非移行上皮表现。

尿路上皮内陷入固有层或是布鲁恩巢在成人中比较常见，这些巢状结构可能会发生增生（布鲁恩巢增生）或扩张为囊肿（囊性膀胱炎、腺性膀胱炎）。鳞状化生常见于女性膀胱三角处上皮，在不伴有角化时，这种化生常被认为是一种良性病变。在某些情况下，鳞状化生常伴有修复性改变，会导致鳞状结构侵入固有层，这种良性病变称为假癌性增生。腺状化生外观表现为块状的红色隆起性区域，常伴有炎性改变，易与肿瘤混淆。

在炎症与外部刺激存在的情况下，尿路上皮也会发生细胞学改变。这些改变常表现为细胞核增大、核膜光滑及染色质少，偶尔会表现为细胞核缩小。发生改变的细胞排列往往保持原有极性，并且在基底层可见核分裂象。放疗是这些反应性不典型改变最常见的诱因，并且是膀胱肿瘤的危险因素之一，常会为鉴别诊断造成困难。退变的细胞核、核分裂象的缺失及固有层炎性反应与血管改变常能为正确诊断放疗引起的不典型改变提供帮助。化疗与卡介苗灌注治疗也被证实与尿路上皮不典型改变有关。其中卡介苗灌注引起的不典型改变以固有层肉芽肿性炎为特征。插管及其他慢性损伤也会引起尿路上皮的鳞状化生或腺状化生，这些都需要与肿瘤谨慎鉴别。

（三）尿路上皮发育异常

尿路上皮不典型增生包括一系列形态学异常，常为鉴别诊断带来挑战。不典型增生是介于正常尿路上皮和原位癌之间的一种病变，其常伴有细胞核的异常，表现为细胞核大而凹陷、核拥挤及染色质着色过深，有丝分裂象少见且局限于基底层。

内翻性乳头状瘤是一种与慢性炎症或梗阻相关的良性增生性病变，主要表现为在正常尿路上皮覆盖下，病变呈叶状分支突向膀胱的纤维肌性间质。此外，内翻性乳头状瘤常伴有囊性膀胱炎及鳞状化生。有研究报道，内翻性乳头状瘤常与上尿路上皮癌或是相同组织来源的肿瘤同时发生。

肾源性假瘤是一种少见的尿路上皮良性病变，它是由损伤、感染或放疗引起的一种尿路上皮的化生，主要表现为组织的水肿及炎症细胞的浸润，但异型细胞核及有丝分裂的激活并不常见。

膀胱黏膜白斑是癌前病变的一种，约20%的患者可能发展为鳞状上皮癌。其特征为出现角化的鳞状化生。

假性肉瘤是一种由下尿路操作或感染引起的反复的梭形细胞增生性病变，常与膀胱平滑肌肉瘤相混淆而导致患者采取不恰当的根治性手术治疗。

（四）尿路上皮癌

尿路上皮癌是最常见的膀胱癌病理类型，约占全部膀胱癌的90%。肿瘤直径多为1～2 cm，生长方式多种多样，包括乳头状、无蒂、侵袭性、结节状、混合性和扁平状原位癌。镜下主要表现为细胞极性缺失、细胞从基底层向表层成熟异常、核质比例增大、细胞核大、染色质块及有丝分裂增加。在超过1/3的病例中，尿路上皮癌可出现其他肿瘤类型的形态学改变。同时，超过1/3的尿路上皮癌可出现不同分化，其中2/3表现为鳞状分化。

膀胱癌的分级与膀胱癌的复发和侵袭行为密切相关。对于绝大多数高分化或中分化肿瘤来说都是浅表性的，而低分化肿瘤多为侵袭性。关于膀胱癌分级，目前普遍采用世界卫生组织（WHO）分级法。

WHO1973分级法：1973年的膀胱癌组织学分级法根据癌细胞的分化程度分为高分化、中分化和低分化，分别用1、2、3级来表示。

WHO2004分级法：此分级法将尿路上皮肿瘤分为低度恶性潜能尿路上皮乳头状瘤（PUNLMP）、低级别和高级别尿路上皮癌。其中PUNLMP为局限于黏膜内的分化良好的肿瘤，虽然进展的风险很小，但不完全属于良性病变，仍有复发可能，而且复发后会有更高的分级和分期。

（五）鳞状细胞癌

鳞状细胞癌病变成分为完全鳞状分化。病变的分级主要依据病变分化的程度。分化良好及中度分化的病变有明确的角化珠形成，其由向心性分布的鳞状细胞珠构成。分化较差的病变可能缺少明确的角化珠，需要根据细胞桥粒及粉红色细胞质进行诊断。近来有研究指出，鳞状细胞癌与尿路上皮癌很大一部分有相同的基因表达失调，这说明两种病理类型可能具有相同的起源。

（六）腺癌和脐尿管癌

在美国，膀胱腺癌占所有原发性膀胱癌的2%。在大多数情况下，膀胱腺癌在发现时肿瘤一般较大，并且不易明确肿瘤来源。腺癌的腺样分化多种多样，包括印戒细胞样、黏液样、透明细胞样等。

脐尿管癌是一种非常罕见的膀胱肿瘤，多为腺癌，但有时也可起源于膀胱外的肿瘤。脐尿管癌多位于正常尿路上皮覆盖下的膀胱壁，一般与相邻的膀胱上皮细胞间有明显的界线。

（七）膀胱癌的扩散和转移

膀胱癌的扩散及转移途径主要包括淋巴转移、血行转移、种植转移等。约5%分化良好至中分化的浅表性乳头状癌及20%的高级别浅表性癌的患者最终会发生淋巴及血行转移。淋巴转移是膀胱癌最早、最常见的转移途径。闭孔淋巴结是最常见的转移部位，约占盆腔淋巴转移的74%，其次为髂外、骶前髂总和膀胱周围淋巴结。晚期患者常发生血行转移，最常见转移部位为肝脏，占38%，其次为肺、骨、肾上腺与小肠。膀胱癌的种植转移常发生在术中，是术后发生切口和尿道残端复发的主要原因之一。

四、诊断和鉴别诊断

（一）临床表现和症状

血尿是膀胱癌最常见的临床症状，尤其是无痛性全程间歇性肉眼血尿。血尿出现的时间及量与肿瘤的大小、分期、数目、形态等并不完全一致。血尿主要分为肉眼血尿（占膀胱癌的17%~18.9%）和镜下血尿（占4.8%~6%）。另一常见的症状是膀胱刺激征，即尿频、尿急、尿痛，这类情况常与浸润性膀胱癌或者弥漫性原位癌相关。其他症状包括肿瘤阻塞输尿管所致的腰部不适、下肢水肿等。部分患者在就诊时已出现体重减轻、肾功能不全、腹痛或骨痛等晚期表现。

体格检查扪及盆腔包块是局部进展性膀胱癌的证据，其他体检内容还包括经直肠、经阴道指检等。需要注意的是，体格检查在T_a、T_1期膀胱癌中的诊断价值有限。

（二）细胞学检查

尿细胞学检查是膀胱癌诊断和术后随访的主要手段之一。尿细胞学筛选膀胱癌的敏感度和特异度分别为13%~75%和85%~100%。该检查的敏感度与细胞恶性分级密切相关，分级低的膀胱癌其诊断的敏感度较低，一方面由于肿瘤细胞分化较好，其特征与正常细胞相似，很难鉴别；另一方面由于癌细胞之间粘连相对紧密，没有足够多的癌细胞脱落至尿中而被检测到，所以尿细胞学阴性并不能排除膀胱癌的存在。而对于分级高的膀胱癌或者原位癌，尿脱落细胞学检查的敏感度和特异度均较高。尿细胞学检查结果还受尿标本中癌细胞数量少、细胞的不典型或退行性变、泌尿系统感染、结石、膀胱灌注治疗和检查者的技术差异等因素的影响。对于尿标本的采集，一般是通过自然排尿，也可以通过膀胱冲洗，这样能得到更多的癌细胞，有利于提高诊断率。尿标本应尽量采用新鲜尿液，但晨起第一次尿液由于细胞溶解率高而不适合进行尿细胞学检查。

流式细胞分析技术也可应用于尿细胞学检查，其原理是应用DNA特异性的荧光剂将细胞染色质染色，然后应用计算机自动计算染色体数量。由于肿瘤细胞的增殖分裂旺盛，呈现多倍体的情况。一般来说，二倍体代表低度恶性肿瘤，三至四倍体为高度恶性肿瘤，而四倍体及以上则代表恶性程度更高，预后更差。与尿脱落细胞学检查一样，该技术诊断膀胱癌的敏感度和特异度也与肿瘤分化程度和分期相关。尿液中白细胞会被染色而干扰结果，利用角蛋白或6-氨基乙酰乙酸等标记肿瘤细胞的特异性荧光染色剂有助于减少干扰，但是流式细胞术分析仍不能在临床上替代细胞病理学检查。

（三）肿瘤标志物检查

美国FDA已经批准用于膀胱癌检测的标志物包括BTAstat、BTAtrak、NMP22、FDP、

ImmunoCyt 等。国内学者还发现尿液纤连蛋白有助于鉴别肌层浸润性膀胱癌，联合尿液纤连蛋白与尿肌酐比值可用于预测术后肿瘤的残留。其他与膀胱癌相关的标志物还包括端粒酶、存活素、微卫星不稳定性分析、CYFRA21-1 和 LewisX 等，在检测膀胱癌的临床研究中也表现出了较高的敏感度和特异度。虽然大部分尿液中膀胱癌标志物显示出了较高的敏感度，但是其特异度却普遍低于尿细胞学检查。

近年来也有检测尿液 RNA 和 DNA 标志物的报道，例如，RNA 标志物 uRNA 和 Cxbladder 检出膀胱癌的敏感度高于细胞病理学和 NMP22，尤其对于高级别或者 T_1 期及以上的膀胱癌的敏感度和特异度更高。到目前为止，仍然没有一种理想的标志物在膀胱癌的诊断、治疗、术后随诊和预后等方面能取代膀胱镜和尿细胞学检查。

（四）影像学检查

1. 超声检查

超声检查发现膀胱肿瘤的准确性取决于膀胱充盈程度和肿瘤特征（如大小、形态和位置），以及操作者本身的技术。新的对比增强技术有助于提高超声对因有血尿而怀疑膀胱肿瘤的诊断率。膀胱肿瘤在超声上表现为突向膀胱腔的低回声、斑片状或水草样病变。多普勒超声检查能够显示肿块的血流情况，尤其是乳头状肿瘤。在一些无明确病变的病例中，膀胱壁也可能呈增厚的表现。Datta 等发现在 1 000 例以上血尿患者中超声诊断膀胱癌的敏感度为 63% 和特异度为 99%。小的病变很难被发现，Malone 等研究显示超声不能发现 38% 的 < 5 mm 的病变而只能发现 82% 的 > 5 mm 的病变。一系列研究均显示肿瘤位置与超声诊断敏感度的关系。超声发现膀胱颈、顶壁和前壁肿瘤的能力有限，并有可能漏诊。

对比增强超声（CEUS）是超声的一种新方法，在某研究中，在 CEUS 中膀胱肿瘤和膀胱壁之间出现低回声层表示为非浸润性肿瘤。近期，Nicolau 发现 CEUS 诊断膀胱癌的准确性高于超声（分别为 88.3% 和 72.09%），CEUS 诊断大于和小于 5 mm 肿瘤的准确敏感度分别为 94.7% 和 20%。最近也有三维超声联合 CEUS 以期能改善膀胱肿瘤的发现率和预测其浸润程度。对 60 例拟行经尿道膀胱肿瘤切除术（TURBT）的患者行三维超声联合 CEUS 检查，其中 16 例肌层浸润性膀胱癌均被准确诊断。

2. 静脉尿路造影检查

泌尿系统 X 线平片及静脉尿路造影检查一直被视为膀胱癌患者的常规检查，以期发现并存的上尿路肿瘤。但初步诊断时此项检查的必要性目前受到质疑，因为其获得的重要信息较少。一组 793 例膀胱肿瘤患者上尿路肿瘤发生率仅有 1.1%（9 例），而 IVU 只对 6 例做出了诊断。但如果怀疑有 T_1 高级别肿瘤（该类肿瘤可致上尿路肿瘤发生率增加 7%）、浸润性膀胱肿瘤或膀胱肿瘤并发肾盂、输尿管肿瘤以及有肾积水征象时仍有其应用价值。

3. CT 检查

膀胱乳头状肿瘤在 CT 片上表现为突向膀胱的充盈缺损或者膀胱壁的不均匀增厚。较大的肿瘤表现为突向膀胱腔的增强的软组织密度影，或者在延迟相上表现为充盈缺损。高危非肌层浸润性膀胱癌（NMIBC）包括 CIS、T_1 和高级别 T_a。形态学上 T_1 和高级别 T_a 与低危 NMIBC 在 CT 片上很难鉴别，而 CIS 很难在 CT 片上被发现。近期，在 Baltaci 等的研究中，57 例在 CT 片上表现为膀胱外侵犯的病例中只有 22 例最终被病理学检查证实存在膀胱外侵犯。由于膀胱镜检查和 TURBT 术可能引起膀胱周围炎症而误认为膀胱外侵犯，故此时评估是否存在膀胱外侵犯更困难。为了避免这种情况，最好在 TURBT 术前进行影像学检查。

淋巴结阳性是 MIBC 重要的预后因子。CT 评估淋巴结侵犯主要基于淋巴结的解剖大小而非功能评估。最短径 > 1 cm 则表示淋巴结侵犯，转移的淋巴结形态上更圆。但是，CT 发现淋巴结侵犯的准确率仅为 5% ~ 50%，如此低的发现率说明 CT 无法发现微转移灶。

4. MRI 检查

MRI 检查无疑能够提供更好的软组织图像。MRI 成像的分辨力取决于组织暴露于磁场中时组织内部质子的队列运动。与 CT 对比，MRI 可以获得多维的横断面、矢状面和冠状面图像。T_1 加权像尿液呈极低信号，膀胱壁为低至中度信号，而膀胱周围脂肪为高信号。T_2 加权像尿液呈高信号，正常逼尿肌呈低信号，而大多数膀胱肿瘤为中等信号。低信号的逼尿肌出现中断现象提示肌层浸润。因此，MRI 检查有助于肿瘤分期。动态增强 MRI 在显示是否有尿路上皮癌存在及肌层浸润深度方面准确性高于 CT 或非增强 MRI。

增强 MRI 对膀胱癌分期的准确率为 62%，分期过高的概率为 32%，但在鉴别肿瘤是否浸润肌层和是否局限于膀胱方面准确率分别可达 85% 和 82%。应用增强剂行 MRI 检查也可发现正常大小的淋巴结有无转移征象。例如，应用超顺磁性的氧化铁纳米颗粒作为增强剂可鉴别有无淋巴转移：良性增大的淋巴结可吞噬铁剂，在 T_2 加权像上信号强度降低，而淋巴转移则无此征象。有报道，此检查对正常大小淋巴结是否存在转移进行术前判定，敏感度为 58.3%，特异度为 83.0%，准确率为 76.4%。而且假阴性的淋巴结多为直径 < 5 mm 者。对造影剂过敏的或肾功能不全的患者可行磁共振水成像（MRU），有助于了解上尿路情况。在检测有无骨转移时 MRI 敏感度远高于 CT，甚至高于核素骨扫描。

5. PET-CT 检查

PET-CT 是一种功能成像，因示踪剂氟脱氧葡萄糖经肾脏代谢进入膀胱显影会影响对已经摄取示踪剂肿瘤的判断。目前已有使用新型示踪剂（如胆碱、蛋氨酸、乙酸）的报道，[11]C-胆碱和 [11]C-乙酸均不经泌尿系统排泄，因此可有效地避免对膀胱肿瘤显像的干扰。有限的数据显示，[11]C-胆碱和 [11]C-乙酸可能是检测淋巴转移的一种很有前途的示踪剂，但还需进一步证实。

PET-CT 的准确率较 PET 或 CT 均高，它诊断淋巴转移的准确率优于 CT 和 MRI。因此 PET-CT 在术前淋巴转移以及软组织肿块的鉴别尤其是术后随访方面有一定优势，可选择性使用。Kibel 等比较了 CT 与 PET-CT 发现转移灶的差别，结果发现在 42 例传统 CT 表现正常的患者中 PET-CT 发现了 7 例隐匿的转移灶。该研究中，PET-CT 的阳性预测率、阴性预测率、敏感度和特异度分别为 78%、91%、70% 和 94%，与之前的研究所报道的 60% 的敏感度和 88% 的特异度相似。另外，一些研究者还发现 PET 能提供预后信息。Drieskens 等发现 PET-CT 阴性和阳性的膀胱癌患者的中位生存期分别为 32 个月和 13.5 个月。在新辅助化疗后，PET 还可用于评估复发和进展。在全膀胱切除术后，若出现可疑病灶也可使用 PET 评估是否存在局部或远处转移。

（五）膀胱镜检查

膀胱镜检查和活检仍然是诊断膀胱癌的"金标准"。通过膀胱镜检查可以明确膀胱肿瘤的数目、大小、形态、部位及周围膀胱黏膜的异常情况，同时可以对肿瘤和可疑病变进行活检以明确病理学诊断。膀胱肿瘤在镜下主要表现为窄或宽基底的珊瑚状、乳头状肿块，膀胱原位癌表现为类似炎症的淡红色绒毛样的黏膜改变，也可以表现为完全正常膀胱黏膜。当尿脱落细胞学检查阳性或膀胱黏膜表现异常时，建议行选择性活检，以明确诊断和了解肿瘤范围。在尿细胞学检查阳性而膀胱黏膜表现为正常、怀疑有原位癌存在时，应考虑行随机活检。如果膀胱肿瘤为原位癌、多发性癌或者肿瘤位于膀胱三角区或颈部时，并发前列腺部尿道癌的危险性增加，建议行前列腺部尿道活检。此外，尿细胞学阳性或前列腺部尿道黏膜表现异常时，也应行该部位的活检。

荧光膀胱镜检查是向膀胱内灌注光敏剂，如5-氨基酮戊酸（5-ALA），产生的荧光物质能高选择地储积在新生的膀胱黏膜组织中，在激光激发下病灶部位显示为红色荧光，与正常膀胱黏膜的蓝色荧光形成鲜明对比，从而发现普通膀胱镜难以发现的小肿瘤或原位癌，检出率可以提高14%~25%。吡柔比星也可以作为一种荧光染色剂，在荧光下可提高对膀胱内微小病变和扁平病变尤其是原位癌的检出率。在怀疑有膀胱原位癌或尿细胞学检查阳性而普通膀胱镜检查正常时，应该考虑使用荧光膀胱镜做进一步检查。荧光膀胱镜的缺点是诊断膀胱癌的特异性相对不高，炎症、近期膀胱肿瘤电切术和膀胱灌注治疗会导致假阳性结果。但在荧光膀胱镜引导下行膀胱肿瘤电切术，能否降低肿瘤的术后复发率仍未有定论。

窄谱光成像（NBI）的原理是通过滤光器过滤掉普通内镜氙灯光源所发出红、蓝、绿中的宽带光谱，选择415 nm、540 nm的窄带光。其显示黏膜表面微细结构和黏膜下血管较传统的白光模式内镜清楚，立体感更强，有助于微小病灶的早期发现与诊断。文献报道白光对膀胱肿瘤诊断的敏感度、特异度和准确率分别为77.7%、82.7%和79.3%，而NBI诊断的敏感度、特异度和准确率分别为92.9%、73.5%和86.7%。两者对膀胱原位癌诊断的敏感度、特异度和准确率分别为68.30%和87.8%、82.9%和77.1%、75%和82.9%。当同时使用两者进行检查时，仅能通过NBI发现而不能通过白光发现的肿瘤占17.1%，反之，仅占1.9%。在治疗效果上，与白光下电切术相比，NBI指示下进行膀胱肿瘤电切手术能够降低至少10%的术后1年复发率。

（六）其他有前景的检查：液体活检

液体活检是指在肿瘤患者的血液或尿液中分析细胞游离DNA（cfDNA）、循环肿瘤细胞（CTC）、RNA（miRNA、lncRNA、mRNA）、细胞游离蛋白质、肽和外泌体等。与仅从一个肿瘤区域获得的组织检查不同，液体活检可以更好地反映患者所有肿瘤亚克隆的遗传特征。

在膀胱癌中，血液和尿液中的CTC不仅是具有潜在价值的早期诊断方法，而且CTC与膀胱癌的不良预后相关。有研究显示，在20%高危的NMIBC中可检测到CTC，可有效预测肿瘤复发和进展。对非转移性晚期膀胱癌患者，可在23%的患者外周血中检测到CTC。另一项研究提示转移性膀胱癌中测出CTC也与较差预后相关，但CTC在局部早期的膀胱癌中并无这种预后关系。这些研究都存在样本量较小的缺憾。

外泌体通过在细胞间转送蛋白、mRNA和miRNA等物质，在免疫调节、免疫细胞抗原呈递以及细胞间信息沟通等生理生化过程中发挥着重要作用。已有研究发现MIBC患者尿液中的外泌体可以诱导尿路上皮的上皮—间质转化（EMT）过程，这是外泌体在膀胱癌发生发展作用机制中的新发现，可望成为预测膀胱癌进展和探索新的治疗途径的切入点。

细胞外循环miRNA可以作为肿瘤患者的预后标志物。膀胱癌患者血浆中的循环miR-497

和 miR-663b 有明显的表达差异，可以作为诊断指标。除此之外，尿液中 miR-214 和 miR-155 也可作为膀胱癌的诊断标志物。因而，这些血液或尿液的循环 miRNA 在诊断、预测肌层浸润和不良预后中具有潜在的应用价值。

可以预见的是，液体活检具有广泛的诊断、预后和辅助选择合适治疗方案的潜在价值。液体活检目前存在的标本收集方法不统一，缺乏理想的敏感性和特异性及高昂的检测成本等缺陷是今后需要克服的主要问题。

（七）鉴别诊断

血尿是膀胱癌的主要症状，膀胱肿瘤的鉴别诊断主要是血尿的鉴别诊断。血尿可同时伴有膀胱刺激症状或者影响排尿。一股经过膀胱镜、CT 等影像学检查不难鉴别。

1. 非特异性膀胱炎

多发生于已婚女性，血尿突然发生，可伴有尿频、尿急、尿痛等膀胱刺激征。血尿往往在膀胱刺激征后或者同时出现。非特异性膀胱炎偶尔可见无痛性全程血尿，尿中可有细菌。

2. 肾结核

血尿在长期尿频后出现，终末加重，也称为终末血尿。一股尿量少，可伴有低热、盗汗、消瘦、C 反应蛋白增加，尿中有结核杆菌。膀胱结核性肉芽肿有时可被误认为是膀胱肿瘤，经活检可以鉴别。

3. 尿石症

一般血尿比较轻，劳动后加重。除膀胱结石外，一股没有膀胱刺激征。尿石症血尿出现可能伴有疼痛，如上尿路结石可有恶心、呕吐。

4. 腺性膀胱炎

临床表现与膀胱肿瘤十分相似，一股需经膀胱镜检查和活检鉴别，尿细胞学和肿瘤标志物检查也有助于鉴别。

5. 放射性膀胱炎

盆腔脏器如子宫、卵巢、直肠、前列腺、精囊等肿瘤放疗后可引起放射性膀胱炎，一般在放疗同时或 2 年以内出现，可以有血尿、膀胱刺激征，偶尔可以见到治疗后 10～30 年出现无痛血尿。膀胱镜检查可见黏膜放射性毛细血管扩张，有时出现溃疡和肉芽肿。

6. 良性前列腺增生

前列腺增生时常引起排尿梗阻、黏膜充血，如合并膀胱结石和感染，其血尿症状酷似膀胱癌，且有时两者可同时存在。尿潴留和结石都是膀胱癌的诱因。细胞学检查、尿液肿瘤标志物检测都有助于鉴别，膀胱镜检查可以明确诊断。多数良性前列腺增生引起的血尿为一过性，间歇期尿内无红细胞，间歇期可以长达数月或者数年。

7. 前列腺癌

前列腺癌为老年病。侵入膀胱可发生血尿和排尿困难，一般经直肠指检可以发现前列腺结节样改变，血清 PSA 升高，MRI、超声、CT 检查可以发现前列腺内病变。

8. 子宫颈癌

容易侵犯膀胱，引起血尿、无痛全程血尿，但在血尿前先有阴道出血。膀胱镜检查与浸润性癌十分相似，经活检和妇科阴道检查可以鉴别。

9. 其他疾病

肾炎血尿常伴有尿蛋白，且有红细胞形态改变。出血性疾病、服用磺胺类药物也可以引起血尿，结合病史可以鉴别。

五、治疗

（一）非肌层浸润性膀胱癌的治疗

1. 内镜外科治疗

（1）经尿道膀胱肿瘤电切术（TURBT）：内镜治疗是非肌层浸润性膀胱癌的主要治疗手段，包括膀胱镜检查与经尿道膀胱肿瘤电切术，辅以膀胱灌注治疗。一般而言，门诊膀胱镜检查发现的膀胱肿瘤，需要记录肿瘤的位置、数目、大小、性质和膀胱以外可能侵犯的部位，为后续的内镜治疗或其他治疗做准备。经尿道膀胱肿瘤电切术在区域阻滞麻醉或全麻下进行，在肿瘤切除术前推荐采用 70°视角硬镜在直视下对膀胱内部进行全面观察；而在肿瘤切除时置入 30°视角硬镜以确保切除时有切除组织周围广泛而清晰的视野。通过 TURBT 术，可以清除可见肿瘤，还可以取组织进行病理学检查以明确肿瘤的分期和分级。因此，TURBT 是目前治疗非肌层浸润性膀胱肿瘤的首选方法。

值得注意的是，在操作过程中，对较大的肿瘤要一点点地逐步切除，在未切除大部分肿瘤瘤体时先暂不切断肿瘤根部。对于质地较脆的低度恶性肿瘤可以不用电刀切除，较小的肿瘤也可以用活检钳直接钳取。在所有可见肿瘤被切除完毕后，应用电切环多切一片组织，用活检钳钳取小块组织送病理学检查，明确肿瘤基底部是否侵犯肌层。若术中明确肿瘤已侵犯肌层，则应在切除膀胱肿瘤后再取肿瘤周围和基底部的组织进行病理学检查来明确肿瘤浸润的范围，进而确定是否需要进一步进行膀胱切除术。

（2）TURBT 术后并发症：TURBT 术后早期最常见的并发症是少量出血和膀胱刺激征，往往可以自行缓解。TURBT 术后值得关注的主要并发症包括膀胱穿孔、持续性出血和尿道狭窄。

1）膀胱穿孔：应分辨穿孔属于腹膜内还是腹膜外。对于腹膜外穿孔，可延长留置导尿管时间，往往可以自愈。对于腹膜内穿孔，采用留置导尿管的方式是无效的，需要进行开放性手术治疗。在 TURBT 手术过程中，应注意避免过度充盈膀胱、切除侧壁肿瘤时应配合应用肌肉松弛剂避免闭孔反射等来防止膀胱穿孔。

2）持续性出血：针对 TURBT 术后持续性出血，往往需要进行内镜下电凝处理，除了处理原先切除的创面外，还需彻底检查其余的膀胱黏膜和膀胱颈，彻底取出血块。内镜止血后应嘱患者暂停抗凝药物并避免增加腹压的动作。

3）尿道狭窄：早期的轻度尿道狭窄首选尿道扩张术，操作时应手法轻柔，避免出血。若损伤较重或扩张次数过多可能会造成新的狭窄。

（3）再次 TURBT：对于体积大的肿瘤和有肌层浸润的肿瘤，推荐采用分期切除术，即使没有前述危险因素，也建议行再次 TURBT。

研究显示非肌层浸润性膀胱癌首次 TURBT 术后肿瘤残留率高达 20% ~78%，且无论肿瘤数目多少、是否浸润肌层，二次电切时均可能有肿瘤残余。目前认为 pT_1 期和高度恶性的 T_a 期肿瘤应再次切除，但再次 TURBT 的时间尚未达成共识。多数学者认为首次术后 2 ~6 周内进行再次 TURBT 较为合适。

（4）膀胱黏膜组织活检：除肿瘤组织外，膀胱黏膜的情况也能反映疾病信息，对治疗反应和远期治疗效果有一定的预测作用。但是，最新研究表明，在切除肿瘤同时盲目对相对正常的组织取活检的诊疗价值不大，而且有可能导致肿瘤种植；但对可疑区域做选择性活检是评价患者情况的必要手段。现在的共识是，随机活检不适用于低度恶性乳头状瘤和细胞学检查阴性的患者。

（5）围术期膀胱灌注治疗：有研究发现，大多数膀胱肿瘤发生于膀胱底部或侧壁，而继发肿瘤多发生于膀胱顶部。这一现象可能与 TURBT 后肿瘤细胞接种于切口上导致肿瘤复发相关。因此，术后早期开始膀胱灌注化疗可有效地防止肿瘤细胞的种植。

丝裂霉素 C（MMC）是目前最有效的围术期膀胱灌注化疗药物，推荐在手术后 6 小时内使用单次剂量进行灌注化疗，在手术结束 24 小时以后化疗则不再具有效果。此外，表柔比星和吡柔比星均可用于 TURBT 围术期膀胱灌注化疗。值得注意的是，严禁术后早期应用卡介苗进行膀胱灌注，因为可能增加细菌性脓毒症甚至死亡的风险。

2. 膀胱内免疫治疗

可产生局部免疫反应，诱导细胞因子在尿液和膀胱壁表达，引发粒细胞和单核细胞的聚集，从而激活免疫细胞介导的免疫反应，预防肿瘤复发和进展。膀胱内免疫治疗主要是卡介苗的灌注疗法，其他还有干扰素等。

（1）卡介苗（BCG）：目前而言，BCG 是治疗非肌层浸润性膀胱癌及预防疾病进展最有效的膀胱灌注治疗药物，对治疗原位癌和残留的乳头状肿瘤同样有效，也可以预防复发。目前，BCG 的作用机制不完全明了，但研究表明，Th1 介导的免疫应答是 BCG 主要的治疗原理。此外，有研究也指出迟发型超敏反应、局部高浓度一氧化氮抑制肿瘤生长等也是 BCG 的作用机制。

BCG 治疗膀胱原位癌已得到美国 FDA 批准，且已经取代膀胱切除术成为膀胱原位癌的首选治疗方法。针对残余黏膜乳头状突起或前列腺尿道癌等也适用 BCG 治疗。另外，多项研究证实 TURBT 术后加用 BCG 可显著降低肿瘤复发和进展概率。目前，BCG 的最佳治疗时间尚未确定，但多数学者认为在 6 周的诱导期之后，维持治疗期应至少在 1 年以上。在 BCG 灌注治疗时，应尽量避免使用喹诺酮类抗菌药物，以免影响 BCG 的活力。

BCG 灌注治疗对高度恶性的 T_a 期和 T_1 期肿瘤是首选治疗。但因有尿频及其他潜在不良反应，对于低度恶性的肿瘤患者不推荐 BCG 疗法。

（2）干扰素：干扰素治疗膀胱乳头状瘤术后残留、预防复发和治疗原位癌，费用高于 BCG 或灌注化疗，但疗效低于 BCG 或灌注化疗。因此，目前不推荐单独用干扰素进行非肌层浸润性膀胱癌的治疗。但是干扰素与 BCG 联用时可减少 BCG 的剂量，从而减少 BCG 治疗的不良反应。

3. 膀胱内化疗

（1）丝裂霉素 C（MMC）：MMC 是一种抑制 DNA 合成的相对分子质量为 334 kD 烷化剂，通常每周灌注一次，共灌注 6~8 周。虽然 MMC 的疗效较 BCG 稍低，但由于不良反应很小、无发生败血症的风险，MMC 也是膀胱内灌注治疗的常用选择之一。

（2）阿霉素及其衍生物：阿霉素（多柔比星）是一种相对分子质量为 580 kD 的蒽环类抗生素，通过结合 DNA 的碱基对来抑制蛋白质的合成。研究显示，阿霉素可降低 TURBT 后肿瘤复发率，但在预防肿瘤进展方面没有作用。阿霉素的衍生物包括表柔比星、戊柔比星等，均可用于膀胱内灌注治疗。

（3）噻替派：噻替派是一种细胞周期非特异性烷基化物，可显著降低 TURBT 后肿瘤复发率，对延缓肿瘤进展没有作用。噻替派的相对分子质量很小（188 000），存在全身性不良反应，常见的包括白细胞减少、血小板减少、膀胱刺激征等，但绝大多数患者均可耐受。

（4）联合治疗：理论上，将不同作用机制的药物进行联合可增加全身治疗的有效率。然而，目前的研究并未发现膀胱内联合用药能显著提高疗效，因此认为连续交替治疗、联合化疗和 BCG 联合化疗等方法相对于单药治疗并无显著优势。

4. 监测随访

尿路上皮癌复发患者的监测主要依赖膀胱镜和尿细胞学检查，基本按照以下方案进行：初次确诊后 18～24 个月内每 3 个月做一次膀胱镜和尿脱落细胞学检查，接下来的 2 年内每 6 个月做一次，以后每年一次。每出现一次复发则重新开始该方案。

目前认为，单发低度恶性 T_a 期肿瘤患者，如果前 3 个月的膀胱镜和细胞学检查均为阴性，则可选用间隔时间较长的监测方案（如每年一次），5 年后若一直无阳性发现则可考虑停止监测。针对高度恶性肿瘤患者（包括 CIS），前 2 年应保证每季度行一次膀胱镜检查，之后的 2 年是每半年一次，再以后可以终身每年一次。许多肿瘤标志物检查可用于辅助监测，如膀胱肿瘤抗原（BTA）stat 试验、核基质蛋白 22（NMP22）膀胱检测试验等，虽然这些肿瘤标志物可增强细胞学检查的敏感性，但特异性仍然偏低。

最后，针对膀胱肿瘤患者的家庭防治，推荐其多饮水、禁烟及低脂饮食。

（二）肌层浸润性膀胱癌的治疗

1. 外科治疗

（1）手术指征：对于肌层侵犯且无远处转移的浸润性膀胱癌患者，标准术式是男性患者行根治性全膀胱切除术、女性患者行前盆腔脏器切除术，无论男女均应行全盆腔淋巴结清扫术。若患者有严重的并发症或远处转移，则应该采用其他替代疗法。若患者的局部症状严重，如顽固性出血等，即使已发现局部淋巴或远处转移，也可采取姑息性手术治疗。

（2）外科技术：标准的根治性全膀胱切除术包括双侧盆腔淋巴结切除术，男性患者应切除全部的膀胱和前列腺，女性患者则需要切除子宫、输卵管、卵巢、膀胱、尿道及阴道前壁的一部分。针对年轻男性患者，在确保无瘤原则的前提下，可选择改良保留神经的标准膀胱切除术，使得患者术后可以保留勃起功能。但应当注意的是，在保留神经的手术中，需要小心结扎前列腺血管蒂，从而保留血管神经束。

盆腔淋巴结切除术是手术治疗浸润性膀胱癌的必不可少的部分，除了可以了解局部浸润情况外，对于局限性淋巴转移的患者，盆腔淋巴结清扫可使其获益。一般而言，盆腔淋巴转移的风险随着肿瘤分期而升高，因此有些学者提议对可能高危盆腔淋巴转移的患者行扩大淋巴结清扫术，包括远端主动脉旁与腔静脉旁淋巴结和骶前淋巴结。目前的研究显示，手术时切除的淋巴结数目及淋巴结密度（阳性淋巴结数/切除淋巴结总数）均为有价值的预后因子。

（3）围术期并发症：膀胱癌根治术的并发症主要分为三大类，先前存在的并发症；切除膀胱和邻近器官后的并发症；膀胱癌根治术重建时采用节段胃肠道行尿路重建所导致的并发症。心肺并发症、肠梗阻、无反流术式中的输尿管—肠段吻合口狭窄、代谢紊乱、术后抑郁等是膀胱癌根治术的常见围术期并发症。术后肺动脉栓塞、大血管损伤、难以控制的致命性出血等虽不常见，但后果严重，需要加强关注。

（4）随访：对于行膀胱癌根治术的患者，需要长期随访监测肿瘤复发与否，以及是否发生肠段相关并发症。目前建议 pT_1 期患者每年体格检查、血液检查和 X 线检查；pT_2 期患者每半年检查一次；pT_3 期患者每 3 个月检查一次，还需每半年进行 CT 检查一次。

（5）辅助治疗：许多接受膀胱癌根治术的患者最终死于远处转移。因此，为了增强疗效，可选择采用联合放、化疗的方式来增强膀胱癌根治术的效果，主要包括新辅助治疗和术后辅助治疗。目前经常采用的方式包括术前放疗、新辅助化疗、围术期化疗和辅助化疗等。

2. 膀胱根治性切除术的替代治疗

对于某些浸润性膀胱癌患者，膀胱癌根治术并不合适或患者不接受，因此，浸润性膀胱癌的替代治疗方法也是业内研究的热点，主要方法包括放疗、TURBT、全身化疗等。

（1）放疗：目前尚无随机性研究对比单纯放疗和膀胱癌根治术的疗效。常规外放疗可控制 1/3 ~ 1/2 的局部浸润性肿瘤。为提高疗效有研究团队采用超分割方案进行放疗，但这一方案尚未得到大样本随机对照试验的验证。

（2）经尿道切除术和膀胱部分切除术：严格选择体积小、分期低（T_2）的肿瘤，通过TURBT 或膀胱部分切除术也可较好地控制局部肿瘤及预防远处转移。有研究团队报道了针对局部浸润膀胱癌患者的"根治性"TURBT，但并非随机对照研究。

（3）TURBT 与膀胱部分切除术联合化疗：许多学者认为单纯 TURBT 或膀胱部分切除术不可能彻底根除中等体积以上的 T_2 期膀胱肿瘤，采用这种方式，患者很可能存在未被发现的残余癌，导致复发和转移。因此，有研究团队应用保留膀胱手术联合系统化疗，但这一治疗方案也需随机对照试验来验证疗效。

（4）其他治疗方案：其他一些保留膀胱的替代性治疗方法也在研究中，包括间质内放疗、动脉灌注化疗、热疗联合化疗等。这些新的辅助治疗方法在许多文献中都提示有一定疗效，但都缺乏设计良好的随机对照试验结果。

（5）保留膀胱方案：针对浸润性膀胱癌患者的治疗，有观点认为可联合多种治疗方法进行保留膀胱的治疗，认为这种方案可作为根治性膀胱切除术的替代方式。原因有如下几点：①许多浸润性膀胱癌患者在确诊时已存在微转移，应当在局部手术的同时加用系统性治疗以提高疗效；②无症状但有远处转移的患者不必进行膀胱切除，因为这既不能提高患者生存质量还延误了最佳全身治疗时机。

但也有很多研究团队反对保留膀胱治疗方案，原因有：①保留膀胱治疗依赖临床分期而非病理分期，容易造成不当治疗；②局部病灶控制不佳，导致肿瘤复发、转移的概率上升，进而导致严重并发症发生率和死亡率提高；③原位膀胱重建术可广泛应用于接受膀胱癌根治术的患者，提高患者生活质量。

（三）转移性膀胱癌的治疗

1. 化疗

转移性膀胱癌患者通常应行全身化疗，尤其是广泛转移、无法切除的病变。研究表明联合化疗比单药化疗更有效。目前，基于顺铂的联合化疗是转移性膀胱癌的标准治疗方案，一线化疗方案主要有 MVAC、HD-MVAC 和 GC 方案。虽然绝大多数转移性膀胱癌患者最初对化疗反应良好，但几乎所有患者都会进展，中位生存时间约为 14 个月，5 年生存率为 5% ~ 20%。

针对一线化疗无效或失败的转移性膀胱癌患者，可采用二线化疗。目前尚无标准的二线化疗方案，主要有单药二线化疗和多药二线化疗方案。单药二线化疗常用长春氟宁、紫杉醇、培美曲塞、埃博霉素等；多药二线化疗可用培美曲塞加紫杉醇。对于一线 GC 方案失败的患者，可二线应用 MVAC 方案。

2. 靶向治疗

（1）免疫检查点抑制剂：2016 年 5 月，美国 FDA 批准了首个转移性膀胱癌靶向治疗药物——阿特珠单抗。阿特珠单抗属于免疫检查点调节剂，特异性抑制 PD-L1。阿特珠单抗在高表达 PD-L1 的膀胱癌患者中效果良好，对于低表达 PD-L1 的患者也有一定的作用。另外，阿特珠单抗治疗的毒性也相对较小。目前，对比阿特珠单抗和二线化疗的 Ⅲ 期临床试验正在进行中。

（2）其他靶向治疗药物：许多研究也聚焦于其他靶向治疗药物对于转移性膀胱癌患者的疗效，主要包括 VEGF 抑制剂贝伐单抗、舒尼替尼、索拉菲尼，针对 EGFR 的西妥昔单抗、吉非替尼、曲妥珠单抗、厄洛替尼等。最近，还有针对 Met（HGF 受体）和 VEGFR2 的卡博替尼、针对 CTLA-4 的易普利姆玛（伊匹单抗）等靶向治疗药物正在临床试验之中。

六、膀胱非尿路上皮肿瘤和非上皮性膀胱肿瘤

（一）膀胱非尿路上皮肿瘤

1. 鳞状细胞癌

膀胱鳞状细胞癌是指肿瘤不包含任何尿路上皮癌成分，完全由鳞状细胞癌构成。原发的鳞状细胞癌占膀胱癌的比例小于 5%，可能的致病因素包括埃及血吸虫病、吸烟、反复膀胱感染、膀胱结石等。膀胱鳞状细胞癌肿瘤分期对预后的判断作用大于分级，全膀胱根治性切除术加淋巴结清扫可改善一些患者的预后，根据 SEER 数据库中对 5 018 位膀胱鳞状细胞癌的回顾性分析发现，全膀胱根治手术患者的肿瘤特异性生存率和总生存率较放疗和未经治疗者好。

2. 腺癌

罕见的膀胱恶性肿瘤，占膀胱癌的 0.5% ~ 2%，好发于男性。膀胱原发性腺癌起源于尿路上皮腺样化生后癌变，或起源于胚胎残留的脐尿管柱状上皮和中肾管残余腺体。脐尿管性腺癌常位于膀胱顶部和前壁，非脐尿管性腺癌可见于膀胱任何部位。该病恶性程度高，易转移，早期诊断治疗才能改善患者预后，应尽可能行根治性膀胱全切术。脐尿管腺癌可以行包括脐、脐韧带和膀胱顶的大块切除术，R0 切除对肿瘤患者的无疾病生存至关重要，中位总生存时间可达 5 年以上。新辅助或姑息性化疗可以延长无手术机会患者的生存时间，但中位总生存时间只有 2 年左右。

3. 透明细胞腺癌

膀胱透明细胞腺癌（CCUC）起源尚不清楚，可能起源于米勒管，因罕见，缺乏预后相关研究，外科手术切除是首选治疗。透明细胞总数 >30% 的尿路上皮癌应诊断为 CCUC。该疾病进展很快，初诊时常有肌层浸润和远处转移，CK5/CD44 常为阳性表达，表达 PAX8 提示米勒管分化。

4. 小细胞癌

膀胱小细胞癌是恶性神经内分泌肿瘤，不到膀胱癌总数的 1%，常与尿路上皮癌或 CIS 共存。小细胞癌呈现高度侵袭性，超过 50% 病例在发现时已有转移，预后差。其 1 年、3 年、5 年的肿瘤特异生存率分别为 56%、23% 和 16%，中位总生存时间约 12.9 个月。混有其他肿瘤成分对小细胞癌患者的预后无明显差异。在一项回顾性研究中，107 例小细胞癌患者全

膀胱根治术后加用或不加辅助化疗对总生存无显著影响。

5. 类癌

膀胱类癌是分化好的神经内分泌肿瘤，血尿是常见症状。好发于膀胱三角区，老年人多见，男性多于女性。治疗方法主要是手术切除，部分患者可有局部淋巴或远处转移，需要长期随访。

6. 大细胞未分化癌

膀胱的大细胞未分化癌极为罕见，无论治疗与否，预后极差。

（二）非上皮性膀胱肿瘤

1. 恶性非上皮性肿瘤

（1）平滑肌肉瘤：平滑肌肉瘤是膀胱最常见肉瘤，好发于老年男性。患者常有血尿，可因尿路梗阻症状就诊。平滑肌肉瘤好发于膀胱顶部和侧壁，表现为息肉样肿块，肿块大，浸润性生长。显微镜下梭形细胞丰富，细胞的异型性是分级的标准。免疫组织化学分析Actin、Desmin 阳性，而上皮性标志物 CK 阴性。

（2）横纹肌肉瘤：膀胱横纹肌肉瘤主要见于未成年人，绝大多数为胚胎性横纹肌肉瘤。膀胱横纹肌肉瘤在成年人多为多形性横纹肌肉瘤。大体上，肿瘤表现为广基地的息肉状或葡萄状肿块，也可浸润性生长。免疫组织化学染色显示 Desmin、MSA、肌红蛋白、MyoDI 及 Myogenin 阳性，LCA、CK 阴性。

（3）淋巴瘤：膀胱淋巴瘤多数为系统性淋巴瘤累及膀胱（＞90%），原发于膀胱者少见，男女发病比为 1：5。临床表现主要为血尿、尿路刺激症状和排尿困难。显微镜下的形态与其他部位的淋巴瘤相同，免疫组化表型也一样，弥漫大 B 细胞淋巴瘤最多见。膀胱原发性淋巴瘤预后较好，中位生存期是 9 年，而继发性者为 6 个月。

（4）其他：膀胱还可发生其他的非上皮肿瘤，如具有上皮样血管周细胞分化肿瘤、孤立性纤维性肿瘤、颗粒细胞瘤、恶性黑色素瘤和恶性纤维组织细胞瘤。

2. 良性非上皮性肿瘤

（1）平滑肌瘤：平滑肌瘤是膀胱最常见的良性肿瘤，中老年人多见，男女发病比为 1：2。临床表现常为刺激性排空症状或尿路梗阻症状。一般为息肉样或有蒂的黏膜下肿块，显微镜下的组织学与其他部位的平滑肌瘤相同。

（2）血管瘤：膀胱血管瘤男性多见，平均发病年龄 58 岁，临床表现为血尿和尿路梗阻症状。肿瘤好发部位是后壁和侧壁，病变小，境界清楚。显微镜下肿瘤由扩张的血管组成。

（3）神经纤维瘤：膀胱神经纤维瘤少见，常发生于有 I 型神经纤维瘤病的患者，平均年龄 17 岁。临床表现为血尿、刺激性尿路症状和盆腔肿块。肿瘤在膀胱壁全层呈弥漫性或丛状生长。显微镜下梭形细胞多见，免疫组织化学分析 S-100 蛋白阳性。

（4）炎性肌纤维母细胞肿瘤：炎性肌纤维母细胞肿瘤（IMT）是膀胱较为常见的良性梭形细胞肿瘤，在身体其他很多部位均可发生，男性多于女性。常见临床表现为血尿、尿路梗阻。大体上 IMT 平均直径约 4 cm，质地柔软。超过 50% 病例存在肌层浸润，区分良恶性的标记为肿瘤和肌层交界处的坏死。IMT 中可以检测到 ALK 重排，免疫组化 ALKI 阳性。

（5）副神经节瘤（嗜铬细胞瘤）：副神经节瘤是起源于膀胱壁副神经节细胞的肿瘤，少见。发病多为中老年女性。80% 为功能性肿瘤，具有典型的临床表现：持续性或突发性高血压、间歇性血尿和排尿性发作。病变好发在膀胱三角区和顶部，肿瘤表面覆盖正常膀胱黏膜。嗜铬细胞瘤病理组织学上难以确定良恶性，常因肿瘤转移或复发诊断。免疫组织化学染色 CgA、Syn 阳性，瘤细胞巢周的支持细胞 S-100 阳性。

七、预防和展望

（一）预防

目前有两种假说试图解释膀胱癌的较高发病率与复发率。"区域癌变假说"是指随着暴露于有害物质时间的延长，正常尿路上皮发生肿瘤的风险也随之增加。"种植假说"是指癌细胞团种植于邻近正常尿路上皮导致膀胱癌的复发。不管是哪一种假说都表明可以采用合适的预防策略来降低膀胱肿瘤的发生率。

在采用任何预防措施前，首先应该避免接触致癌物质，如工业化学物质和吸烟。吸烟是目前最为肯定的膀胱癌致病危险因素，可使膀胱癌发生的风险增加 2 ～ 5 倍。另一重要的致病因素为长期接触工业化学产品，约 8% 的膀胱癌是由职业因素引起的，包括从事纺织、染料制造、橡胶化学等职业。

对于膀胱癌的预防，目前的研究主要集中于：特殊维生素（单独使用或联合使用），如维生素 A、维生素 B_6 等；多胺合成抑制物，如 α-二氟基鸟氨酸（DFMO）；环氧合酶抑制剂，如 COX-1 和 COX-2 抑制剂；其他的抗感染药物及自然疗法，包括改变可能影响尿液成分的饮食等。

（二）展望

目前，有关膀胱癌的研究在各方面均有进展。相信未来在转化医学的推动下，各种先进的内镜技术及肿瘤免疫炎症指标将会更好地为膀胱癌的诊断和预后评价服务。此外，随着 PD-L1 抑制剂等新型免疫靶向治疗药物的不断涌现，肿瘤免疫治疗将在膀胱癌治疗中扮演更加重要的角色。但鉴于目前绝大多数标志物均是在白种人中进行筛选及验证所得，这些标志物在我国人群中的临床意义尚有待进一步的前瞻性随机队列研究进行验证。综上所述，如何有效地将分子标志物与临床分级、分期及影像、病理学等资料整合起来，建立膀胱癌诊治的多学科体系，从而进一步为患者提供个体化的膀胱癌精准治疗方案，是膀胱癌诊治领域未来的研究与发展方向。

（曹　阳）

第二节　睾丸肿瘤

睾丸肿瘤在男性中发病率相对较低，是 18 ～ 35 岁男性中最常见、最可能治愈的实体肿瘤。睾丸肿瘤的治疗注重手术、化疗及放疗的综合治疗，且因治疗手段的突破性进展，自 20 世纪 70 年代以来，其死亡率显著下降。

一、流行病学和病因

（一）流行病学

睾丸肿瘤并不常见，仅占男性的恶性肿瘤的 1% ～ 1.5%，约占男性泌尿系统恶性肿瘤的 5%，但是却是 15 ～ 35 岁男性人群中最常见的恶性肿瘤。90% ～ 95% 的睾丸肿瘤为生殖细胞肿瘤，其余为非生殖细胞肿瘤。精原细胞瘤是生殖细胞肿瘤中最常见的，在 20～30 岁年轻男性中发病率最高，非精原细胞瘤则在 30～40 岁男性中发病率最高。近年来睾丸肿瘤在欧美白种人中的发病率有增高趋势，但在不同国家和地区发病率不相同。北欧睾丸肿瘤发病率最高，为 3.2/10 万；美国、英国次之，为（2.1～2.3）/10 万；中国为 1/10 万。上海市肿瘤登记资料的该项发病率为 0.71/10 万。睾丸肿瘤右侧多于左侧，这与右侧隐睾的发病率较高有关，双侧同时发病者少见，双侧睾丸肿瘤占 1%～2%。睾丸肿瘤转移较早，多经淋巴和血行扩散，其中精原细胞瘤以淋巴转移为主。由于治疗上的进步，睾丸肿瘤的死亡率由 1970 年前的 50% 降至 1997 年的不足 5%，是少数可被治愈的恶性实体肿瘤之一。

（二）病因学

1. 先天性因素

睾丸肿瘤的病因目前不十分清楚，与其发病有关的先天性因素有隐睾、一级亲属的家族史、不育症、多乳症、睾丸女性化综合征。隐睾和异位睾丸是睾丸肿瘤发病的重要因素，隐睾患者睾丸肿瘤的发生率较正常人群高 20～40 倍，约 30% 的睾丸肿瘤患者患有隐睾。隐睾或异位睾丸未降，所处的环境温度比阴囊内要高 2～4 ℃，可促使睾丸萎缩，精子生成障碍，容易恶性变。隐睾还可能伴先天性发育不良，或有先天性缺陷，而容易恶性变。隐睾与精原细胞瘤的关系比较密切，发生于隐睾的肿瘤 80% 以上是精原细胞瘤。

2. 获得性因素

与睾丸肿瘤相关的获得性因素有物理及化学性损伤、内分泌代谢紊乱、非特异性或腮腺炎相关的睾丸萎缩等。创伤被认为是睾丸肿瘤的另一相关因素，但尚难肯定，或可能已患肿瘤的患者很可能因创伤而使病情加重或引起播散。睾丸是产生激素的器官，因而也认为，内分泌功能障碍可能与睾丸肿瘤的发生有一定关系。

二、诊断和鉴别诊断

（一）临床表现

1. 睾丸肿大

单发睾丸肿瘤常见的症状为单个结节或者单侧无痛肿胀的睾丸，患者常在洗澡时偶然发现阴囊内肿块，约占 88% 的睾丸肿瘤患者睾丸呈不同程度肿大。睾丸感觉消失，无痛感，部分患者因睾丸肿大引起下坠感而就诊。有时睾丸完全被肿瘤取代，质地坚硬，正常的弹性消失。早期表面光滑，晚期表面可呈结节状，与阴囊粘连，甚至破溃，阴囊皮肤呈黯红色，表面常有血管迂曲。透光试验检查时，不透光。隐睾发生肿瘤时多于下腹部、腹股沟等处扪及肿块，而同侧阴囊是空虚的。部分睾丸肿瘤患者可同时伴有鞘膜积液。睾丸肿瘤较小时，患者很少自己发觉，往往在体检或治疗其他疾病时被发现。

2. 疼痛

一般认为睾丸肿瘤是无痛性阴囊肿块，疼痛不常见，约 20% 的患者以阴囊疼痛为首发症状。值得注意的是，在临床上还可以见到约 10% 以急性疼痛为表现的睾丸肿瘤，发生疼痛的原因是肿瘤内出血、梗死、中心坏死、合并附睾炎或因睾丸肿瘤侵犯睾丸外的组织而发生疼痛。

3. 转移症状

约 10% 的睾丸肿瘤以转移癌症状就诊。睾丸肿瘤以淋巴转移为主，常见于髂内、髂总、腹主动脉旁及纵隔淋巴结。转移灶可以很大，腹部可以触及，侵犯腰肌和神经根引起腰背痛，十二指肠后转移引起食欲缺乏、恶心、呕吐、消化道出血。肺转移引起呼吸困难，颈部肿块为锁骨上淋巴结转移，髂静脉、腔静脉梗阻或栓塞引起下肢水肿。

4. 男性乳腺发育

约5%的睾丸生殖细胞肿瘤可以出现男性乳腺发育，而这一比例在睾丸间质细胞瘤、支持细胞瘤中更高，可达1/3。这些患者可出现乳房肥大、乳头乳晕色素沉着。

5. 体检

检查从健侧睾丸开始，对比两侧的大小、硬度和轮廓，同时检查附睾、精索和阴囊皮肤，大多数睾丸肿瘤的生长被致密的白膜所限，但有10%～15%的睾丸肿瘤累及附睾或精索。精原细胞瘤常在睾丸内发展成大而沉重的肿块，但仍保持睾丸的形态。胚胎癌、畸胎瘤常表现为睾丸内的不规则肿块。鞘膜积液如果出现，会增加睾丸体检的难度。体检应包括检查锁骨上、胸部、腹部、腹股沟和乳腺有无异常。

（二）检查方法

1. 超声检查

阴囊超声检查基本是体格检查的一种延伸，可较准确地测定睾丸的大小、形态及有无肿瘤发生。白膜内任何发现的低回声区都应高度怀疑为睾丸肿瘤，其敏感度接近100%。特别是隐睾患者，可了解睾丸发育情况及是否肿大、恶变等。精原细胞瘤的典型B超声像图为边界清晰、均匀一致的低回声团块。胚胎癌B超检查往往示边界不清、回声不均的团块。畸胎瘤B超检查示混合回声、质地不均、边界也不清，常有钙化，表明骨和软骨成分。绒毛膜上皮癌B超检查示坏死、出血和钙化灶同时存在。B超检查可了解有无肾积水，如发现腹膜后淋巴结肿大、腹腔脏器转移灶，对诊断及分期都很有帮助。

2. 血清肿瘤标志物

睾丸生殖细胞肿瘤是能够合成肿瘤标志物的肿瘤之一，其中甲胎蛋白（AFP）、β-人绒毛膜促性腺激素（β-HCG）、乳酸脱氢酶（LDH）是睾丸肿瘤的3种主要肿瘤标志物，有助于睾丸肿瘤早期诊断、判断疗效和术后随访。AFP（正常值<25 μg/L）对判断胚胎性肿瘤有帮助。AFP在全部卵黄囊肿瘤、50%～70%胚胎癌和20%～25%畸胎瘤中升高，而在绒毛膜上皮癌和精原细胞瘤中不升高。β-HCG升高（正常值<5 μg/L），对判断睾丸肿瘤有无滋养层成分具有参考价值，精原细胞瘤5%～10%阳性，胚胎癌40%～60%阳性，绒毛膜上皮癌100%阳性。同时检测AFP和β-HCG，约90%的睾丸肿瘤有一种或两种肿瘤标志物升高。LDH普遍存在于不同组织的细胞中，其特异性较差，在80%的进展性睾丸癌患者中LDH水平可升高，故在决定治疗方案时应考虑其他临床检测结果。

3. X线检查

包括后前位和侧位胸部X线检查，可初步了解有无肺、骨转移。绒毛膜上皮癌容易转移到肺，胸部平片可发现肺及纵隔淋巴结有无转移。

4. CT检查

CT能更详细地、准确地反映睾丸及全身各处的转移情况，对睾丸肿瘤的临床分期、综合治疗以及预后的指导都有重要价值。胸部CT较胸片敏感性更高，可检测出直径<2 mm的病灶，但需注意的是其特异性不高，约70%的小病灶为良性病变，与睾丸肿瘤无关。腹部CT被认为是评判腹膜后淋巴结有无侵犯的最有效方法，敏感度为70%～80%，对尚未行

隐睾摘除、可能已恶变的患者尤为有益。腹部 CT 已能检出直径 <2 cm 的转移淋巴结，从而可替代有创的淋巴管造影。另外，对于具有神经症状、β-HCG 明显升高或是伴有多处肺转移灶的患者，脑部 CT 检查也具有重要参考价值。

5. MRI 检查

MRI 在诊断睾丸肿瘤时的敏感度近100%，特异度为95~100%，睾丸肿瘤在 T_2WI 通常为低信号，造影后呈快速、早期强化。在评估腹膜后疾病分期方面，MRI 并不比 CT 更具优势。另外，脑部 MRI 也可替代 CT 检查。

6. PET/CT 检查

可较早发现淋巴结等转移灶，是目前最为灵敏和可靠的检查。但也有报道认为 PET 与 CT 比较，在检测微小淋巴结病变上作用相似。

（三）病理学诊断

1. 原发性睾丸肿瘤

（1）睾丸生殖细胞肿瘤：睾丸生殖细胞肿瘤主要有精原细胞瘤、胚胎细胞癌、畸胎瘤、绒毛膜上皮癌、卵黄囊瘤 5 种细胞类型。精原细胞瘤是最常见的睾丸肿瘤，占全部睾丸肿瘤的30%~60%；胚胎细胞癌占3%~4%；畸胎瘤占5%~10%；绒毛膜上皮癌占1%；50%以上的生殖细胞肿瘤包含了不止一种细胞类型，又称为混合生殖细胞肿瘤。

（2）睾丸非生殖细胞肿瘤：睾丸非生殖细胞肿瘤中来自生殖基质肿瘤的为间质细胞瘤，占1%~5%，其次是支持细胞瘤。

2. 继发性睾丸肿瘤

继发性睾丸肿瘤主要来自网状内皮组织肿瘤及白血病等转移性肿瘤，如白血病睾丸肿瘤，显微镜下可见白血病细胞在睾丸间质内浸润。

（四）分期

1. TNM 分期

睾丸肿瘤的临床分期基于病理学诊断、胸部和腹膜后的影像学检查，分为不同的组织学类型，恶性淋巴瘤不包括在内。病理检查作为确定 TNM 分期的最低要求，其中区域淋巴结即主动脉旁及腔静脉旁淋巴结，在阴囊手术后同侧腹股沟淋巴结也包括在内。邻区淋巴结是指盆腔内淋巴结、纵隔和锁骨上淋巴结。

2. 分期归类

Ⅰ期：肿瘤限于睾丸，无腹膜后淋巴结转移。

Ⅱ期：有腹膜后淋巴结转移。

ⅡA 期：转移性淋巴结，直径 <2 cm。

ⅡB 期：转移性淋巴结，直径 2~5 cm。

ⅡC 期：转移性淋巴结，直径 >5 cm。

Ⅲ期：淋巴结转移越过横膈以上，或者有实质性脏器的癌转移。

（五）鉴别诊断

1. 睾丸附睾炎

睾丸附睾炎患者有炎症症状，急性发作时有红、肿、热、痛。偶有难以鉴别诊断时，应在积极抗感染治疗后复查。

2. 阴囊血肿

阴囊血肿患者有外伤史，阴囊肿块在外伤初期较大，随时间延长逐渐缩小。对阴囊血肿机化者应注意与肿瘤区别。

3. 睾丸扭转

睾丸扭转常发生于青少年，病史中有突发的睾丸疼痛及肿胀。多普勒超声示患侧睾丸无血流或明显减少。

4. 鞘膜积液

睾丸鞘膜积液呈囊性、软而透光，抽出液体后可触到正常睾丸，B超检查易于鉴别。丝虫病引起的睾丸鞘膜积液使阴囊皮肤与皮下组织水肿，往往同时有象皮肿存在。

5. 附睾结核

附睾结核患者体检时附睾为无痛性硬结，开始局限于附睾尾部，进一步发展可累及整个附睾及睾丸，输精管可呈串珠样改变。

三、治疗

（一）手术治疗

由于睾丸肿瘤的组织类型较多，有起源于生殖细胞的肿瘤，也有起源于非生殖细胞的肿瘤，还有转移性睾丸肿瘤，因此，睾丸肿瘤无论哪一种类型都要先行根治性睾丸切除，确认肿瘤的组织类型，再根据临床分期决定进一步的治疗方案。对标本应进行多处连续切片，以了解可能存在的多种成分。如为混合性肿瘤则按恶性程度最高的那一种治疗。单纯手术切除的疗效远不如综合治疗的结果，即使早期的睾丸肿瘤，仍有 10% ~ 15% 腹膜后淋巴结转移，因此多模式疗法在睾丸肿瘤中具有举足轻重的作用。

1. 根治性睾丸切除术

适用于任何类型的睾丸肿瘤，是获得睾丸肿瘤病理学诊断的常用手段。临床上不推荐采用睾丸肿瘤穿刺活检，因其易导致肿瘤的种植播散，而是强调采用经腹股沟途径行根治性睾丸切除术。手术采用腹股沟斜向切口，达阴囊上方，分离精索，在腹股沟内环处先将精索、血管结扎切断，然后再切除睾丸及其肿瘤。应注意手术时尽可能先结扎精索血管及输精管，尽可能地高位切除精索，术中防止挤压肿瘤以免促使扩散。单纯根治性睾丸切除往往达不到彻底的手术切除效果，根据睾丸肿瘤的病理学特征，需配合施行腹膜后淋巴结清除术、化疗或放疗以达到根治的目的。如精原细胞瘤要加放疗或化疗；胚胎癌或恶性畸胎瘤要加腹膜后淋巴结清扫术及化疗或放疗；绒毛膜上皮癌要加化疗。

2. 腹膜后淋巴结清扫术

腹膜后转移经常是最早发生的睾丸外转移，腹膜后淋巴结清扫术主要适用于非精原性生殖细胞瘤，如胚胎癌、恶性畸胎瘤。腹膜后淋巴结清扫术能够使 I 期的高危患者（存在睾丸血管网侵犯）和 II 期的病例得到治愈的机会；另外，此手术也是疾病分期中的"金标准"。传统开放手术采用从剑突至耻骨联合的腹部正中切口，其优点是：能充分暴露腹膜后间隙，在直视下进行手术操作；肾蒂和大血管周围均能完善的暴露和彻底清除。其范围包括同侧下 2/3 肾筋膜内所有的淋巴结、脂肪和结缔组织。近年来腹腔镜手术日趋成熟，腹腔镜下腹膜后淋巴结清扫术与传统开放手术相比，具有住院时间短、术后恢复快、并发症少等优点。

（1）根治性腹膜后淋巴结清扫术：由肾蒂平面以上 2 cm 起，两侧输尿管内侧为界，结扎两侧腰动、静脉，使腹主动脉和下腔静脉完全游离，可提起腹主动脉和下腔静脉，将腹膜后区域内的淋巴结、脂肪组织全部清除，以达到完全清除的目的。睾丸肿瘤腹膜后转移主要位于肠系膜上动脉根部水平以下的肾周围到大血管分叉水平之间的范围内，对该区域行彻底清除是提高手术疗效的关键。至于大血管后方是否需要清除，意见尚不一致。该术式手术范围广，创伤大，并发症多，交感神经丛容易受损，易发生射精功能障碍和不育、淋巴漏、血肿等。

（2）改良的腹膜后淋巴结清扫术：①右侧，应由肾蒂平面以上 2 cm 起，沿下腔静脉到腹主动脉分叉处，切除所有的脂肪、结缔组织与淋巴组织，同时也切除腹主动脉与下腔静脉之间的淋巴结及腹主动脉前的淋巴结，以达到脊柱前韧带；再由腹主动脉分叉处向右、向下切除髂淋巴结，与内环精索结扎处会合，将其残端一并切除，保留两侧交感神经链和肠系膜下动脉；②左侧，沿腹主动脉自肾蒂上 2 cm 向下解剖直至腹主动脉分叉处，切除所有的脂肪、结缔组织与淋巴组织，同时也切除腹主动脉与下腔静脉之间的淋巴结，保留肠系膜下动脉；再由腹主动脉分叉处向左、向下沿髂血管解剖，保护骶腹神经丛，切除髂淋巴结达左侧内环处，将精索结扎残端一并切除。由于术中对肿瘤累及可能性小的区域进行了改良，患者术后射精功能可得到较好的保留。

（3）保留神经的腹膜后淋巴结清扫术：为了避免和减少勃起功能障碍、射精功能障碍、不育和排尿功能障碍的并发症，在腹膜后淋巴结清除时，应尽量保护神经，包括下腔静脉后方或腹主动脉左侧的腰交感干、交感神经链，腹主动脉周围的网状交感神经支干、交感神经丛。手术较费时，大血管旁剥离淋巴结更需要谨慎轻巧。

（4）腹腔镜腹膜后淋巴结清扫术：具有创伤小、痛苦少、恢复快的优点，并且可行腹腔镜下保留神经的腹膜后淋巴结清扫术，但手术难度大，技术要求高，文献报道和病例数尚不多，需要进一步随访以确定其疗效。

3. 孤立转移灶的切除

对于有肺、肝和孤立转移灶的患者，经过观察一段时间及化疗或放疗后，病灶未消退，并且无新病灶出现时，可考虑手术切除，以争取治愈。

（二）放疗

精原细胞瘤对放射线高度敏感，根治性睾丸切除后对于Ⅱ期患者应采用放疗。对于Ⅰ期患者，尤其是低危者，由于研究提示放疗会增加继发恶性肿瘤的风险，所以目前推荐对于随访依从性好的患者进行密切随访。

1. 术前放疗

适用于腹部隐睾并发精原细胞瘤，而且睾丸肿瘤或腹部转移灶巨大，估计手术困难时采用。一股照射量以 10 Gy 左右为宜。

2. 术后放疗

适用于Ⅱ期或Ⅲ期精原细胞瘤患者，睾丸切除术后行淋巴引流区照射；或局部肿瘤处于较晚期，腹部未触及包块，但经影像学检查证实或估计有转移者；或腹膜后淋巴结清扫术后，病理学检查为阳性或未能清除彻底者；或晚期肿瘤已有腹腔内转移，行姑息性切除术后加以补充放疗。方法：目前多采用"五野照射治疗"，即耻骨上、脐部、腰椎、上腹部、胸部下方。照射量如下：预防照射量为 25 ~ 30 Gy/2 周，治疗量为 30 ~ 35 Gy/3 ~ 4 周。

（三）化疗

睾丸肿瘤单药化疗的效果不如联合化疗，但单药化疗对睾丸肿瘤仍有一定的疗效。单药卡铂化疗用于 I 期高危精原细胞瘤患者（肿瘤 >4 cm 或肿瘤侵犯睾丸血管网），其疾病控制率与辅助放疗相似。但总的来说，全身联合化疗是睾丸肿瘤比较有效的治疗方法，完全缓解率和长期生存率较高。化疗适应证包括：①腹膜后淋巴结清扫术后组织中有癌浸润者；②手术、放疗后，或化疗完全或部分缓解后的维持、挽救治疗；③不宜手术或不愿手术的 II、III 期患者。化疗禁忌证包括：①心、肝、肾等重要脏器功能障碍者；②有感染及发热等严重并发症者；③年老体弱或恶病质者；④有严重骨髓抑制者。目前较常用的联合化疗方案如下。

1. PEB 方案

顺铂（DDP，P），20 mg/m^2，静脉滴注，第 1～5 天（配合水化利尿等）；依托泊苷（VP-16，E），100 mg/m^2，静脉滴注，第 1～5 天；博来霉素（BLM，B），30 毫克/周，静脉滴注，第 1、第 8、第 15 天。对于不愿进行密切随访的 I 期低危患者或者进行了后腹膜淋巴结清扫发现肿瘤浸润的 I 期患者，推荐以上药物每 3 周重复，共 2 个周期。对于 II 期患者，以上药物每 3 周重复，共 3～4 个周期。

2. PEI 方案

顺铂（DDP，P），20 mg/m^2，静脉滴注，第 1～5 天（配合水化利尿等）；依托泊苷（VP-16，E），75～100 mg/m^2，静脉滴注，第 1～5 天；异环磷酰胺（IFO，I），1.2 g/m^2，静脉滴注，第 1～5 天。以上药物每 3 周重复，共 4 个周期。可用于首次治疗失败或复发的解救方案。

3. TIP 方案

紫杉醇（TAX，T），250 mg/m^2，第 1 天 24 小时泵入；异环磷酰胺（IFO，I），1.5 g/m^2，静脉滴注，第 2～5 天；顺铂（DDP，P），25 mg/m^2，静脉滴注，第 2～5 天（配合水化利尿等）。以上药物每 4 周重复。用于首次治疗失败或复发的解救方案。

大剂量顺铂（DDP）治疗的主要不良反应是胃肠道反应（恶心、呕吐）和肾毒性，应用时要积极应用镇吐药物，并进行水化。20 世纪 80 年代初，临床上有开始使用卡铂（JM-8）的报道，卡铂适应证与顺铂相同，该药对睾丸肿瘤具有高度亲和性，而毒性低于 DDP，但治疗睾丸生殖细胞肿瘤卡铂的效果不如顺铂好。博来霉素（BLM）主要不良反应为发热、肺纤维化和皮肤色素沉着等。治疗非精原细胞瘤的方案亦可以用于精原细胞瘤患者。近几年来，以 DDP 为主的联合化疗治疗播散性睾丸生殖细胞肿瘤，90% 的完全缓解者能无瘤长期生存。

（曹　阳）

第十一章

淋巴造血系统肿瘤

第一节　急性淋巴细胞白血病

急性白血病是早期造血干/祖细胞在分化过程中出现分化阻滞，凋亡障碍，大量的原始及幼稚细胞在造血组织中异常增殖，从而引起一组造血系统的恶性疾病。由于造血干/祖细胞的恶变，生成的白血病细胞逐步取代骨髓组织，抑制了正常红细胞、白细胞和血小板的增生，患者出现贫血、感染和出血等正常血细胞减少综合征。大量积聚的白血病细胞随着血流全身播散，逐渐侵犯淋巴结、肝、脾及其他重要的组织器官。急性淋巴细胞白血病（ALL）儿童多见。国外资料显示，在 1 ~ 15 岁儿童中 ALL 占所有恶性肿瘤的15%，在 15 ~ 19 岁人群中占5%，而 20 岁以上人群中 < 10%。

一、流行病学

在美国，白人儿童的 ALL 发病率为（2.0 ~ 2.6）/10 万，黑人儿童为（0.7 ~ 1.0）/10万；ALL 发病率男女之比为（1.2 ~ 1.6）：1；在年龄上存在 2 个高峰，< 5 岁的儿童（3.8/10 万）和 > 70 岁的老人（3.7/10 万）。欧洲也有同样趋势。在中国，ALL 主要见于儿童和青少年。

二、发病机制

白血病与其他肿瘤一样，其基本生物学特性是增殖失控、分化受阻和凋亡异常。导致这些特性的根本原因在于三大类癌基因，即原癌基因、抑癌基因和凋亡基因的结构及功能异常，对白血病的发生、发展及预后具有重要作用。正常干细胞在不断产生祖细胞的同时自我更新和自我维持，使自己永不消亡，但不能增殖；祖细胞则有高度增殖力，因此干细胞能够在体内长期或永久地重建造血，而祖细胞在体内只能短期重建造血。急性白血病是多能干/祖细胞肿瘤性病变，并且阻滞于分化特定阶段。近年来研究表明白血病细胞克隆具有异质性，其恶变性质不均一，可发生在造血干细胞定向、分化各个途径中。60% ~ 85% 的 ALL 可发现克隆性染色体异常，主要为染色体数量和结构异常，染色体的异常改变又常导致特殊融合基因的产生，从而使细胞的生物学特征发生改变，导致白血病的产生。

三、临床表现

急性白血病起病多急骤，临床表现主要为骨髓正常造血功能衰竭和白血病细胞髓外浸润所致。常见症状主要为发热、进行性贫血、出血及组织脏器浸润。但也有些起病缓慢者多以进行性乏力、面色苍白、食欲不振等为首发症状。

1. 发热

发热是急性白血病常见的症状之一，大多为感染所致。感染引起的发热常以弛张热或稽留热为主，病原体以细菌多见。发病初期往往是革兰阳性球菌如粪链球菌、金黄色葡萄球菌；随着疾病进展，后期多以革兰阴性杆菌为主，如铜绿假单胞菌、大肠埃希菌、阴沟杆菌、假单胞杆菌等，少部分为真菌感染，以念珠菌及曲菌多见。发生病毒感染时病情常较凶险。感染可发生在体内任何部位，但以咽峡炎、口腔炎最多见，上呼吸道感染、肛周炎、肺炎、肠炎、耳部炎症、疖也较常见。感染严重者，尤其是在化疗后，还可发生败血症、脓毒血症，从而危及生命。除感染外，白血病本身也可引起发热，体温一般在 38~39 ℃，并对抗感染治疗无效。

2. 出血

约半数患者在诊断时伴有出血症状，以皮肤黏膜出血最为明显，表现为皮肤瘀点、瘀斑、鼻出血、牙龈出血、口腔黏膜出血。少数患者有眼眶出血，女性患者常伴有月经过多。严重时可出现血尿、消化道出血，甚至因颅内出血而危及生命。ALL 出血的主要原因是由于白血病细胞的异常增殖，使骨髓巨核细胞生成受抑，导致血小板减少。此外，白血病细胞对血管壁的浸润使血管脆性增加。

3. 贫血

贫血常是急性白血病的早期表现之一，患者常感到疲乏无力、面色苍白、虚弱、心悸、气短，贫血常呈进行性加重。造成贫血的主要原因为白血病细胞增殖使正常的红系祖细胞生成受到抑制；其次为无效红细胞生成及红细胞寿命缩短；再次为出血后失血使贫血加重。

4. 浸润

（1）骨关节浸润：由于白血病细胞对骨髓的浸润或骨骼坏死引起骨关节疼痛。成人 ALL 骨痛与儿童不同，多发生在肋骨和脊椎，因同时伴有骨质疏松，常表现为钝痛，有时呈剧痛。儿童多发生在四肢长骨，表现为严重的锐痛，行走困难。关节疼痛多发生在大关节，呈对称性、游走性疼痛，往往无红肿现象，易被误诊为风湿病。胸骨下端局限性压痛是急性白血病最常见的骨骼浸润表现，对诊断有重要意义。少数 ALL 患者因骨髓坏死，常出现全身骨骼剧痛。

（2）肝、脾、淋巴结肿大：半数以上患者有肝、脾、淋巴结肿大，ALL 较急性非淋巴细胞白血病多见。淋巴结肿大常表现为全身浅表淋巴结轻至中度肿大，质地中等，无压痛。ALL 患者有时也有深部淋巴结肿大，如纵隔、后腹膜、脊柱旁，通常 <3 cm。肝脾肿大一般为轻至中度，质地中等。

（3）中枢神经系统浸润：白血病中枢神经系统浸润有脑脊膜浸润（脑脊膜白血病）、脑实质浸润（脑实质白血病）、脊髓浸润（脊髓白血病），统称为中枢神经系统白血病（CNS-L）。CNS-L 可发生在疾病的任何阶段，ALL 发生 CNS-L 比急性非淋巴细胞白血病高，大多数发生在疾病的缓解期，约 3% ALL 患儿在确诊 ALL 时即可发生，成人 ALL 在确诊时约 10% 伴

CNS-L。最常见为脑脊膜白血病，临床主要表现为头痛、头晕、恶性、呕吐，严重者有抽搐、昏迷；可有颈项抵抗感；脑脊液检查示压力增高，白细胞及蛋白含量上升，可找到白血病细胞。脑实质白血病类似脑瘤的表现，可有脑神经受压相应的临床症状，有时伴癫痫样发作。脊髓白血病可表现为截瘫及大小便障碍。凡白血病有不明原因头痛、恶心或呕吐，即使神经系统体征阴性，也应做腰椎穿刺，以排除是否有 CNS-L。

（4）其他组织浸润：皮肤浸润可表现为皮下结节、丘疹、红斑、牙龈肿胀等。ALL 除成人 T 细胞白血病有皮肤结节、红皮病外，其他类型 ALL 皮肤浸润极为少见。此外，急性白血病有时可伴有肺实质、胸膜、心包浸润，出现胸腔及心包积液，临床出现相应的症状。男性 ALL 患者可有睾丸浸润，常出现在缓解期，表现为单侧或双侧睾丸无痛性肿大，质地坚硬，无触痛。女性极少数伴有卵巢浸润，肾脏浸润极为罕见。

四、辅助检查

1. 血常规

红细胞和血小板常减少，一般为中等度的正细胞正色素性贫血，血涂片可见少量有核红细胞。血小板早期轻度减少，晚期明显减少，同时常伴有血小板功能异常。白细胞计数高低不一，ALL 患者约 2/3 诊断时白细胞计数是增高的，大多在（10～100）×10⁹/L 之间，少数可 >100×10⁹/L，高白细胞以 T-ALL 和早期 B-ALL 较多见。外周血涂片中大多数患者可见到原始和幼稚细胞，但少数患者外周血中未见原始、幼稚细胞，同时白细胞计数也不高，这种类型的白血病常称为"非白血病性白血病"。

2. 骨髓象

骨髓中常显示有核细胞增生明显活跃或极度活跃，主要为原始及幼稚淋巴细胞的大量增生，原始细胞 >10%，原始 + 幼稚细胞 >30%。偶尔有患者起病时外周血全血细胞减少，骨髓增生低下。红系和巨核系细胞因受白血病细胞增殖的影响，均有一定程度的抑制。有骨髓坏死者则呈现"干抽"现象，或骨髓液呈"冻样"改变，涂片中可见破碎细胞及篮细胞。

3. 形态学分型

按 FAB 分类，ALL 可分为 L1、L2、L3。

（1）L1 型：原始及幼稚细胞以小细胞为主。核为圆形，核染色质较粗、结构一致，核仁小且不清楚；胞质少，呈轻或中度嗜碱性，极少有空泡。以儿童多见。

（2）L2 型：原始和幼稚细胞以大细胞为主。核形不规则，核染色质较疏松、结构较不一致，核仁较清楚、1 个或多个；胞质较多，呈轻或中度嗜碱性，空泡极少。以成人多见。

（3）L3 型：以大细胞为主。细胞大小较一致；核形较规则，核染色质细而致密，核仁清晰、1 个或多个、泡沫状；胞质为深蓝色，呈蜂窝状。

细胞形态学分型中，细胞化学染色有助于区分 ALL 和 AML。ALL 细胞化学染色的特点为：原始细胞过氧化物酶（POX）和苏丹黑 B（SBB）染色阳性率 ≤3%；过碘酸—席夫（PAS）反应呈块状或粗颗粒状；特异性酯酶和非特异性酯酶染色均为阴性；中性粒细胞碱性磷酸酶增高。

4. 免疫学分型

细胞免疫学检查对 ALL 的分型诊断具有重要意义。采用单克隆抗体检测细胞表面（Sm）或细胞质（Cy）内的分化抗原，依据抗原表达将 ALL 分为若干亚型。按照免疫学标记85%的 ALL 为 B-ALL，15%属 T-ALL。目前根据8种单克隆抗体将 T-ALL 分为与正常胸腺发育阶段相对应的3个亚型：Ⅰ型为幼稚胸腺细胞型；Ⅱ型为普通胸腺细胞型；Ⅲ型为成熟胸腺细胞型（表11-1）。非 T 细胞型可再分早期前 B-ALL（B-Ⅰ）、普通 B 细胞、前 B-ALL（B-Ⅲ）和成熟 B-ALL（B-Ⅳ）（表11-2）。

表11-1　T-ALL 亚型

亚型	CD7	CD5	CD2	CyCD3	SmCD3	CD4	CD8	CD1a
Ⅰ	+	-/+	-/+	-/+	-	-	-	-
Ⅱ	+	+	+	+	-/+	+	+	+
Ⅲ	+	+	+	+/-	+	+/-	-/+	-

表11-2　B-ALL 亚型

亚型	HLA-DR	CD10	CD19	CD20	CD22	CyIgM	SmIg
B-Ⅰ	+	-	+/-	-	-	-	
B-Ⅱ	+	+	+	-/+	-/+	-	
B-Ⅲ	+	+	+	+	+	+	-
B-Ⅳ	+	+/-	+	+	+	+	+

WHO 分类法更注重于免疫分型并将 ALL 与淋巴母细胞淋巴瘤合并。WHO 分类中的前体淋巴母细胞白血病/淋巴瘤（又分为 B 细胞型及 T 细胞型）相当于 FAB 分型中的 L1 及 L2型。WHO 分类中的伯基特淋巴瘤/白血病相当于 FAB 分型中的 L3 型。

5. 细胞遗传学和分子生物学特征

随着细胞遗传学技术的不断发展，急性白血病染色体的变化不仅与诊断有关，而且与方案选择及预后有关。约60%以上 ALL 有染色体异常，包括染色体数目及结构异常，从而导致基因发生变化。

（1）染色体数目异常：①假二倍体，染色体数目正常，但有结构异常，此型缓解期短，预后较差；②低二倍体，染色体数目为44～45，伴有微小的结构变化，预后较差；③临界超二倍体，染色体数目在47～50，儿童 ALL 如出现这种染色体异常，对预后影响不大，成人相对预后较差一些，应尽早使用有效的化疗；④超二倍体，染色体数目 >50（50～65），儿童中20%～30%、成人5%～12%有超二倍体，其预后较好，中位生存时间较长。

（2）染色体结构异常和基因的变化。

1）B-ALL 相关的染色体异常。①t（9；22）（q34；q11），ph1 染色体在成人 ALL 中约占25%，在儿童中占3%，在40～50岁年龄组 ALL 中可高达50%，并且可检测到 bcr/abl 融合基因，其融合蛋白约75%为 p190，25%为 p210。这些患者在诊断时往往白细胞升高，老年人及男性多见，FAB 分型呈 L2 型。此型完全缓解率低，复发率高，预后差。②t（4；11）（q21；q23），3%～5%成人 ALL 可见此易位，形成 MLL/AF4 融合基因。伴有该异常的 ALL 免疫表型为前 B 细胞。临床上白细胞往往升高，有脾肿大和 CNS-L，对常规化疗反应欠佳，缓解期短，预后较差。③t（1；19）（q23；q13），此型约占儿童 ALL 的5%和成人 ALL 的3%，免疫表型为前 B-ALL。这种易位产生 F2A/PBX1 融合基因，可阻断 HOX 基因和 E2A 靶基因的表达。临床常见白细胞增高，对标准治疗方案效果欠佳，预后较差（儿童更明显），而强烈化疗后预后良好。④t（12；21）（p13；q22），在儿童 B-ALL 中最为常见，约为20%，成人约2%，主要累及 TEL 和 AML1 基因，产生 TEL/AML1 融合基因，免疫表型为早期前 B-ALL。此型为 ALL 中预后较好的一种亚型。⑤t（8；14）（q24；q32），是 B-ALL 中最常见的易位，和伯基特淋巴瘤的细胞特点相似，属 L3 型。此外也可以是 t（2；8）（p12；q24）或 t（8；22）（q24；q11）易位。这些易位使 8q24 上 c-Myc 癌基因易位到 14 号染色体上和免疫球蛋白重链 IgH 并列，或于 2p12 和 22q11 免疫球蛋白轻链基因 Igκ 和 Igγ 并列，形成 IgH-Myc、Myc-Igκ，c 和 Igγ-Myc 融合基因，使 Myc 基因调控失常而过度表达，导致细胞的恶性转化，此种患者对化疗药物易产生耐药，中位生存期<1 年。

2）T-ALL 相关的染色体异常：T-ALL 的遗传学异常主要是以一些转录因子的过表达为主要特点。T-ALL 患者最常见的是累及 1p32 上的 TAL1 基因重排，其中 3% 的 ALL 患者可见 t（1；14）（p32；q11）易位，形成 TCRaa-TAL1 融合基因。T-ALL 也可存在位于 10q24 的 HOX11 基因的过表达，t（10；14）（q24；q11）易位，形成 TCRaa-HOX11 融合基因，而使 HOX11 基因活化。另一个 HOX11L2 基因位于 5q35，可通过 t（5；14）（q35；q32）或 t（5；14）（q35；q11）而活化。此外，25% T-ALL 有 t（11；14）（p13；q11）易位，并形成 TCRaa-TTG2 融合基因。另外，4% 的儿童 T-ALL 有 del（11），可以是 11p12 和 11p13，该基因异常导致 LMO2 基因上游自身负调控区域丢失，从而使得邻近 LMO2 基因启动子被激活。

6. 血液生化检查

急性白血病，特别是在化疗期间，因白细胞破坏过多，血尿酸增高，尿中尿酸的排泄量增加，可出现尿酸结晶，若不及时处理，可引起尿酸性肾病。ALL 患者末端脱氧核糖核酸转移酶（TdT）大多增高，血清乳酸脱氢酶（LDH）可升高。

五、诊断

ALL 的诊断通常并不困难，一般临床上往往有贫血、发热或骨痛和肝、脾、淋巴结肿大。大多数患者外周血白细胞显著增高，并可见大量白血病细胞。骨髓检查即可确诊，即骨髓中原始 + 幼淋巴细胞≥30%。ALL 诊断确定后，还必须通过细胞化学染色和免疫单克隆抗体方法进一步明确其类型和亚型。

六、鉴别诊断

一些疾病可产生与 ALL 相似的症状和血常规，但只要详细询问病史，仔细检查和观察，比较容易鉴别。

1. 再生障碍性贫血

再生障碍性贫血（再障）和急性白血病都可以出现发热、出血、贫血和全血细胞减少，但再障患者的外周血涂片中找不到白血病细胞，肝、脾一般不肿大，骨髓检查可给予明确。

2. 传染性单核细胞增多症

传染性单核细胞增多症的患者外周血涂片中可见异常淋巴细胞，有时可能被误认为白血病细胞，一般来说做嗜异体凝聚试验和骨髓检查即可鉴别。

3. 骨髓病性贫血

癌肿骨髓转移时，外周血中常出现幼粒细胞和有核红细胞，骨髓涂片中的肿瘤细胞有时也会被误认为白血病细胞，如神经母纤维瘤细胞尤其容易被误认为原淋细胞，但骨髓中肿瘤细胞常聚集成堆，体积较大，细胞化学染色反应与白血病细胞或正常骨髓造血细胞也不一样。一般通过询问病史，全面分析患者的情况，不难做出正确诊断。

七、治疗

1. 支持治疗

大多数急性白血病都因发热、出血、贫血和（或）肝、脾、淋巴结肿大求治而确诊。因此对这些患者，在尽早进行化疗的同时，还应积极支持治疗，尤其是对化疗后白细胞减少或粒细胞缺乏的治疗，因其常并发严重感染，是死亡的主要原因。

（1）感染的处理：急性白血病在发病和治疗过程中易出现感染，故首先应加强预防措施。有条件者应安置在无菌层流病房进行化疗，降低感染率，强调口腔、鼻腔、皮肤、肛门周围的清洁卫生。化疗前如有局灶性感染，有条件者应予去除。有资料显示，当化疗后中性粒细胞绝对计数（ANC）$< 0.5 \times 10^9/L$，且持续1周以上者，几乎100%发生严重感染；当 ANC $< 0.1 \times 10^9/L$ 而未能纠正者，80%死于感染；若 ANC $< 1.0 \times 10^9/L$ 而未能纠正者，60%左右死于感染；当 ANC $< 1.0 \times 10^9/L$ 但能纠正而恢复到 $1.0 \times 10^9/L$ 以上者，仅1/4死于感染。当患者体温升高达38.5℃以上，且在停止输液、输血等2.5小时后高热仍不退时，应首先考虑感染。ALL 患者一旦感染，常来势凶猛、进展迅速，尤其是革兰阴性杆菌感染。当粒细胞减少患者并发铜绿假单胞菌败血症时，若未给予及时治疗，死亡率甚高。经验性抗生素的早期应用大大降低了粒细胞减少患者感染的死亡率。故一旦出现发热，应尽早寻找感染源，详细询问病史及做全面体格检查，反复做血、痰、咽拭、尿、肛周等分泌物的细菌培养及药敏试验，行肺部 X 线检查，同时开始经验性抗感染治疗，选用广谱抗生素。对于粒细胞减少的白血病患者，则应侧重于选择抗革兰阴性杆菌的药物。最常用的方案为氨基苷类加抗铜绿假单胞菌的 β 内酰胺类。对于肾功能不全患者，特别是老年人或有明显听力障碍的患者，主张以第三代头孢菌素类代替氨基苷类抗生素。经验性抗生素治疗3~4天后若体温下降，再继续治疗3天；若体温不退，此时可参照病原菌的阳性结果和药敏情况调整用药。若各种培养阴性，患者仍有持续发热，则应考虑患者是否有真菌感染，可加用抗真菌药物。由于患者化疗后细胞免疫和体液免疫功能显著缺陷，故并发病毒感染的机会相对较多，尤其是巨细胞病毒和带状疱疹病毒感染，在正常人可呈良性且有自限性，在 ALL 患者病情可能较严重。有病毒感染时可采用阿昔洛韦、大蒜制剂及 IFN-α 或 β。对体液免疫功能降低的患者，可用 IVIG 0.2~0.4 g/（kg·d），在一定程度上可帮助控制感染。

（2）出血的处理：出血是化疗前或化疗后常见的严重的临床表现。患者起病时由于血循环中白血病细胞数过高，脑部血管白细胞淤积，故颅内出血常是致命的并发症，因此对白细胞过高的患者应积极设法降低白细胞，如用白细胞分离术等。其次化疗后骨髓抑制、血小板计数明显降低，易发生出血。ALL 出血若是血小板减少所致，可输注单采血小板，并加用一些止血药物如卡洛柳钠、酚磺乙胺等；若为凝血因子减少所致，可输注相应的血浆制品如凝血因子复合物、纤维蛋白原等。

（3）贫血的处理：贫血可引起全身各组织器官的缺氧，导致功能衰竭，因此贫血患者伴有心悸、心动过速、气急、气短或血红蛋白 <60 g/L 时可输入红细胞悬液，以改善机体缺氧状况。纠正贫血的最根本方法是尽快使白血病缓解。

（4）高尿酸血症的处理：急性白血病最常见的代谢异常是高尿酸血症。对已有血尿酸增高者，在化疗期间随白细胞破坏过多，高尿酸血症可能加重，应及早给予别嘌醇 0.1 g，每日 3 次口服，防止尿酸性肾病的发生。同时补充足量的液体，使患者保持足够的尿液，以加速尿酸的排泄，并给一些碱性药物如碳酸氢钠，防止尿酸在肾小管沉淀。对白细胞计数 > $20 \times 10^9/L$ 的患者，在急性白血病诱导化疗期间也采用上述治疗原则，以减少尿酸形成。

2. 化疗

随着医学的不断发展，急性白血病已由不治之症成为可以治愈的恶性疾病之一。骨髓和外周血干细胞移植开展是治愈白血病的方法之一，但却受到供体、年龄、设备诸多条件的限制，尚不能普及，因此化疗仍是目前临床治疗白血病最常用的手段。通过化疗大量杀灭白血病细胞，以减少肿瘤负荷。一次足量的化疗可以杀灭体内 2 ~ 5 个对数的白血病细胞，骨髓抑制越明显，越早获得完全缓解，持续完全缓解就越长，长期无病生存率越高。但遗憾的是化疗作用是全身性的，有很大毒性，它既作用于白血病细胞，也影响正常细胞。

（1）化疗策略：应用化疗的目的是杀灭肿瘤细胞，故在化疗时应注意以下几点。①初治诱导缓解的重要性：因为初治患者存在肿瘤原发耐药的概率较低，骨髓内保留的正常 CFU-GEMM 相对要多一些，患者整体情况好，如有感染，较易控制。②强调一疗程缓解率：此与缓解时残留细胞群数有关。③采取联合方案，加大剂量：这与缓解率有关，也与第一疗程缓解率有关。④缓解后治疗：其目的是消灭残存白血病细胞，阻止耐药细胞生长，防止复发，延长生存期。缓解后强化治疗无疑对治愈白血病起决定作用。

（2）化疗治疗原则：联合化疗至今仍是急性白血病治疗的主要方法。强烈诱导、及早巩固、大剂量强化、酌情维持及个体化治疗是白血病化疗的重要原则。此外，髓外白血病的防治（中枢神经系统、睾丸等），支持治疗的进一步加强，生物反应的调控治疗，免疫、分子靶向治疗及多药耐药逆转治疗，都应十分注意。

（3）ALL 化疗：ALL 一旦被确诊，应立即进行化疗。首先是诱导缓解，目的是杀死患者体内的白血病细胞，从而使患者临床症状和体征完全消失，骨髓恢复正常造血。其次是缓解后治疗，包括巩固强化治疗、维持治疗及 CNS-L 的防治等。近来资料显示，儿童 ALL 的完全缓解（CR）率可达 98%，5 年无病生存（DFS）达 70% ~ 80%。成人 ALL 的 CR 率在 74% ~ 93%，5 年 DFS 为 33% ~ 48%。

1）诱导缓解治疗：成人 ALL 标准的诱导化疗方案以长春新碱、泼尼松和蒽环类药物（柔红霉素或多柔比星）组成的 DVP 方案或加门冬酰胺酶（L-ASP）组成的 VDLP 方案最常用，CR 率一般在 75% ~ 90%，中位缓解时间为 18 个月左右。有报道认为在 DVP 方案基础上加用 L-ASP 不影响 CR 率，但可以改善 DFS。在诱导缓解治疗中 L-ASP 可用，也可不用，但缓解后巩固治疗中最好能用。另外，诱导缓解中可提高蒽环类的药物剂量，如柔红霉素（DNR）45 ~ 60 mg/（$m^2 \cdot d$），用 2 ~ 3 天。地塞米松代替泼尼松，因为地塞米松在脑脊液中浓度高，维持的半衰期长，有更好地预防 CNS-L 复发和提高 DFS 的作用。

为了提高 CR 率，继而改善 DFS，在成人 ALL 中诱导缓解治疗中加环磷酰胺（CTX）可提高 T-ALL 的疗效，加用大剂量阿糖胞苷（HD-Ara-C）主要在于提高 DFS 及有效预防 CNS 的复发。MD Anderson 癌症中心尝试 Hyper-CVAD 与氨甲蝶呤（MTX）联合 HD-Ara-C 方案交替使用，其 CR 率可达 92%。此外，替尼泊苷（VM26）、大剂量 MTX、米托蒽醌也被广泛应用于 ALL 患者的诱导缓解治疗。

成人 ALL 患者经诱导治疗，约 20% 未能达 CR，约 10% 成人患者在确诊和治疗开始后最初 8 周内死亡。死亡率与年龄相关，患者年龄 >60 岁，约 2/3 死于感染，尤其在中性粒细胞减少期，各种广谱抗生素的大量使用使真菌感染机会明显增加。正规的标准剂量联合化疗 1~2 个疗程，未 CR 者属于难治性白血病，应改变化疗方案。

2）缓解后治疗：ALL 在取得 CR 后应及时给予缓解后的强化治疗，进一步清除体内残留白血病细胞，防止复发，延长缓解期，使患者能长期存活。缓解后治疗可以采用大剂量化疗，应用诱导缓解时未曾应用的新的化疗药物，也可应用原诱导缓解或序贯的巩固化疗方案。如 CAM（CTX）1 000 mg/m^2，第 1 天，静脉滴注；Ara-C 1 000 mg/m^2，每 12 小时 1 次，第 1~3 天，静脉滴注，用 6 次；巯嘌呤（6-MP）50 mg/m^2，第 1~7 天，晚上顿服；VDL、VDLP 方案也可作为缓解后的巩固治疗。

大剂量化疗：主要是 HD-Ara-C 或 HD-MTX，已越来越多地应用于成人 ALL 的巩固治疗。HD-Ara-C 常用剂量为每次 1~3 g/m^2（每 12 小时 1 次，一般用 6 次），HD-MTX 为 2~3 g/m^2，对于预防全身和睾丸复发、治疗 CNS-L 具有肯定价值。MD Anderson 癌症中心 Hyper-CVAD 治疗方案是典型的 HD-Ara-C、HD-MTX、HD-CTX、大剂量糖皮质激素相结合的方案：Hyper-CVAD（第 1、第 3、第 5、第 7 疗程），CTX 300 mg/m^2，每 12 小时 1 次，第 1~3 天（美司钠等量解救）；VCR 2 mg，第 4、第 11 天；多柔比星 50 mg/m^2，第 4 天；地塞米松 40 mg/d，第 1~4、第 11~14 天。HD MTX-Ara-C（第 2、第 4、第 6、第 8 疗程），MTX 1.0 g/m^2，第 1 天；Ara-C 3.0 g/m^2，每 12 小时 1 次，第 2、第 3 天；甲泼尼龙 50 mg，每 12 小时 1 次，第 1~3 天。中位随访时间为 63 个月，5 年生存率为 38%，5 年持续 CR 率为 38%。

ALL 患者强化巩固治疗后，继续进行维持治疗对于延长患者缓解期及 DFS 是十分重要的。目前成人 ALL 维持治疗的方法是参考儿童 ALL，基本方案是：6-MP 75~100 mg/m^2，晚上顿服；MTX 20 mg/m^2，每周 1 次，口服或静脉注射。此外，成人 ALL 的维持治疗也可间歇使用联合化疗方案，或单药持续给药与联合化疗间歇序贯应用，维持治疗期间的强化治疗多选用 COAD、VDLP、VDL + HD-Ara-C 方案。强化化疗的间隔则根据不同的危险度，高危患者维持治疗开始每 3 个月需强化 1 次；中危患者每半年强化 1 次；而标危患者在 CR 后 12 个月强化 1 次即可。维持治疗的持续时间往往为 2~3 年，至少不应少于 1 年。

3）髓外白血病的防治：髓外白血病是指骨髓以外部位所发生的白血病，这些部位在常规化疗时化疗药物不能达到有效的杀伤浓度。除了 CNS 外，尚有睾丸、卵巢等。这些部位残留的白血病细胞是造成临床复发的主要原因。因此加强对髓外白血病的防治是使 ALL 患者持续缓解、避免复发甚至治愈的重要环节。

成人 ALL 初治时脑膜白血病的发生率 <10%，但如不接受 CNS 预防措施，30%~50% 的成人 ALL 可发展为 CNS-L。发生 CNS-L 的相关因素主要是外周血白细胞增高，特别是处于增殖周期的白血病细胞比例较高。其次是 B-ALL，尤其是 L3 型 CNS-L 的发生率高。

CNS-L 的预防和治疗如下。①鞘内化疗，预防性治疗通常在诱导缓解期，外周血中原始细胞基本消失，血小板回升即可开始鞘内注射 MTX 10 mg + 地塞米松 2.5 mg（每周 1~2 次，连用 4~6 次）。如出现 CNS-L，则 MTX + 地塞米松隔日鞘内注射至脑脊液生化、常规达正常为止，以后每 4~6 周 1 次，随全身化疗结束而停用。若 MTX 效果不佳，也可使用或加用 Ara-C 30~50 毫克/次。②全脑照射 + 鞘内注射 MTX，全脑预防性照射剂量，标危组为 18 Gy，高危组或已发生 CNS-L 者为 24 Gy。因全脑照射后长期生存者的随访发现有智力降低、神经内分泌功能降低和继发性脑肿瘤，故目前全脑预防性照射只应用于高危患者。③全身化疗，CNS-L 是全身白血病的一部分，由于血—脑屏障的存在，常规全身用药大多不能在脑脊液中达到足够浓度，无法起预防和治疗作用，故应使用能通过血—脑屏障的药物，并大剂量给药，如中、大剂量 MTX 或大剂量 Ara-C。当中剂量 MTX（500 ~ 1 500 mg/m²）或大剂量 MTX（1 500 ~ 2 500 mg/m²）静脉用药时，脑脊液内浓度达 10-7 ~ 10-5 mol/L。一般认为 10^6 mol/L 浓度有杀灭白血病细胞的作用。临床上可以用大剂量 MTX 静脉注射 + MTX（10 mg/m²）鞘内注射预防 CNS-L。大剂量 Ara-C 静脉给药能很快到达脑脊液，渗入脑脊液的比例较高，约为血清浓度的 40%，使其在脑脊液中的浓度与血浆达到平衡，以预防脑膜白血病。

睾丸白血病：睾丸白血病的发生率仅次于 CNS-L，也是 ALL 细胞最易浸润的"庇护所"之一。5% ~ 10% 长期生存的男性患者可发生睾丸浸润。生存越久，发生率越高，且多累及双侧睾丸，可根据临床表现和睾丸穿刺活检确诊。对睾丸白血病的治疗主要用局部放疗，同时加全身化疗，特别是大剂量化疗可明显提高疗效，还可用类固醇激素治疗。

卵巢白血病：卵巢白血病十分罕见。在可能情况下以手术全切除为主，可配合全身化疗或局部放疗。

4）Ph/bcr-abl 阳性 ALL 治疗：Ph/bcr-abl 阳性 ALL（在成人 ALL 中总的发病率为25%，且随年龄增长而有所增加，50 岁以上患者发病率在 40% 以上）是一个预后最差的亚型。Ph/bcr-abl 阳性 ALL 的 CR 率加权平均值为 66%，然而只有不到 10% 患者在强烈诱导治疗后可达到分子遗传学的缓解，传统化疗甚至是包括大剂量化疗（如 HD-Ara-C）后中位缓解期很短（9 个月），2 ~ 3 年的 LFS 为 0 ~ 15%，非常差。目前最好的结果是在 CR1 时进行干细胞移植，最好是来源于 HLA 相合的同胞供者，也可以是无关供体或自体干细胞移植。

最近出现了一些新的分子靶向治疗手段，可直接选择性抑制 bcr-abl 基因。伊马替尼作为 Ph（+）ALL 的一线治疗的研究已逐渐开展。现一般认为：①在诱导和巩固阶段用化疗与伊马替尼联合有协同作用，CR 率达 95%，并有助于防止继发耐药；②化疗与伊马替尼同时使用有更高的 PCR 转阴率；③老年 Ph（+）ALL 的患者采用伊马替尼 600 mg/d 和泼尼松诱导，也可获 90% 的 CR 率；④使用伊马替尼能更好地维持细胞和分子遗传学的缓解，减少复发；⑤CD20-ALL 可加用抗 CD20 单抗。

3. 造血干细胞移植

ALL 患者用化疗能够获得长期 DFS，尤其是儿童 ALL，CR 率高，长期生存率也较高，这些并不急需在 CRI 时就进行干细胞移植。成人标危 ALL 在 CR1 时也不主张进行干细胞移植。目前欧洲骨髓移植协作组公布的 allo-HSCT 在 ALL 治疗中的适应证为：CR1 的高危/极高危患者（PH⁺、诱导缓解化疗无效、T-ALL 且泼尼松反应不良、诱导化疗 6 周后 MRD > 10⁻²等）；CR2 患者（CR1 持续时间 <30 个月或 CR1 期 MRD 持续高水平）。

（孙　妮）

第二节　多发性骨髓瘤

多发性骨髓瘤（MM）也称为浆细胞骨髓瘤，是浆细胞单克隆增生的恶性疾病，属浆细胞肿瘤的一种。其特征是骨髓微环境被克隆性增生的恶性浆细胞取代，骨质破坏和单克隆蛋白增多，并通过多种机制产生脏器功能障碍。多发性骨髓瘤临床起病隐匿，进行性加重，目前仍属于难治愈性疾病。但在过去的 20 年中，高剂量美法伦和自体造血干细胞移植的引入，免疫调节药和蛋白酶体抑制剂等分子靶向药物的使用，已经极大程度地改变了 MM 的治疗策略，有效延长了总体生存。

一、流行病学

多发性骨髓瘤占肿瘤性疾病的 1%，占血液系统肿瘤的 13%；多发生在老年人，诊断时的中位年龄男性为 62 岁，女性为 61 岁，发病年龄高峰为 60 ~ 80 岁，小于 40 岁的患者仅占 2% ~ 3%。本病在欧美国家的发病率为（2 ~ 4）/10 万，东方人群如日本人中，年发病率为（3 ~ 5）/10 万。在我国也不少见，年发病率约为 1/10 万。男性发病率较女性为高，性别比随着总的发病率的增加而升高。非裔美国人的发病率约为 9.8/10 万，为高加索人种的两倍。

二、病因

本病的病因尚不明确。一些研究发现，本病的发生与遗传的易感性、电离辐射、慢性感染和慢性抗原的刺激可能有关。分子流行病学研究已经发现 2p、3p 和 7p 上的三个基因位点与 MM 的易感性相关，分别指向 DNMT3A/DTNB，ULK4/TRAK1 和 DNAH11/CDCA7L 三组基因对。一般认为，骨髓瘤的起始和进展源自所谓骨髓瘤增殖细胞（MPC）的永生化，随后经过一系列基因易位、杂合性丢失、基因扩增、突变和表观遗传学改变等，逐渐由无症状的、生发中心后 B 细胞来源的、单克隆浆细胞恶性前扩增长成临床上可识别的多发性骨髓瘤。在 MM 的形成中，两个染色体易位打击至关重要。其一为早期 14 号染色体 14（q32.33）上免疫球蛋白开关区的易位，通常累及 MAF、4p16.3 上的 MMSET 和成纤维细胞，增殖因子受体 3（FGFR3），在 Ig 重链（IgH）位点的强启动子控制下，导致周期素 D2（CCND2）的上调。其他常见易位如 t（11；14）和 t（6；14）分别导致周期素 D1（CCND1）和 CCND3 的调控异常。因此以 D 组周期素的调控异常为特征的 G_1/S 过渡失调，是早期 MM 的关键分子学改变。第二个打击主要为晚发的染色体易位和突变，主要有 myc 基因的复杂核型突变、K-ras 及 N-ras 的活化、FGFR3 和 TP53 的突变，和 CDKN2A 与 CD-KN2C 的失活。另外，表观遗传学改变也参与其中。抑癌基因的丢失与肿瘤复发有一定关系。另一个在复发性骨髓瘤中常见的染色体突变为单数染色体的多倍体型，如 3、5、7、9、11、15、19、21 号染色体，可能与癌基因的扩增相关。在第二类晚发性染色体突变中，NF-κB 信号通路的上调可能扮演重要角色。

三、病理

本病的病理变化，骨髓腔内有灰白色的软胶状鱼肉样肿瘤组织充塞，骨小梁被破坏，癌组织穿破骨皮质后，可浸润骨膜及周围组织。在骨髓活检标本的显微镜观察中按瘤细胞多少及在髓间质中分布情况可分 4 类。①间质性：瘤细胞呈少量散在分布；②小片性：瘤细胞呈小片状分布；③结节性：瘤细胞呈结节状分布；④弥漫性：骨髓内大量瘤细胞充满髓腔。在以上 4 种类型中，间质性最常见，约占半数病例，预后最好，中位存活期在 3 年左右，多数为早期轻型的病例；其次为结节性及小片性。弥漫性者预后最差，瘤细胞在髓腔内的数量多少与临床表现、分期及预后均有关。通常骨髓中 30% 以上为浆细胞时，考虑诊断 MM；不到

30%的情况下，结合浆细胞团块分布取代正常骨髓组织的表现，也可考虑诊断 MM；CD138 染色通常用于鉴别浆细胞，而 κ 和 λ 轻链染色有助于鉴别克隆性。骨髓抽吸液涂片中，浆细胞数量可能从轻度增多到90%以上不等，形态也可从大致正常的成熟浆细胞到不成熟、多形性、浆母样细胞不等；一般认为后者对于排除反应性浆细胞增生更有价值。大约5%的病例可能浆细胞数目<10%，可能与采样或浆细胞在骨髓内的不均匀分布有关。影像学指导下的骨病变处活检对于诊断此类病理有帮助。部分 MM 患者因肾功能不全首诊，为肾内科所识别，其肾穿组织镜下可表现为肾小管管腔中嗜酸性物质沉积（本—周蛋白）。

四、临床表现

根据骨髓瘤相关症状或脏器损伤的有无，MM 的典型症状主要包括：CRAB——高钙血症（C）、肾功能不全（R）、贫血（A）、骨病（B）。

本病起病大多隐匿。在"骨髓瘤前期"阶段，血清蛋白电泳中有单克隆免疫球蛋白增多或尿本—周蛋白（凝溶蛋白）阳性。但患者无症状可达数年，个别甚至达十余年才发展成以下三方面的临床表现。

（一）恶性浆细胞大量浸润骨髓引起的表现

1. 骨痛

是本病的主要症状，多数发生在扁骨，最常发生在腰背部（脊椎）、胸廓（肋骨）及颅骨。初期可为隐痛、钝痛，往往因负重、咳嗽、喷嚏后突然发生脊椎或肋骨病理性骨折而致剧痛，进而引起胸廓变形、驼背及神经根压迫症状，甚至截瘫。

2. 肿块

有时在扁骨局部可形成肿块，但并不常见。

3. 高钙血症

大量骨质破坏时，可使血钙升高，见于20%～30%的初诊 MM 患者，源于 MM 的多发溶骨性病变，肾功能不全时更易发生，与疾病进展成正相关。临床表现为恶心、多尿、口渴、便秘、谵妄及意识模糊等。

4. 正常骨髓功能受抑制

因骨髓中为多量骨髓瘤细胞所浸润，可导致骨髓造血功能受抑制而出现一系列相应症状，如贫血、易感染、出血倾向等。

（二）血液和组织中异常球蛋白（M 蛋白）增高引起的表现

1. 出凝血异常

出凝血异常可见于大约15%的 IgG 型 MM 和33%的 IgA 型 MM 患者。异常球蛋白与凝血因子结合，阻碍凝血因子的功能，干扰凝血过程，患者可出现类似于获得性Ⅷ因子缺乏的临床表现；M 蛋白还可以影响血小板功能；MM 导致的血小板减少也可以使患者有出血表现。MM 患者的出血常表现为黏膜渗血和皮肤紫癜，也可以出现内脏和颅内出血。由于血液黏滞度增高、缺氧、微循环不良、毛细血管受损及获得性蛋白 C 拮抗等因素，部分患者会出现静脉血栓。MM 治疗过程中一些药物，如沙利度胺、雷那度胺会增加患者的高凝状态，增加静脉血栓发生率。另外，MM 产生获得性冷球蛋白血症，特异性地抑制纤维蛋白单体的聚合，可引起肢端发绀、雷诺综合征。

2. 血液高黏滞综合征

见于约10%的初诊MM患者，是由血清免疫球蛋白水平过高所致。最常见于分泌分子质量大的多聚体IgM型，其次是IgA型（约25%）及IgG型（<10%）的MM患者。临床表现为乏力、头晕、头痛、恶心、耳鸣、出血、反应迟钝、视力障碍、记忆力减退、共济失调、精神错乱等，严重者可出现呼吸困难、充血性心力衰竭、偏瘫或昏迷意识丧失。体检可见视网膜静脉节段性扩张、视网膜出血。MM患者血液红细胞大量凝聚成缗钱状，一方面使血型检查发生困难；另一方面可阻塞小动脉或毛细血管而造成组织器官的循环障碍（如视网膜血管阻塞引起视力障碍，中枢神经系统供血不足可引起神经症状甚至抽搐、昏迷）。

3. 肾功能损害

31%~49%的MM患者就诊时可能会有肾功能损害的表现，出现血尿、蛋白尿、管型尿等。20%~30%的患者出现肌酐增高>2 mg/dL。不同类型的MM肾功能损害的发生率不同：IgG型约24%，IgA型约31%，轻链型约52%而IgD型100%患者会出现肾功能不全。MM肾功能损害的主要原因有：大量轻链蛋白通过肾脏排泄并在肾小球重吸收影响肾小球滤过；轻链沉积导致间质性肾炎；高钙血症的渗透性利尿导致血容量不足，出现肾前性氮质血症；尿钙增高，钙盐在肾实质中沉淀加重肾脏损害；大量肿瘤细胞坏死引起高尿酸血症，导致尿酸性肾病；泌尿系统的感染；肾脏淀粉样变；其他如老年患者、疾病晚期、患者并发高血压及糖尿病等基础疾病、解热镇痛药及双磷酸盐等药物使用等都是发生肾功能损害的风险因素。急性肾功能衰竭可以是部分MM患者的首发症状，也是晚期MM患者致死原因之一。

4. 淀粉样变

M蛋白在组织内沉积可使组织器官发生"淀粉样变性"，发生于10%~15%的MM患者，男性发病率高于女性。主要由轻链蛋白与多糖形成淀粉样蛋白在组织中沉积导致以下的临床表现：①心肌淀粉样变性引起心肌损害，心力衰竭；②肝脾肿大；③消化道淀粉样变性产生吸收功能障碍；④舌淀粉样变性出现巨舌症。

（三）正常的免疫球蛋白生成减少

正常的免疫球蛋白生成减少造成机体抵抗力下降，患者容易发生呼吸道、泌尿道等感染。

五、辅助检查

（一）实验室检查

1. 血常规

可有贫血，多数为正常细胞正常色素性贫血，也可为小细胞低色素性贫血。常有红细胞缗钱样形成，有时使血型检查及配血发生困难。白细胞及血小板多正常，也可降低。

2. 骨髓

骨髓中可见浆细胞增多及异形性，但也可能要做多次穿刺方能发现特征性改变。每次穿刺结果可能有很大差异，这是因为骨髓瘤细胞在骨髓中常呈不均匀浸润所致。例如，浆细胞数超过10%~20%，并整片出现，且具有骨髓瘤细胞的特征者诊断多可确定。

（1）瘤细胞常较一般浆细胞为大。

（2）核浆发育不一致，胞核往往比较幼稚。

（3）染色质多较细致，有时可见核仁，多不向成熟浆细胞的染色质凝聚。

（4）往往可见多核（双核、三核甚至十几个核）。

（5）核周带常缺如或不明显。

3. 流式细胞学检查

MM 的骨髓流式细胞学表现为浆细胞特征的 CD79a、CD138 和 CD38 的强表达，但与正常浆细胞不同在于，CD19 通常为阴性，CD56 在 67% ~79% 的病例中有异常表达，另外其他常见的异常表达表型为 CD117、CD20、CD52 和 CD10。与 MM 不同，浆细胞白血病通常是 CD56 阴性的（80%）。部分患者有 CCND1 阳性，这类患者通常伴有 t（11；14）（q13；q32）突变和淋巴浆样形态学改变。

4. 免疫球蛋白检查

血清蛋白电泳出现大量免疫球蛋白表现为一个窄峰，称为 M 蛋白或 M 成分，但也有 3% 的不分泌型骨髓瘤病例血清中可以无 M 蛋白。免疫固定电泳可确定血清和尿中单克隆免疫球蛋白的类型。根据骨髓瘤细胞分泌的免疫球蛋白类型可以将 MM 分为：IgG 型、IgA 型、IgM 型、IgD 型、IgE 型、轻链型（κ 型、λ 型）、双克隆型、多克隆型和无分泌型。IgG 型的占骨髓瘤的 50%，IgA 型占 20%，轻链型占 20%，IgD 型在国外文献报道占骨髓瘤的 1%，而国内的占 7% 以上；其他少见的类型中包括 IgE 型、IgM 型、双克隆型总计不到 10%。

5. 尿蛋白

40% ~70% 的骨髓瘤患者尿中有本—周蛋白（已知这是由于分子小，可经肾小球滤过排出）。此蛋白在尿液酸化至 pH 4.5 ~5.0 后，加热至 50 ~60 ℃，蛋白凝固出现沉淀，但继续加热至 90 ℃ 以上时，蛋白又溶解，故称凝溶蛋白。将尿液浓缩后用电泳检查可提高阳性率。

6. 血液生化检查

由于本—周蛋白沉淀于肾小管上皮细胞，蛋白阻塞肾小管可导致肾功能受损，因此血尿素氮和肌酐水平可增高。血钙多增高，血磷往往正常。碱性磷酸酶多正常，尿酸可增高。乳酸脱氢酶（LDH）常可增高，与肿瘤负荷有关。β_2 微球蛋白和 C 反应蛋白也是和肿瘤负荷有关的指标，其增高的水平和肿瘤的活动程度成正比，与疾病的预后、疗效及病情进展有关。

7. 红细胞沉降率

多明显增高。

（二）影像学检查

1. X 线检查

常可在扁骨及长骨近端发现多发性溶骨性病灶，尤以颅骨多发性穿凿样冲蚀病灶最典型。有时可不见典型的溶骨性病灶，仅见到普遍性骨质疏松。不少患者可见病理性骨折，特别是椎骨压缩性骨折及肋骨骨折。

2. MRI、CT 及 PET-CT 检查

MRI 是评估 MM 骨髓侵犯的一个敏感手段，95% 以上的 MM 患者可出现 MRI 检查异常。对于有骨痛症状但 X 线检查正常的 MM 患者适用 MRI 检查。CT 检查主要用于 MM 的髓外病变的评估。PET-CT 目前还较少用于 MM 的诊断，它主要用于 MRI 及 CT 检查发现的髓外占

位性病变及溶骨性病变的肿瘤活性的评估，部分研究用于 MM 治疗后的疗效评价。

六、诊断和鉴别诊断

（一）诊断

典型病例做出诊断多无困难，主要根据骨髓或组织活检发现浆细胞瘤细胞（＞10%）、X 线检查有溶骨性病变及血清蛋白电泳或尿中发现 M 蛋白增高三方面（2/3）做出诊断（表 11-3）。

表 11-3　IMWG 多发性骨髓瘤诊断及相关疾病鉴别诊断标准

疾病	诊断标准
多发性骨髓瘤 （有症状型多发性骨髓瘤）	1. 血清或尿有 M 蛋白（除外无分泌型） 2. 骨髓有克隆性浆细胞增生或活检证实为浆细胞瘤 3. 有浆细胞增殖导致的器官或组织损伤的证据 高钙血症：血清钙≥11.5 g/dL 肾功能损害：血清肌酐＞1.73 mmol/L（＞2 mg/dL）或肌酐清除率＜40 mL/min 贫血：血红蛋白＜10 g/dL，或小于正常值2 g 骨骼病变：溶骨性病变、严重的骨质疏松或病理性骨折
冒烟型多发性骨髓瘤 （无症状型多发性骨髓瘤，SMM）	1. 血清 M 蛋白（IgG 或 IgA 型）≥30 g/L 有或没有骨髓克隆性浆细胞≥10% 2. 无浆细胞增殖导致器官或组织损伤表现，如高钙血症、肾功能损害、贫血、骨骼病变等
不明原因的单克隆 γ-球蛋白增高症（MGUS）	血清 M 蛋白＜30 g/L 骨髓克隆性浆细胞＜10% 无浆细胞增殖导致器官或组织损伤表现，如高钙血症、肾功能损害、贫血、骨骼病变；如为 IgM 型 MGUS 则无贫血、高黏滞血症及其他临床症状并排除淋巴增殖性疾病
轻链型 MGUS	FLC 比例异常（λ 轻链型＜0.26 或 κ 轻链型＞1.65） 免疫固定电泳无免疫球蛋白重链表达 无浆细胞增殖导致器官或组织损伤表现
孤立性浆细胞瘤	骨或软组织的孤立性肿物穿刺活检为浆细胞瘤 正常骨髓象 无骨骼病变 无器官或组织损伤表现

国际骨髓瘤工作组（IMWG）标准的诊断流程更为简洁，也更注重于临床症状。

（二）鉴别诊断

需要鉴别的常见疾病有以下几种。

1. 反应性浆细胞增多

可见于感染性疾病的恢复期、（自身免疫性疾病）类风湿关节炎、急性风湿热、播散性红斑狼疮、过敏反应及肝硬化等。此时骨髓中浆细胞形态多正常，与骨髓瘤细胞形态不同，数量一般不超过 10%，而且原发病治愈后则恢复正常。

2. 其他单克隆丙种球蛋白病

血清蛋白电泳发现 M 型蛋白，并不仅见于本病，也可能见于原发性巨球蛋白血症、重链病、淀粉样变性等其他浆细胞疾病和未定性单克隆丙种球蛋白病。

3. 其他肿瘤

X 线所见溶骨性病变，需与骨转移癌鉴别；血清蛋白电泳发现 M 型蛋白还可能见于结肠癌、前列腺癌、乳腺癌、肺癌、霍奇金淋巴瘤等。

（三）多发性骨髓瘤的其他类型

1. 骨髓浆细胞瘤弥漫型/多发性

本型表现为广泛骨髓浸润，但并不形成肿瘤，不造成溶骨性病变，骨髓象正常或仅见骨质疏松。本型实际上可能是多发性骨髓瘤的早期，以后多发展成典型的多发性骨髓瘤。

2. 髓外浆细胞瘤

肿瘤不起源于骨髓而起源于软组织，如乳房、扁桃体、咽后壁、胸壁、胃肠道、眼眶等处。开始时常为局限性，预后较好，也可向其他类型转化。

3. 浆细胞型白血病

浆细胞白血病（PCL）的外周血克隆性浆细胞数 $> 2 \times 10^9/L$ 或淋巴细胞总数的 20%。髓外侵犯较多见，原发性 PCL 占骨髓瘤的 2% ~5%，其中以轻链型、IgD 或 IgE 型为多。临床表现上肝脾肿大和肾损伤发生率，较其他类型骨髓瘤为高。

4. 非分泌型骨髓瘤

大约有 3% 的浆细胞骨髓瘤患者免疫固定电泳无法检测到 M 蛋白，但 2/3 的非分泌型骨髓瘤患者能够检出血清游离轻链和（或）异常游离轻链比例，提示它们仍有少量的分泌功能。对他们使用免疫组化进行诊断，85% 能够检出肿瘤性浆细胞的胞质 M 蛋白，不分泌的原因是 Ig 分泌障碍；另外 15% 没有胞质 Ig 合成。这一类骨髓瘤临床表现与其他骨髓瘤一样，但肾功能不全、高钙血症和正常 Ig 抑制的发生率稍有下降。

5. 骨硬化性骨髓瘤

骨硬化性骨髓瘤的特征是多发神经病变、器官肿大（肝脾肿大多见）、内分泌病、M 蛋白和皮肤改变（多毛、色素沉着多见）。其最主要的临床表现是伴明显的运动障碍的慢性炎性脱髓鞘性病变和硬化性骨骼改变。

以上各型有时可以互相转化，如孤立型、弥漫型可转为典型的多发性骨髓瘤，而后者又可以发展为浆细胞型白血病。

七、分期

多年来，多发性骨髓瘤分期沿用 1975 年 Durie 和 Salmon 提出的分期标准。Durie-Salmon 分期系统（表 11-4）包含因素较多、临床应用比较复杂不利于推广，IMWG 近年来提出了国际分期系统 ISS 分期标准（表 11-5），它是根据血清 β_2 微球蛋白和白蛋白水平划分的，一般认为这个分期系统可以较准确地提示患者预后。

获取患者的基因或分子生物学信息，用于危险程度分层和治疗方案选择，是近期的一个发展方向。但是特定细胞遗传学改变不能被简单的割裂来考虑。例如，在 MM 患者中 MAF 易位通常预示不良预后，但在 MGUS 患者中并非如此。将 ISS 分期系统和 FISH 结果结合考虑，能够提高 ISS 预测预后的能力。与细胞遗传学不同，间期 FISH 可以在 MM 患者中进行广泛的应用，通常认为 +1q、−17p、t（4；14）、t（14；20）、t（14；16）等预示不良预后，但也可见到存在上述特征却预后良好的患者。基因表达谱（GEP）是 FISH 的补充，采用某些特异指标对 MM 进行危险分层，但仍然不完美。在不远的将来，基于特定分子学改变的靶向治疗可能是 MM 个体化治疗道路上的重要一步。例如，t（4；14）这一通常预后不良的表型，在多个临床试验中推荐采用蛋白酶体抑制剂为主的化疗方案，它也可能是 FGFR3 和 MMSET 抑制剂的目标人群；t（14；20）和 t（14；16）也分别导致 MAF 或 MAFB 的过表达，也可能成为分子靶标。目前最为成熟的可能是 BRAF，BRAF 突变发生于约 4% 的 MM 患者中，检出 BRAF V600E 突变的患者可能对 BRAF 抑制剂有效。

表 11-4　Durie-Salmon 分期系统

分期	分期指标
I	1. 血红蛋白 >100 g/L；$<0.6 \times 10^{12}/m^2$
	2. 血清钙正常或 $\leqslant 12$ mg/dL
	3. 骨 X 线正常或仅有孤立性浆细胞瘤
	4. 血清 M 蛋白含量低
	IgG <50 g/L
	IgA <30 g/L
	5. 尿轻链蛋白 <4 g/24h
II	介于 I 期和 III 期之间
III	1. 血红蛋白 <85 g/L；$<0.6 \times 10^{12}/m^2$
	2. 血清钙 >12 mg/dL
	3. 广泛性溶骨性病变
	4. 血清 M 蛋白含量高
	IgG >70 g/L
	IgA >50 g/L
	5. 尿轻链蛋白 >12 g/24h

亚型
A. 肾功能正常（血清肌酐 <2.0 mg/dL）
B. 肾功能异常（血清肌酐 <2.0 mg/dL）

表 11-5　多发性骨髓瘤的国际分期系统

分期	特点	中位生存（月）
I	血清 β_2 微球蛋白 <3.5 mg/L	62
II	介于 I 期和 II 期之间	44
III	血清 β_2 微球蛋白 $\geqslant 5.5$ mg/L	29

八、治疗

多发性骨髓瘤目前尚难以根治，对大多数患者的治疗，是以延长寿命、缓解骨痛、提高生活质量为目的。总的治疗原则为：无症状的 MM 或 Durie-Salmon 分期 I 期的患者不建议治疗，至少每 3 个月复查一次，直到出现症状。有症状的 MM 应立即治疗。除了化疗外，多发性骨髓瘤的辅助对症治疗也相当重要。

（一）一般治疗

（1）应尽量使患者能起床活动，长期卧床不起者，往往骨质脱钙日益加重，肾功能损害也加重。因疼痛而影响患者活动时，可给予止痛药。有时，戴用支架背心对截瘫患者有帮助。

（2）鼓励患者饮水，对脱水患者应补充液体，使每日尿量保持在 1 500 mL 以上。脱水往往增加肾功能衰竭的危险，高尿酸血症也可造成尿酸性肾病，必要时可用别嘌呤醇，每日 300 ~ 600 mg。

（3）其他，可考虑促红细胞生成素治疗贫血。反复感染或危及生命时可以考虑静脉滴注丙种球蛋白；大剂量使用地塞米松时应预防卡氏肺孢子菌肺炎、疱疹和真菌感染；可以接种流感和肺炎疫苗。使用沙利度胺或来那度胺时应用抗凝治疗。

（二）抗肿瘤治疗

MM 抗肿瘤治疗策略首先根据患者的年龄、一般状况、并发症等，分为适合移植患者和不适合移植患者两类。对于年龄 <65 岁没有严重并发症或并发疾病的初诊 MM 患者，欧洲及美国的 MM 治疗指南推荐：患者在行 4 ~ 6 个疗程的不含烷化剂诱导缓解化疗后进行自体造血干细胞移植（Auto-SCT）支持下的大剂量化疗（HDT），最后接受巩固和维持治疗。不适合移植患者在诱导化疗后直接进入巩固和维持阶段。由于绝大部分患者诱导治疗后会出现药物耐受和复发，因此维持治疗也很重要，目前比较通用的维持治疗为化疗联合沙利度胺治疗后再给予沙利度胺维持。化学治疗是本病最常用也是最基本的治疗方法。应用各种新的药物及联合化疗和骨髓移植等，疗效有了明显的提高。

1. 化疗

化疗的目的主要是杀伤肿瘤细胞，降低 M 蛋白，使症状缓解或控制，生存期延长。可供选择的方案很多，但是应依照个体化治疗的原则进行选择。例如，需要进行干细胞采集的患者应避免使用影响干细胞采集的药物（如美法仑）；症状明显的患者应采用高效的一线治疗方案。

初诊拟行 ASCT 的 MM 患者的诱导缓解化疗均推荐使用含新药的两药或三药方案，具体方案和剂量见表 11-6。临床随机对照研究结果发现 VTD 方案缓解率明显高于 VAD 方案和 TD 方案。目前含新药的三药方案中 VRD 方案的有效率最高：有效率接近 100%，CR 率或接近 CR（nCR）率 40%。而 4 个药物联合方案无论缓解率还是生存期都没有明显超越三药方案的。VAD 方案既往常用于复发患者，近年来也用于诱导缓解治疗方案，此方案的特点在于产生疗效较快，能尽快缓解症状。最优的诱导缓解方案仍在探索中。

表 11-6　拟行 ASCT 的初诊 MM 患者诱导缓解化疗方案

方案	药名及剂量	周期
VCD	硼替唑咪 1.3 mg/m² 皮下或静脉注射第 1、第 8、第 15、第 22 天	每 4 周
	环磷酰胺 300 mg/m² 口服第 1、第 8、第 15、第 22 天	
	地塞米松 40 mg 口服第 1、第 8、第 15、第 22 天	
PAD	硼替唑咪 1.3 mg/m² 皮下或静脉注射第 1、第 4、第 8、第 11 天	每 3 周
	阿霉素 0.9 mg/m² 静脉注射第 1、第 2、第 3 天	
	地塞米松 40 mg 口服第 1 ~ 4 天，第 8 ~ 11 天，第 15 ~ 18 天（第二疗程后地塞米松仅用第 1 ~ 4 天）	
VRD	硼替唑咪 1.3 mg/m² 皮下或静脉注射第 1、第 8、第 15 天	每 3 周
	雷那度胺 25 mg 口服第 1 ~ 14 天	
	地塞米松 40 mg 口服第 1、第 8、第 15 天	

方案	药名及剂量	周期
VTD	硼替唑咪 1.3 mg/m² 皮下或静脉注射第 1、第 8、第 15、第 22 天	每 4 周
	沙利度胺 100 ~ 200 mg 口服第 1 ~ 21 天	
	地塞米松 40 mg 口服第 1、第 8、第 15、第 22 天	
TAD	沙利度胺 200 ~ 400 mg 口服第 1 ~ 28 天	每 4 周
	阿霉素 9 mg/m² 静脉推注第 1 ~ 4 天	
	地塞米松 40 mg 口服第 1 ~ 4 天，第 9 ~ 12 天，第 17 ~ 20 天（第二疗程后地塞米松仅用第 1 ~ 4 天）	
TD	沙利度胺 200 mg 口服第 1 ~ 28 天	每 4 周
	地塞米松 40 mg 口服第 1、第 8、第 15、第 22 天	
RD/Rd	雷那度胺 25 mg 口服第 1 ~ 21 天	每 4 周
	高剂量地塞米松 40 mg 口服第 1 ~ 4 天，第 9 ~ 12 天，第 17 ~ 20 天第 1 ~ 4 疗程，以后地塞米松仅用第 1 ~ 4 天	
	低剂量地塞米松 40 mg 口服第 1、第 8、第 15、第 22 天	
VAD	阿霉素 9 mg/m² 持续静脉滴注 24 小时第 1 ~ 4 天	每 4 周
	长春新碱 0.4 mg/m² 持续静脉滴注 24 小时第 1 ~ 4 天	
	地塞米松 40 mg 口服第 1 ~ 4 天，第 9 ~ 12 天，第 17 ~ 20 天（第二疗程后地塞米松仅用第 1 ~ 4 天）	

初诊不适合移植患者可采用表 11-7 中的方案进行诱导缓解治疗。MP 方案治疗 MM 已近 50 年，联合激素组成的 MP 方案是简单安全和有效的标准治疗方案，有效率为 40% ~ 60%，但很少患者可以获得完全缓解，有效者中位生存期为 24 ~ 30 个月，中位疾病进展时间约 15 个月。MPT 方案与 MP 方案治疗初诊老年 MM 的临床随机对照研究显示：MPT 方案可使患者生存获益。而 MPR 与 MP 方案随机对照研究显示：MPR 方案缓解率高于 MP 方案但 OS 相当。M2 方案是比较复杂和更强的治疗方案，化疗有效率可提高至 74% 左右。一般认为此方案与 MP 方案相比中位生存期并未明显改善，但近来有研究结果显示此方案对Ⅲ期患者可以改善中位生存期。

表 11-7　不行 ASCT 的初诊 MM 患者部分诱导化疗方案

方案	药名及剂量	周期
VMP	美法仑 9 mg/m² 口服第 1 ~ 4 天	每 6 周
	硼替唑咪 1.3 mg/m² 皮下或静脉注射第 1、第 8、第 15、第 22 天	
	泼尼松 60 mg/m² 口服第 1 ~ 4 天	
MPT	美法仑 0.25 mg/kg 口服第 1 ~ 4 天	每 6 周
	泼尼松 2 mg/kg 口服第 1 ~ 4 天	
	沙利度胺 100 ~ 200 mg 口服第 1 ~ 28 天	
VMP	硼替唑咪 1.3 mg/m² 皮下或静脉注射第 1、第 8、第 15、第 22 天	每 6 周
	美法仑 0.25 mg/kg 口服第 1 ~ 4 天	
	泼尼松 2 mg/kg 口服第 1 ~ 4 天	
MPR	美法仑 0.18 mg/kg 口服第 1 ~ 4 天	每 4 周
	泼尼松 2 mg/kg 口服第 1 ~ 4 天	
	雷那度胺 10 mg 口服第 1 ~ 21 天	

续表

方案	药名及剂量	周期
MP	美法仑 9 mg/m² 口服第 1~4 天	每 6 周
	泼尼松 60 mg/m² 口服第 1~4 天	
M2	美法仑 0.25 mg/kg 口服第 1~4 天	每 5~6 周
	泼尼松 1.0 mg/kg 口服第 1~7 天	
	长春新碱 0.03 mg/kg 静脉注射第 1 天	
	卡氮芥 1.0 mg/kg 静脉注射第 1 天	
	环磷酰胺 10 mg/kg 静脉注射第 1 天	

2. 免疫调节剂

近十余年来，MM 最重要进展之一是认识到肿瘤微环境的重要性。骨髓瘤细胞黏附到骨髓微环境的基质蛋白及其他细胞后诱导细胞与细胞间相互作用及细胞因子的释放，促进了瘤细胞生长、生存及对传统化疗药物的耐药。将沙利度胺、来那度胺等药用于 MM 的治疗是该病治疗领域中里程碑式的进展。这类药物靶向骨髓微环境中的瘤细胞，特别是能触发凋亡蛋白酶-8 介导的凋亡，减少肿瘤细胞与骨髓基质细胞的结合，抑制骨髓分泌细胞因子（组成性分泌及因与骨髓瘤细胞结合而分泌），抑制血管生成，活化自身 NK 细胞、T 细胞或二者。

（1）沙利度胺：研究表明，沙利度胺可以减少患 MM 动物新生血管系统的凋亡，抑制血管生成。Singhal 等报道了 169 例 MM 患者口服沙利度胺治疗，有效率为 37%，2 年生存率为 60%，主要毒性有镇静、便秘、感觉神经病变和深静脉血栓等。沙利度胺联合激素或化疗可进一步提高疗效，故已推荐用于诱导缓解治疗，详见表 11-7，沙利度胺用于维持治疗，已初步显示出令人兴奋的结果。Attal 等在自体移植后采用沙利度胺维持治疗，3 年无病生存维持组明显优于未作维持组。沙利度胺的类似物包括 CC-5013（来那度胺）、CC-4047（帕马度胺）和 ENMD-0995，疗效也可期待。

在上述化疗联合化疗方案加用该药时，推荐沙利度胺的起始剂量为每天 50 mg，睡前服用，每周增加 50 mg 直到期望剂量值，建议目标剂量 100 mg，不建议超过 200 mg，在服用雷那度胺和沙利度胺时必须同时加用低剂量阿司匹林或低分子肝素或华法林抗凝治疗。常见不良反应有感觉异常（26.6%）、嗜睡（6.8%）、便秘（4.1%）、湿疹/皮疹（4.1%）、血液学不良反应（1.4%）、感染（1%）、血栓形成（1%）和震颤（1%）。

（2）来那度胺：作为新一代免疫调节剂，来那度胺对肿瘤坏死因子的抑制作用强于沙利度胺，其不良反应也有不同，无明显神经系统不良反应，但骨髓抑制较强。来那度胺联合地塞米松（RD/Rd）治疗复发或难治性多发性骨髓瘤的有效率约为 60%，无进展生存时间为 12 个月。常见不良反应为血栓栓塞事件、骨髓抑制、皮疹与腹泻。需合用阿司匹林抗凝。

当血清中 M 蛋白水平完全消失或达到稳定水平，且连续 4 个月不再下降，即达到平台期后两个周期或含硼替唑米的方案持续 6~8 个周期可停止化疗。适合移植患者一般建议在最佳反应时间内收集造血干细胞。不适合移植、且接受来那度胺为基础方案化疗的患者治疗一般持续到疾病进展或不耐受。来那度胺做维持治疗可以提高无进展生存，但总体生存率的提高并无统计学差异。

3. 蛋白酶体抑制剂

蛋白酶抑制剂是一类针对骨髓微环境和瘤细胞的抗癌药物，可抑制包括细胞周期调节蛋白和周期素依赖性蛋白激酶抑制酶在内的多种蛋白酶的降解。其代表药物是硼替唑米。其作用机制包括抑制核因子的激活，抑制基质细胞旁分泌 IL-6，诱导凋亡，逆转骨髓瘤细胞对激素、烷化剂和蒽环类药物的耐药，降低血 VEGF 浓度和抑制其相关的血管生成作用。一项多中心的Ⅱ期临床试验表明，202 例晚期多发性骨髓瘤患者（83% 接受过沙利度胺治疗）总的有效率为 35%。目前，含硼替唑米的方案是初治适合移植的多发性骨髓瘤患者最常用的诱导缓解方案之一，含这类新药的诱导缓解化疗方案疗效明显优于传统的化疗方案。

硼替唑米常见的 3～4 级不良反应主要为血小板减少（30%）、中性粒细胞减少（14%）、贫血（10%）、神经病变（8%）。因硼替唑米不需要根据肾功能进行调量，常作为伴有明显肾功能损伤患者的治疗选择。硼替唑米也可联合传统方案，如 MP、聚乙二醇脂质体多柔比星等。

4. 大剂量化疗及骨髓或外周血干细胞移植

对初始的治疗获得最佳疗效患者，如不采取进一步的治疗措施，则肿瘤很快进展。在没有干细胞支持下，中剂量的马法兰（140 mg/m²）可以使 30% 的患者获得完全缓解（CR），中位维持完全缓解的时间 3 年。诱导化疗联合在干细胞支持下大剂量的马法兰（200 mg/m²）可进一步提高疗效，对 70 岁（或 65 岁）以下的患者已成为标准的治疗。治疗相关死亡不到 3%。在 IFM90 试验中，Attal 等入组了 200 例多发性骨髓瘤的患者，随机进入常规化疗组和常规化疗联合大剂量化疗组，结果显示后者在近期疗效及无病生存和总生存方面均优于前者。至于大剂量化疗是在诱导化疗后立即给予还是在肿瘤进展复发时给予，有试验研究表明，早期自体移植可以获得较好的无病生存和更高的生活质量。另外，进行两次移植能否增加疗效，到目前为止，只完成了一个随机临床试验研究，初步显示双移植获得了较好的无病生存和总生存，还需进一步研究。在年龄稍大或并发症稍多的患者中，可以尝试减低剂量预处理（马法兰 100 mg/m²）的自体造血干细胞移植。

5. 异基因骨髓移植

同种异基因骨髓移植治疗多发性骨髓瘤也有一定尝试。异基因骨髓移植产生的移植物抗宿主病后的免疫反应，对多发性骨髓瘤有重要的抗肿瘤作用。但是，清髓性的异基因移植，死亡率高。非清髓性的异基因移植，既产生了移植物抗骨髓瘤效应，又降低了死亡风险，初步显示有较好的疗效，尚需进一步评价。

6. 生物免疫治疗

（1）干扰素治疗：重组的 α-干扰素有抑制肿瘤及增强免疫杀伤肿瘤细胞的作用。治疗骨髓瘤临床上单用的疗效一般为 30% 左右。干扰素多发性骨髓瘤的诱导和维持治疗，2 个独立研究组的 24 个随机试验表明有微弱但确定的价值。小规模的研究表明可提高总生存 4 个月。因此临床应用干扰素治疗 MM 需从费用、不良反应及患者生活质量方面考虑，权衡利弊。

（2）单克隆抗体/树突状细胞治疗：针对分化末期 B 细胞的特异性抗体（人源化的 HM1.24 单抗）、针对 IL-6 的抗体、特异性的抗独特型的抗体和靶向的树突状细胞的治疗，目前还处于研究阶段。

7. 其他新药

此外，第二代蛋白酶体抑制剂卡菲佐米能克服硼替佐米的耐药性。在一项二期临床试验中，卡菲佐米即使对硼替佐米耐药的 MM 也取得了较好疗效；泊马度胺保留了来那度胺的作用机制，同时在体外研究表明与蛋白酶体抑制剂（如硼替佐米）有协同作用；p38MAPK抑制剂可在骨髓瘤细胞系和患者瘤细胞中逆转了硼替佐米耐药。这些治疗新药目前正进行临床试验验证其治疗作用。

（三）并发症的治疗

1. 高钙血症

当患者出现恶心、呕吐、食欲缺乏、多尿、多饮、便秘、无力、昏迷时应怀疑高钙血症，并急需治疗以防止肾功能衰竭。给予等渗盐水水化、利尿、激素及双磷酸盐等药物治疗。

2. 肾功能不全

肾功能不全是MM患者常见和重要的并发症，也是患者死亡常见的原因。肾功能不全一旦发生，治疗上有很大困难，重在预防。应维持患者足够的液体摄入量，保证其多尿状态（3 g/L），如有高尿酸血症，给予别嘌呤醇治疗。静脉肾盂造影可加重肾损害，应视为禁忌，一旦并发急性肾功能衰竭，应积极使用包括血液透析在内的抢救手段。

3. 感染

MM病程中尤其是化疗期间易发生顽固性的感染，且不易被抗生素控制。对有发热或感染倾向者应给予足量广谱抗生素预防，应避免选用有肾脏毒性的抗生素。

4. 骨骼病变

MM骨骼病变包括骨质疏松、溶骨性破坏和病理性骨折。应鼓励患者活动但须避免创伤。目前已证实双膦酸盐能够减少多发性骨髓瘤患者的骨并发症，有效地减轻患者和骨缺失有关的症状，降低骨事件，从而提高患者的生活质量。姑息放疗多用于不能控制的疼痛、即将发生的病理性骨折或脊髓压迫，避免在干细胞采集前行全身放疗。外科手术主要用于长骨病理性骨折、脊柱骨折压迫脊髓和脊柱不稳等。注射骨水泥的脊柱成形术可恢复部分患者的身高，缓解临床症状。

5. 高黏滞综合征

治疗关键在于有效地去除或降低患者血清中单克隆性免疫球蛋白，降低黏滞度，改善微循环。血浆置换可作为症状性高黏滞血症的辅助治疗。

6. 淀粉样变性

对于MM淀粉样变性，目前尚无特异性地消除淀粉样物质沉积灶的方法。临床处理的重点是降低淀粉样前体层蛋白的产生。

九、多发性骨髓瘤疗效标准

多发性骨髓瘤的疗效评价标准见表11-8。

表11-8　IMWG的多发性骨髓瘤的疗效评价标准

类别	评价标准
分子学完全缓解	CR加ASO-PCR阴性
严格意义的完全缓解（sCR）	在CR基础上满足以下条件： 1. FLC率正常 2. 免疫组化或免疫荧光检测骨髓中无克隆性浆细胞

类别	评价标准
完全缓解（CR）	1. 血清和尿的免疫固定电泳阴性 2. 软组织浆细胞瘤消失 3. 骨髓浆细胞≤5%
非常好的部分缓解（VGPR）	1. 血清、尿蛋白电泳阴性但血清、尿的免疫固定电泳阳性 2. 血清 M 蛋白较前减少≥90% 3. 血清 M 蛋白明显减少伴尿 M 蛋白＜100 mg/24 h
部分缓解（PR）	1. 血清 M 蛋白减少≥50%，并且 24 小时尿 M 蛋白减少≥90% 或 24 小时尿蛋白＜200 mg 2. 无可测量的血清及尿的 M 蛋白，则用异常 FLC 水平下降≥50% 作为评价标准 3. 无可测量的血清及尿的 M 蛋白，则用浆细胞减少≥50% 作为评价标准但要求治疗前骨髓浆细胞比例≥30% 4. 同时软组织浆细胞瘤缩小≥50%
稳定（SD）	未达 CR、VGPR、PR 及 PD 标准
进展（PD）	达到以下 1 个以上条件： 1. 血清 M 蛋白较基线水平增加≥25% 或 M 蛋白绝对值增加≥0.5 g/dL 2. 尿 M 蛋白较基线水平增加≥25% 或 M 蛋白绝对值增加≥200 mg/dL 3. 无可测量的血清及尿的 M 蛋白，则 FLC 较基线水平增加≥25% 或绝对值增加＞10 mg/dL 4. 骨髓浆细胞比例≥10% 5. 有新的骨骼病变或软组织肿瘤出现，或原病灶较基线增大 6. 浆细胞增殖导致的高钙血症（纠正的血清钙）＞11.5 mg/dL 或 2.65 mmol/L
临床复发	达到以下 1 个以上条件： 1. 出现新的骨骼病变或软组织肿瘤 2. 骨骼病变或软组织肿瘤病灶大小增加≥50% 3. 血清钙＞11.5 mg/dL 或 2.65 mmol/L 4. 血红蛋白减少≥2 g/dL 5. 血清肌酐增高＞2 mg/dL 或 177 μmol/L
CR 后复发	达到以下 1 个以上条件： 1. 免疫固定电泳或血清蛋白电泳再现阳性 2. 骨髓浆细胞比例≥5% 3. 符合其他 PD 标准

十、预后

本病为进行性疾病，如不治疗中位生存期为 3.5～11.5 个月，近年来，由于新药（硼替唑咪、沙利度胺和雷那度胺）及大剂量化疗在 MM 治疗上的应用，MM 的中位生存期已超过 5 年。预后与临床分期密切相关，临床分期反映体内瘤细胞负荷的数量，故争取早期确诊、早期治疗是改善预后、延长生存期的关键。年龄、肾功能的好坏、血清的 β_2 微球蛋白、血中血红蛋白、C 反应蛋白、LDH、白蛋白水平、骨髓中浆细胞的数量与类型、浆细胞标记指数的高低及是否存在细胞遗传学异常等与预后有关。

（孙　妮）

第十二章

骨科肿瘤

第一节　尤因肉瘤

一、概述

尤因肉瘤因由 Ewing 于 1921 年首先报道而得名。尤因肉瘤是骨最常见的未分化肿瘤，也可发生在软组织，称为骨外尤因肉瘤。传统观念中，尤因肉瘤起源于骨髓间充质结缔组织，现在认为它是起源于神经外胚层的骨或软组织小圆细胞肿瘤。近年来逐渐将起源于原始神经组织的包括骨尤因肉瘤、骨外尤因肉瘤、周围原始神经外胚层肿瘤以及 Askin 瘤统称为尤因肉瘤家族。这些肿瘤均属于低分化的小圆细胞肿瘤，与大多数其他恶性骨肿瘤的区别在于此类肿瘤为纯细胞的生长而不产生肿瘤基质。

尤因肉瘤临床较为常见，WHO 统计，其发生率占原发骨肿瘤的 5.0%，占恶性骨肿瘤的 9.17%。尤因肉瘤多发于男性，男女之比为（1.5~2）：1。儿童和青少年多见，约 90% 的患者在 5~25 岁发病；以 10~20 岁发病率最高，约占所有患者的 60%。尤因肉瘤的发病年龄较其他骨肿瘤患者更为年轻。白种人多见，西方国家发病率略高于东方。

二、生物学

95% 的尤因家族肿瘤具有 t（11；22）或 t（21；22）的易位。基因的重组包含了 22 号染色体上 EWS 基因的 N 端区和 11 号染色体或 21 号染色体上两个密切相关的基因（FLI1 和职 G）中的一个基因的 C 端区。FLI1 和 ERG 都是转录活化因子 Ets 的家族成员。大部分易位都涉及 EWS、FLI1 和 t（11；22），进而影响到细胞的生长和转化。目前，EWS-FLI1 引起肿瘤发生的机制还不清楚，但已认为 EWS-FLI1 融合基因是尤因肉瘤家族诊断、治疗及预后的标志物。在关于 EWS-FLI1 的研究中证实，在重排基因中存在多种基因断裂点。融合转录的差异被认为导致了尤因肉瘤临床表现的不同。最常见的是 I 型重排，是 EWS 的前 7 个外显子和 FLI1 的第 6~第 9 个外显子的融合，这种融合基因约占所有病例的 2/3。另外，II 型重排是 EWS 与 FLI1 的外显子 5 融合，II 型重排所产生的融合产物似乎与预后差相关。

三、病理

（一）大体病理学特征

肿瘤源自管状骨的髓腔，并向周围浸润。肉眼观初期为髓腔灰色的肿瘤结节病灶，以后结节灶逐渐融合成片。肿瘤组织富于细胞而极少间质，因此质地极柔软，呈典型的脑髓样、灰白色。以后随着髓腔扩大，侵蚀骨皮质并穿破之，进一步侵及软组织，从而形成肿块。肿瘤内常可见出血、坏死，在其出血区域组织呈灰紫色。肿瘤周围可有不完整的假膜。

（二）组织病理学特征

尤因肉瘤的组织病理学以其具有相当多的细胞、非常少的基质为特征。光镜下典型的尤因肉瘤细胞为小圆细胞，呈卵圆形，致密而弥漫；大小为淋巴细胞的 2 ~ 3 倍，排列成假菊花团状。瘤细胞包膜界限不清，细胞质少、淡染；细胞核圆形或卵圆形，核染色质成簇，核仁不明显，常见有丝分裂。瘤细胞富含糖原，PAS 染色阳性。在光镜下尤因肉瘤细胞需要与神经母细胞瘤、横纹肌肉瘤和非霍奇金淋巴瘤等鉴别。应用荧光原位杂交法可以迅速发现冷冻切片组织的 EWS 基因重排，从而鉴别尤因肉瘤与其他小圆细胞肿瘤。免疫组化方面，尤因肉瘤细胞突触素、神经元特异性烯醇化酶、S-100 蛋白等神经标记多为阴性，但细胞膜上高表达 CD99（MIC2 基因产物）。

四、临床表现

（一）好发部位

一般来说任何部位骨骼均可发病，管状骨较为常见，管状骨中好发于股骨、胫骨、肱骨、腓骨，其中股骨是尤因肉瘤最常见的原发部位，占所有病例的 20% ~ 25%。在管状骨，肿瘤最好发的部位在骨的干骺端或骨干，很少累及骨骺部。盆腔是尤因肉瘤第二常见的原发部位，占新发病例的 20%，盆腔尤因肉瘤可以发生在髂骨、坐骨、耻骨或骶骨。另外，尤因肉瘤还可发生于椎骨、肩胛骨、肋骨、锁骨、下颌骨和颅骨等。文献报道，约 67% 的尤因肉瘤发生在下肢或骨盆。

（二）症状与体征

疼痛和肿胀是主要的临床症状，其中局限性骨痛是最常见的首发症状，可见于 90% 的患者。开始时疼痛常呈间歇性，活动时加剧，病程中症状逐渐加重变为持续性疼痛。约有 60% 患者的局部可发现肿胀，肿胀部位有一定张力和弹性，病变处有压痛及皮温升高，局部血管怒张，肢体活动受限。严重时全身情况较差，常伴有发热、贫血、白细胞计数增高、红细胞沉降率加快、体重下降等，这些症状的出现提示患者预后不佳。

根据肿瘤所在部位的不同，患者还可以出现相关的临床表现。发生在脊柱者常伴有剧烈的神经根性疼痛，可以出现脊髓压迫症状甚至截瘫；发生在骨盆者有腹股沟、腰骶部疼痛和神经源性膀胱症状。

（三）转移方式

尤因肉瘤的转移大多为血行转移，早期即可发生全身广泛转移，诊断时即有 20% ~ 25% 的患者出现远处转移。最常见的转移部位是双肺和骨，软组织、内脏和中枢神经系统转移少见。淋巴结转移不常见。

五、辅助检查

（一）实验室检查

实验室检查包括全血细胞计数、红细胞沉降率、肝肾功能和骨髓检查等。白细胞增多提示肿瘤负荷大或者病变广泛。另外，白细胞增多时肿瘤复发的危险性可能增加。治疗前基线水平的血清乳酸脱氢酶（LDH）是判断预后的指标之一，LDH的升高程度与肿瘤负荷有关。在影像学检查没有发现骨转移的尤因肉瘤患者中仍有可能出现骨髓的侵犯，因此需进行骨髓检查。

（二）影像学检查

1. X线平片

尤因肉瘤在X线平片上表现差异很大，最常见的X线表现为受累骨的溶骨性改变，边界欠清。发生在长骨者可在骨干、干骺端，或两者同时受累。发生在长骨干骺端者，早期受侵的干骺端松质骨中有小斑点状密度减低区，骨小梁不清晰，骨皮质的髓腔面模糊，呈虫蚀样或筛孔样破坏。继之骨皮质出现同样改变，边缘模糊不清，骨皮质不同程度变薄。骨质破坏的同时，骨膜新生骨越加明显广泛，可见葱皮样或放射状骨膜新生骨或增生骨膜被突破后形成的Codman三角，并可在肿瘤突破骨皮质处出现梭形软组织肿胀或软组织肿块。发生在扁骨的尤因肉瘤的X线表现以溶骨性破坏、不规则骨硬化或骨破坏和硬化混合存在为特点，有时也可出现放射状骨针。发生在椎体的尤因肉瘤，其特征性的变化是发生病理性骨折所致的楔形变形。椎体的破坏常不对称，进展迅速，可侵及附件和邻近椎体，但椎间隙正常，可出现椎旁软组织影。

2. CT与MRI

CT、MRI检查可以清晰地显示原发肿瘤的特征、周围软组织肿物的范围及肿瘤与周围血管、神经和器官的关系。因此，CT或MRI检查对于大多数患者是必需的。CT扫描可显示骨髓腔或骨松质内灶性的骨破坏伴有软组织肿瘤形成，髓腔内脂肪密度被肿瘤取代，软组织肿瘤的密度和肌肉差不多，造影呈中等密度，无钙化。病变部位的骨髓呈均一性，比脂肪密度高。CT也可以清晰地显示早期的骨皮质断裂或侵蚀。MRI可明确显示肿瘤对骨内和骨外侵犯的范围，其显示髓内浸润的范围明显优于X线平片。在X线平片出现皮质破坏、骨膜反应之前MRI即可出现异常。另外，MRI有助于显示尤因肉瘤中的跳跃性转移，在骨髓内跳跃性转移的信号强度与原发病灶相同。

3. 放射性核素检查

放射性核素^{99m}Tc-MDP扫描显示：反应性成骨和病理性骨折一般显示出中等、轻度不规则浓聚；病变骨骼周围软组织肿瘤常无核素浓聚；骨膜反应区可显示核素浓聚。另外，还可显示骨内多发病灶或骨转移。

六、诊断和鉴别诊断

（一）诊断

尤因肉瘤早期诊断比较困难，需要在临床症状、体征，以及影像学表现的基础上，结合活组织检查、免疫组织化学、分子病理、电镜等方法，才能明确诊断。有时因活组织检查取材不准确或不足，可能导致误诊或漏诊。免疫组化检查可见多数瘤细胞 PAS 染色呈阳性。在基因诊断方面，应用反转录聚合酶链反应、荧光原位杂交等方法可检测出 90% 的尤因肉瘤有 EWS-FLI1 融合基因，这对诊断有重要意义。

（二）鉴别诊断

尤因肉瘤需与多种良性病变，以及恶性肿瘤进行鉴别。若从临床和影像学方面考虑，其诊断需排除骨关节结核、骨髓炎、嗜酸性肉芽肿、骨肉瘤等疾病；若仅根据组织病理学结果进行诊断，则需与神经母细胞瘤、小细胞骨肉瘤、间充质软骨肉瘤，转移性成神经细胞瘤及转移性胚胎性横纹肌肉瘤等进行鉴别。

七、治疗

尤因肉瘤是一种全身性疾病，恶性程度高，病程短，转移快。其治疗目标是提高生存率和局部控制率，尽可能保全功能和减少治疗相关并发症。既往单纯手术、放疗和化疗疗效均很不理想，5 年生存率低于 10%。近年来，化疗药物、方案的改进及综合治疗原则在临床的广泛应用，使局限期的尤因肉瘤的 5 年无瘤生存率超过了 75%。临床实践证实，全身化疗与局部手术或放疗相结合的综合治疗是目前最佳的治疗选择。

（一）放疗

尤因肉瘤对放射线极为敏感，因此既往放疗曾一度作为治疗本病的唯一手段。小剂量照射就能使肿瘤迅速缩小，局部疼痛症状明显减轻或消失，但单独应用放疗的远期疗效很差。尤因肉瘤的单纯放疗局部控制率为 50%~73%，远期生存率仅有 9%，治疗失败的主要原因是肺和骨转移。目前放疗的适应证是：手术不能切除的肿瘤，手术切除不彻底、切缘阳性或近切缘的肿瘤。

既往的临床实践提示，靶区范围要包括受累骨的全部骨髓腔及肿瘤邻近的软组织，且在此基础上再对原发肿瘤局部进行缩野加量。为了降低放疗引起的并发症，小儿肿瘤组前瞻性地比较了全骨照射和受累野照射的疗效，结果两种射野放疗后的无疾病生存率没有差异。因此，不再考虑全骨照射。根据现有的文献，放疗靶区的确定原则是：手术或化疗前 MRI 中所见的肿瘤病灶与软组织肿块作为大体肿瘤靶区，外放 1.5~2.0 cm 包括亚临床病灶形成临床靶区，再根据摆位误差和患者的移动度进一步确定计划靶区。术后外放疗放射范围包括瘤床并外放足够的边界。肿瘤切除不彻底者射野包括整个手术切口是必要的。

早期的放疗采用缩野的方式进行，全骨照射 45 Gy 后缩野到肿瘤（包括软组织肿块），外放 5 cm 和 1 cm 各加量 5 Gy，总量给予 55 Gy。目前，根据现在的研究结果，推荐的处方剂量：肉眼可见肿瘤 55 Gy，显微镜下残留病灶 50 Gy，常规分割 1.8~2.0 Gy/d。即使对于体积较小的肿瘤病灶也不推荐降低放疗剂量。

放疗技术的应用原则是，根据原发肿瘤所在部位和大小选择不同的治疗技术，要求在最大限度地控制肿瘤的同时尽量减少与治疗相关的并发症。对于肿瘤位于四肢者，常采用前后对穿照射，必要时也可以采用斜野对穿或应用楔形板补偿技术。射野设计时注意保护肢体的皮肤，避免全周性照射，以便淋巴回流，否则会出现严重的肢体水肿和功能障碍。如果肿瘤位于长骨骨端或接近骨端时，另一端的干骺板应受到保护而在照射野外，目的是减少放疗对骨生长的抑制。对于原发于表浅部位的肿瘤，如手足部肿瘤，可采用高能 X 线和电子线混合照射。对于原发于盆腔的肿瘤，可采用适形调强放疗技术，以保护直肠、膀胱等正常组织。对于原发于椎体的肿瘤，则需着重保护脊髓。此外，还需要应用适形或调强技术使整个椎体的照射剂量尽可能均匀，以减少畸形的发生。

应用术中置管术后放疗的方法进行治疗，步骤和骨肉瘤一样，但是治疗的剂量需要减少一些，单纯应用近距离放疗的总量给予 30 ~ 35 Gy。联合外放疗时，近距离放疗的剂量需要相应地降低。

（二）手术治疗

尤因肉瘤的局部控制通过放疗或手术切除来达到。既往的多数临床研究结果显示手术的局部控制率优于放疗，但均为回顾性分析，至今没有前瞻性的随机对照临床试验来比较两者的优劣性。过去的观点认为手术治疗尤因肉瘤的指征是手术不会导致严重的功能障碍及术后不需特别的重建者。在功能保护方面手术与放疗相似时，对于较小的、发生在四肢便于手术的、腓骨、肋骨等非重要部位的，以及患者年龄较小的，局部治疗手段推荐手术。目前认为肿瘤能够切除的均应实施手术。其原因首先是手术技术的进步及化学治疗的介入，尤其是化疗的进展，使保留肢体和器官的功能成为可能；其次，放疗后的局部失败率介于 9% ~ 25%，而且放疗还可引起生长时期肢体短缩、关节僵硬畸形、第二原发恶性肿瘤等不良反应。

（三）化疗

多数尤因肉瘤患者最终的死亡原因是远处转移，这提示在尤因肉瘤的治疗中应包括全身化疗。临床实践也证实，由于全身化疗的介入，尤因肉瘤的疗效有了显著的提高。单药化疗最早出现在 20 世纪 60 年代，单药有效率较高的药物包括：环磷酰胺、异环磷酰胺、依托泊苷、大剂量的美法仑等。文献报道，大剂量美法仑单药有效率可达 80%。肿瘤的异质性和耐药性的存在，使单药化疗疗效低于联合化疗。因此，目前临床常用联合化疗方案。早期常用联合化疗方案为 VAC 方案（长春新碱、放线菌素 D、环磷酰胺）；而后在此方案基础上加上阿霉素构成 VACA 方案。IESS-1 临床试验证实 VACA 方案将 VAC 方案 24% 的 5 年无瘤生存率提升到 60%，其总生存率达到 75%。因此，VACA 方案成为目前最常用的方案。近年来，有研究证实在 VACA 基础上加入异环磷酰胺可进一步提高疗效。

（四）综合治疗模式

1. 术前新辅助化疗

术前新辅助化疗可通过使原发肿瘤体积缩小；杀灭亚临床转移灶；减少处于增殖期的肿瘤细胞数目，降低术中播散概率，从而减少局部放疗的面积和剂量，或手术保留患肢成为可能。主要应用依托泊苷（VP16）和异环磷酰胺。

2. 手术加术后辅助放化疗

手术切除原发肿瘤后，给予原发肿瘤所在骨的放疗，再辅以化疗。但出于尤因肉瘤早期就可能出现转移这一临床特性的考虑，以及保留患肢功能的要求，目前有学者主张术前给予新辅助化疗，待肿瘤明显缩小后给予保留患肢功能的手术，而后再行放化疗。

3. 放疗加化疗

主要用于晚期患者或并发症多且重、不能耐受手术的患者。根据患者的一般情况及肿瘤负荷大小，放化疗可同步或序贯进行。对于已播散的患者，可在支持治疗的同时，给予原发灶和转移灶进行放化疗。肺部单发转移灶多采用手术方式，放疗也有一定的疗效。

八、预后

尤因肉瘤预后与多种因素有关。目前认为，患者年龄 > 14 岁、肿瘤体积较大（直径 > 8 cm 或体积 > 100 mL）、原发肿瘤位于盆腔、原发肿瘤周围软组织受累及确诊时即有远处转移和血清乳酸脱氢酶增高的均是预后不良因素；发热、失血性贫血等全身情况越差者，预后也越差。有研究证实，肿瘤对术前新辅助化疗的反应能够预测患者预后。肿瘤完全缓解或接近完全缓解者的预后明显好于部分缓解者，其 5 年无瘤生存率可达 84% ~ 95%。

（邰旭辉）

第二节　骨肉瘤

一、概述

骨肉瘤又称为成骨肉瘤，是来源于间叶组织、瘤细胞具有形成骨质或肿瘤样类骨质能力的恶性肿瘤。2002 年，WHO 骨与软组织肿瘤分类中经典骨肉瘤被定义为高度恶性的梭形细胞肉瘤并可产生骨样基质。骨肉瘤组织中常可见肿瘤细胞向纤维或软骨方向分化，或两者兼有。但只要见到肉瘤基质细胞直接产生类骨样组织，无论数量多少，即决定了肿瘤的性质为骨肉瘤。

由于骨肉瘤发生部位的不同，瘤细胞分化的多样性及其形成骨或骨样组织在形态和数量上的差异，骨肉瘤的临床表现、影像学表现和生物学行为呈明显的异质性。因此，骨肉瘤的分型也是较为复杂的。既往临床上有多种分型标准，如基于细胞和组织的分化程度不同，或基于细胞和组织的分化方向不同，或基于病灶的多少等。这些分型方法均未能完整反映各个亚型间肿瘤性质、生物学行为的差异。目前，绝大多数学者均认为 WHO 1993 年对于骨肉瘤的分型是比较合理的。这个分类系统首先根据起源部位的不同将骨肉瘤分为中心性和表面两种。前者起源于骨髓腔，瘤体位于骨内；后者起源于皮质旁成骨性结缔组织或骨膜，瘤体位于骨旁。而后按照临床病理特征将中心性骨肉瘤分为普通型骨肉瘤、低度恶性中央型骨肉瘤、小圆细胞骨肉瘤和毛细血管扩张性骨肉瘤；将表面骨肉瘤分为骨旁骨肉瘤、骨膜骨肉瘤和高度恶性表面型骨肉瘤。这种分类方法，既能够反映临床病理的特点，将各种亚型从低度到高度不同的恶性性质区分开来又与临床治疗和预后有着密切的关系。

骨肉瘤多为原发性，是指没有先前的病变直接发生者；少部分为继发性，是指继发于其他已经存在的病变或放疗后。骨母细胞瘤、骨软骨瘤、软骨瘤、动脉瘤样骨囊肿及慢性骨髓炎、骨佩吉特病等均可继发骨肉瘤；多种骨肿瘤放疗后也可继发骨肉瘤。

骨肉瘤的发病率约为 3/100 万，是最常见的非造血系统的原发性骨肿瘤。我国骨肉瘤的好发年龄为 11 ~ 20 岁，30 岁以后发病率逐渐下降，与此期骨骼生长发育旺盛有关。从性别上看，男性与女性发病率之比为 1.6 ：1。

本节主要介绍普通型骨肉瘤。普通型骨肉瘤占所有骨肉瘤的 75% ~ 85%，是骨肉瘤中最常见的类型。

二、病理

（一）大体病理学检查

一般骨肉瘤体积常较大，其外观表现不一，取决于肿瘤发生的部位、大小和成分。一般致密的肿瘤组织呈灰白色，实质性，质地软；在新生骨样组织和骨骼存在区域，则质地坚硬，其颜色由于骨化增加，血液供应减少而呈灰白色，此硬化区以象牙质样硬固为特征。肉眼直视下常见起源于肿瘤骨的骨小梁结构呈现带状、束状或厚密的网状；肿瘤组织穿透骨皮质；有时可见肿瘤被骨膜所包容，或可见骨膜受累。肿瘤组织中常可见出血区、黄色干燥坏死区及囊腔。部分病理标本可由于其含有软骨肉瘤成分而见到白色透明区或黏液区。

（二）镜下特征

骨肉瘤由产生骨质和类骨质的肉瘤组织细胞组成。在病理切片中首先要查究肉瘤组织的特性，而后确定其肿瘤性成骨现象。肿瘤细胞外形不规则，大小不一；胞质丰富；细胞核大小与形状各异，染色深，常可见多形性核、巨核、多核与核分裂，部分细胞可见粗大核仁。在肿瘤细胞间可见呈片状或条索状、灰红色而均匀的骨样组织或编织骨，基质钙化不均。部分病例可见新生骨肿瘤组织长入残存的正常骨小梁之间。肿瘤组织中常可见出血、坏死。

（三）特殊检查

骨肉瘤的碱性磷酸酶呈强阳性反应，尤以肿瘤外围生长区活性最高。免疫组化染色中，vimentin 强阳性，在软骨分化区内 S-100 蛋白阳性。骨形态形成蛋白（BMP）、骨桥蛋白、骨黏蛋白等可呈阳性。在染色体水平上，骨肉瘤多存在明显的多发染色体结构异常和多倍体数目异常。骨肉瘤中常见的染色体畸变是 13p14 和 17p13 的杂合性缺失，它们分别是抑癌基因 Rb 和 p53 的相近位点。

分子生物学检查中，骨肉瘤中既存在多个原癌基因不同程度的过表达，又可见抑癌基因的缺失。现有的文献资料证实，骨肉瘤中抑癌基因 Rb 的缺失率为 43%～67%，P53 蛋白的阳性率为 58%～72%。

三、临床表现

（一）好发部位

骨肉瘤虽无固定的发病部位，但也有很高的好发部位。其好发部位依次为：股骨远端、胫骨近端、肱骨近端，其次为股骨近端、股骨干和骨盆。脊柱、肩胛骨、锁骨、肋骨、胸骨等也可发生骨肉瘤，但发生率很低。资料统计，小于 20 岁患者，原发病灶有约 80% 位于四肢长骨。随着年龄的增长，肢带骨发病率呈下降倾向，60 岁以上患者只有 50% 发生于四肢，而骨盆和头面部各占 20%。长骨的干骺端是骨肉瘤的主要起源部，其次是骨干。

（二）症状与体征

最常见的临床症状是疼痛和局部软组织肿块。病程早期多无典型的症状，仅有间歇性和不规则性的疼痛，中等程度，活动后加重，病情进展后转为持续性剧痛，疼痛常难以忍受，尤以夜间和休息时为甚，一般止痛剂无效。因原发肿瘤所在部位的深浅及肿瘤侵及软组织范围不同，局部软组织肿块体积差别很大。患肢活动明显受限。肿瘤局部常有明显的压痛，其硬度根据肿瘤组织内所含的骨组织多少而不同，一般呈中等度的硬度，质韧。局部皮温升高，皮肤发红，瘤体较大时可出现皮肤表面静脉充盈或怒张；后期皮肤紧张发亮，体表红肿，色泽变为紫铜色。部分病例可出现病理性骨折。

就诊时多数患者全身情况良好，但病情进展迅速，病程短，病期进展到后期常常有低热、全身不适、精神萎靡、贫血及进行性消瘦等全身症状，如出现肺转移，可出现咯血、气促等症状。

四、辅助检查

（一）影像学检查

1. X线平片

普通型骨肉瘤X线平片的表现如下。①溶骨性骨质破坏，早期骨松质和骨皮质内出现斑片状或虫蚀样骨质破坏，边界不清，随病变进展可融合成大片的骨质破坏区。②肿瘤骨形成，肿瘤细胞形成的类骨组织，多呈云絮状、斑片状或针状，边界模糊，见于骨质破坏区或软组织肿块内，是X线诊断骨肉瘤的主要依据。临床上X线平片检查常可见高密度的成骨区与低密度的溶骨区混合存在。③病理性骨膜反应，骨肉瘤可见多种骨膜反应，如"Codman三角""葱皮样改变""日光放线征"等。肿瘤向骨皮质外生长，骨外膜被掀起，并因受刺激而形成新骨，新生骨质在肿瘤的上、下端堆积，形成三角形突起即"Codman三角"，这是骨肉瘤的特征性X线表现。"日光放线征"是指随着骨外膜被掀起，原来由骨外膜供应骨皮质的血管受到牵拉而延伸，其与骨表面垂直，X线平片上呈放射状的横纹影。这也是骨肉瘤的特征性X线表现。而"葱皮样改变"则还可在其他骨疾病中见到。它是和骨纵轴平行的分层状骨膜反应。④软组织肿块，边界清楚或模糊，范围较大，肿块可见不同程度的瘤骨和钙化。此外，还可能出现骨内跳跃性病灶和病理性骨折等征象。

根据X线平片上骨质破坏的程度和肿瘤骨形成的数量比例不同，可分为成骨型、溶骨型和混合型3种。成骨型以肿瘤新生骨为主，骨质破坏很少；溶骨型以骨质破坏为主，瘤骨较少；混合型则介于两型之间，成骨型与溶骨型的X线征象并存。

2. CT和MRI

CT图像常显示骨肉瘤瘤内密度不均，可见各种形态的瘤骨、钙化及坏死囊变区。CT在骨肉瘤早期诊断方面较X线平片更敏感，因它可以发现微小的骨质破坏和瘤骨；三维重建技术的应用可清楚地显示肿瘤侵犯范围，有时可见与骨干表面平行的骨膜反应；而增强扫描还可显示瘤体和重要血管神经束的关系，虽然这方面它不如MRI。

MRI也可早期发现微小的骨质破坏和瘤骨，明确肿瘤的边界和血供，以及显示骨髓腔内跳跃性病灶、邻近关节的受累情况、肿瘤与重要血管神经的关系。大多数骨肉瘤组织在T_1WI上呈以低信号为主的混杂信号，T_2WI上呈以高信号为主的混杂信号，常伴有肿瘤内灶状长T_1、长T_2坏死信号和（或）囊变信号。在T_2WI上，骨肉瘤瘤骨、病理性骨膜反应和瘤软骨钙化呈低信号，与肿瘤实质有明显差异。

（二）实验室检查

患者治疗前应做全面的实验室检查以作为诊断和治疗的参考。这包括血常规、碱性磷酸酶、乳酸脱氢酶、血沉、C 反应蛋白、肝肾功能和心电图检查等，尤其是碱性磷酸酶和乳酸脱氢酶的检测。前者主要由体内成骨细胞产生，骨肉瘤患者肿瘤样类骨形成时，血清碱性磷酸酶增高。经过大剂量化疗或手术后，大部分患者的碱性磷酸酶可能出现降低，而如果肿瘤复发或转移，则碱性磷酸酶会再度升高。因此临床常将碱性磷酸酶作为化疗和手术前后的动态观察指标。乳酸脱氢酶是机体内糖酵解的限速酶，肿瘤组织的活力增强导致血液内乳酸脱氢酶的异常升高。在近年的文献研究中，乳酸脱氢酶被认为与骨肉瘤患者预后相关，且作为预后指标的特异性要高于碱性磷酸酶。骨肉瘤患者的红细胞沉降率和 C 反应蛋白会出现不同程度的升高，但都是非特异性的。

五、诊断和鉴别诊断

（一）诊断

骨肉瘤的诊断要遵循临床表现与体征、影像学和病理学资料三者相结合的原则。既要重视病理检查，又不能忽视临床和影像学所见，这样才能有效减少误诊与漏诊。对于部分分化程度差、恶性程度高而又无肿瘤性骨样组织的骨肉瘤，单纯组织活检也难以明确诊断，此时就需结合患者的临床特点和影像学资料来综合考虑。另外，要着重保证取材的准确和充分。

（二）鉴别诊断

骨肉瘤主要需与慢性化脓性骨髓炎、骨关节结核、尤因肉瘤等相鉴别。慢性化脓性骨髓炎 X 线平片表现与骨肉瘤相似，但骨髓炎的 X 线表现有一定的时间规律：早期骨破坏模糊，新生骨密度低，骨膜反应轻微；晚期骨质破坏清楚，新生骨密度高，骨膜反应广泛。而且骨髓炎无软组织肿块形成，即使在炎症早期局部可能出现肿胀，骨质破坏后其肿胀反而消退。骨关节结核疼痛不剧烈，局部肿胀显著，多数患者有邻近关节的破坏；而骨肉瘤相反。尤因肉瘤的瘤细胞没有直接生成骨质或类骨质的能力，这是与骨肉瘤最重要的差别。免疫组化 vimentin 和 CD99 阳性也是尤因肉瘤的特点。

六、治疗

（一）手术和化疗

1970 年以前，骨肉瘤的主要治疗手段是单纯手术，手术方式为截肢术，但其治疗效果却很差。文献报道，较为彻底的截肢术后 5 年生存率仅为 19.7%，几乎所有患者在接受手术后 2 年内出现远处转移，其中，80% ~90% 的患者出现肺转移。1970 年以后，为改善骨肉瘤的远期生存，出现多个关于截肢术后给予辅助化疗的临床研究。研究结果令人欣喜，患者 5 年生存率提高至 48% ~52%，甚至有报道 12 年生存率达到 42%。1979 年，Rosen 等鉴于术前化疗的良好效果，以及保留患者肢体的考虑，正式提出了"新辅助化疗"的概念，即手术之前采用有效的化疗可以达到降低临床分期的目的，使原本不能保肢的手术得以进行；而且还可能杀死微小的转移灶，降低远处转移的风险。随着新辅助化疗的广泛应用，现已成为骨肉瘤的标准治疗方案。

最常用的化疗药物是氨甲蝶呤、阿霉素、顺铂、异环磷酰胺及长春新碱。其中，大剂量氨甲蝶呤被认为是单药有效率最高的抗骨肉瘤药物。它属于细胞周期特异性药物，主要作用于 S 期。阿霉素属于细胞周期非特异性药物，主要作用于 S 早期和 M 期。

目前临床已不提倡单药化疗。常用的联合化疗方案包括 GPO-COSS86、GPO-COSS96 等。GPO-COSS86 的具体方案为：大剂量 MTX（12 g/m^2）+ ADM（90 mg/m^2）+ IFO（6 g/m^2）+ CDDP（120 mg/m^2）。文献报道，GPO-COSS86 的 6 年无转移生存率可达 66%。GPO-COSS96 则是在 GPO-COSS86 方案的基本药物加用卡铂和依托泊苷。此方案根据患者复发转移的风险度不同而选用不同的药物组合。

（二）放疗

骨肉瘤一般对放疗不敏感，单纯放疗的疗效很差，必须和其他治疗手段结合才会有较好的疗效。骨肉瘤根治手术中可能遇到肿瘤组织与重要血管和神经，或重要结构、器官关系密切，这可导致肿瘤残留或手术切缘阳性。此类患者术后复发、转移的风险极高，必须给予瘤床区域局部放疗。对于不能手术或拒绝手术的患者，放疗可作为姑息治疗手段，以达到止痛、缩小肿瘤、延长生存期的目的。

术中放置施源器，术后进行近距离放疗是较为常用的方法。它可将手术瘤床残留的肿瘤细胞杀死，从而达到保肢又保存生命的目的。手术中放置施源器有一定要求：①不能离皮肤太近，一般置于皮下 1.5 cm 以上；②离开血管和神经也要有一定的距离，一般要有 1 cm 的间隔；③为遵循剂量学原则，管与管之间的放置要尽量平行，而且间距不要超过 1.5 cm。术后 3～5 天开始进行近距离放疗，每天 1～2 次，每次 5～10 Gy。如果联合外放疗，近距离放疗总量给予 30 Gy，近距离放疗后给予外照射 50 Gy。如果单独近距离放疗，则给予 45～50 Gy。

肺部转移是骨肉瘤最常见的转移部位。明确诊断时有 80% 以上患者已经存在肺部微小转移。对于肺部转移单发病灶可考虑手术治疗或放疗。有报道采用大剂量氨甲蝶呤（MTX）和放疗对肺部转移灶进行治疗，肺部病灶一般给予 15 Gy 即可使病灶消失。

七、预后

普通型骨肉瘤的病程短，病情进展快，其自然病程很少超过 10 个月，肿瘤甚至可在数日内明显增大膨出。单纯截肢手术的 5 年生存率仅为 10%～20%；以手术为主的综合治疗已能达到 60%～70%。文献资料显示，发病年龄小、血清碱性磷酸酶高、肿瘤体积大、组织学类型差、对化疗反应差、术前存在远处转移、术后肿瘤残留或切缘阳性均是骨肉瘤预后不佳的因素。多数研究者认为最重要的预后因素在于肿瘤对化疗的反应如何。

（邰旭辉）

第三节　骨巨细胞瘤

一、概述

骨巨细胞瘤传统上是骨的良性肿瘤，但具有明显的局部侵袭性。由于此疾病病理切片常见肿瘤细胞含有多核巨细胞及瘤样改变，因而称为骨巨细胞瘤或破骨细胞瘤。1940 年，Jaffe 等使用光学显微镜将这些富含巨细胞的肿瘤或者瘤样病变明确分类，其中包括真正良性的骨巨细胞瘤、成骨细胞瘤、成软骨细胞瘤和动脉瘤样骨囊肿。1961 年，Schajowicz 应用组织化学染色法来区分所有的巨细胞病变，包括肿瘤和非瘤性病变。经过 100 多年的研究，目前对骨巨细胞瘤的病理学特点已有了相当的了解，其临床表现与病理组织学形态之间有同一般肿瘤很不一样的关系。多数学者认为本疾病有潜在恶性，手术切除后局部复发率高，并有远处转移的恶性行为。

二、病理

（一）大体病理

骨巨细胞瘤常在骨干骺端的中心见到，并可侵袭穿透周围的骨皮质；它常常会掀起周围的骨膜。它总是与相邻关节的软骨下骨联系密切，常导致关节内骨折。因常伴有出血性囊性变，骨巨细胞瘤大体标本常常呈质地松软的灰红色或红褐色外观；在一些侵袭能力较弱的肿瘤中，常有纤维结构组织和胆固醇沉积，这时肿瘤大体观为黄色的斑块状。

（二）镜下特征

显微镜下显示肿瘤由一群稠密的、大小不一的单核基质细胞组成，大量的多核巨细胞散布其中。单核基质细胞呈圆形、卵圆形或梭形，大小不一。细胞核呈圆形、卵圆形，核染色质少，可见 1~2 个核仁。多核巨细胞含有丰富的胞质，边缘不规则，内含空泡。大量的细胞核聚集在细胞中央，常常有 50~100 个细胞核。在肿瘤组织中，可以见到小的骨样组织形成，特别是在发生病理性骨折和进行穿刺活检后，当肿瘤累及软组织或者转移到肺时，其组织学特征与原发病灶类似，肿瘤周围常常存在反应骨。在大约 1/3 的患者标本中，可以看到肿瘤累及血管，特别是在肿瘤周围。肿瘤中存在坏死病变组织很常见，特别是在大的病灶中。

三、临床表现

骨巨细胞瘤是临床常见骨肿瘤，发病率较高。大多数患者的发病年龄在 20~45 岁，10%~15% 的病例发生在 10~20 岁，10 岁以下的儿童罕见，约有 10% 的患者超过 65 岁以上。国内统计资料显示男性患者略多于女性患者，国外资料则是女性多于男性。

骨巨细胞瘤以四肢长骨为最常见的发生部位，依次是股骨远端、胫骨近端、股骨近端，桡骨远端。此外，腓骨近端、骨盆也常发生。脊柱骨巨细胞瘤临床少见，一般见于椎体。多中心骨巨细胞瘤常出现在手部和足部。

在骨巨细胞瘤的早期，疼痛是常见症状。病程数月后则可观察到受累关节的肿胀、活动受限。浅表部位患者局部触诊可有捏乒乓球感。如果没有早期诊断，邻近关节的病理性骨折常不可避免。

四、辅助检查和临床分期

X 线平片对于骨巨细胞瘤的诊断非常有用，X 线常表现为在长骨骨骺端的一个偏心性溶骨性病变。病灶常是纯粹的溶骨性改变。在松质骨中表现为"肥皂泡样"改变，或呈多房状改变；没有钙化、骨化的表现，没有不规则的骨膜反应；肿瘤穿透周围骨皮质后可形成软组织肿块。

Campanacci 根据 X 线表现，将骨巨细胞瘤分为 3 型。Ⅰ 型（静止型）：表现为一个静息的病灶，常发生在松质骨中，边界清楚，边界有一薄层硬化带，保持皮质完整。这一型很少见，可以无任何临床症状，预后好。Ⅱ 型（活动型）：表现为一个活跃的病灶，其相邻皮质骨变薄、膨胀，边界清楚，边界硬化带缺乏，以骨膜为界。临床最常见。Ⅲ 型（侵袭型）：

相邻骨皮质消失，肿瘤侵及软组织，边界不清楚，常伴有骨皮质破坏和软组织肿块。

骨巨细胞瘤 CT 扫描可提供比 X 线平片更加精确的骨皮质变薄和侵袭情况。MRI 扫描对确定肿瘤的骨外扩张、软组织和关节受累范围非常有用。

五、诊断和鉴别诊断

临床表现与放射线检查对骨巨细胞瘤的诊断具有重要意义，尤其是患者的发病年龄和肿瘤所在部位。虽然如此，明确诊断仍需结合组织病理学检查。

如果对骨巨细胞瘤仅进行影像学诊断时，需与多种溶骨性病变相鉴别。如成软骨细胞瘤、软骨肉瘤、溶骨性骨肉瘤、慢性骨脓肿、纤维肉瘤等。鉴别方法多依靠组织病理学检查和临床特点的差异。组织病理学诊断时需注意与甲状旁腺功能亢进症所致的棕色瘤相鉴别，后者的 X 线平片常可见在肿瘤周围的骨骼表现为典型的腔隙性骨质疏松。

六、治疗

骨巨细胞瘤治疗应以彻底手术为主或病灶广泛刮除与术后放疗。肿瘤在髓腔内可蔓延 1 ~ 5 cm，清除应达到这个范围。另外，被侵犯的软组织也应彻底清除。1989 年之前，骨巨细胞瘤的手术治疗主要采取病灶刮除和植骨。随着骨水泥和苯酚、过氧化氢等辅助治疗因素的使用，其局部复发率大大降低。目前，广泛性病灶刮除和骨水泥的应用已成为骨巨细胞瘤治疗的标准治疗手段。也有一些研究者在病灶刮除后局部应用液氮进行冷冻治疗，取得了一定的临床效果。病灶刮除加局部化疗药物的具体方式则还有待进一步完善，其疗效还有待长期随访。

单纯的瘤段切除主要应用于那些手术影响功能轻微部位的肿瘤，如髂骨翼、腓骨等。整块截除术主要应用于局部破坏广泛，侵及关节、韧带、关节腔等结构者或有局部软组织复发者。它可显著降低局部复发率，但必须施行复杂的重建术，以修复严重的功能缺陷。若肿瘤累及主要神经、血管时，应考虑截肢技术的可能。

放疗对骨巨细胞瘤可产生抑制作用，具有中度敏感性。既往侵袭性骨巨细胞瘤的治疗主要依靠放疗，但有 15% 的患者出现局部继发性肿瘤或恶性变。因此，现在放疗主要应用于因解剖位置复杂、肿瘤切除不彻底或不能手术者，以及手术后复发患者。照射范围应包括肿瘤外 2 cm 与邻近肿胀的软组织、皮肤及经皮闭合的穿刺点。照射总量 45 ~ 55 Gy，疗效评价以症状缓解及肿瘤消退为主。目前，临床不提倡常规应用外照射作为骨巨细胞瘤的辅助治疗方法。

化疗对于骨巨细胞瘤的疗效不理想。

七、预后

骨巨细胞瘤具有显著的局部侵袭性，并且偶尔会发生远处转移。在对病灶进行刮除术后，复发率可达 40%。在手术的基础上辅以骨水泥、骨移植、局部冷冻等疗法，局部复发率在 25% 左右。复发多在术后 3 年内，很少在 3 年以上。文献报道约 2% 患者中可见肺转移，一般在原发灶诊断明确后 3 ~ 4 年出现。转移灶可以是单发的，也可以是多发的，转移瘤的组织学表现和原发肿瘤相似。转移瘤一般进展很慢，部分还会自发地消退，很少一部分会侵袭性发展并最终致患者死亡。

（邰旭辉）

参考文献

［1］吴小亮，梁文华，张荣欣．肿瘤靶向治疗及免疫治疗进展［M］．北京：科学出版社，2020．

［2］赵平，吴静．肿瘤致病因［M］．北京：科学出版社，2021．

［3］徐瑞华，李进，马军，等．中国临床肿瘤学会（CSCO）常见恶性肿瘤诊疗指南2022［M］．北京：人民卫生出版社，2022．

［4］池畔．基于膜解剖的腹腔镜与机器人结直肠肿瘤手术学［M］．北京：人民卫生出版社，2020．

［5］高文斌，曹伟灵，陈盛阳．肿瘤并发症诊断与治疗［M］．北京：科学出版社，2020．

［6］李涛，石汉平．肿瘤放射治疗营养学［M］．北京：科学出版社，2021．

［7］郑杰．肿瘤的细胞与分子生物学［M］．2版．北京：科学出版社，2021．

［8］胡胜．临床肿瘤免疫治疗学［M］．武汉：湖北科学技术出版社，2020．

［9］邵志敏，沈镇宙，郭小毛．肿瘤医学［M］．上海：复旦大学出版社，2019．

［10］李秋，张晓实．肿瘤药物治疗方案及综合评价［M］．北京：人民卫生出版社，2020．

［11］中国临床肿瘤学会指南工作委员会．中国临床肿瘤学会（CSCO）小细胞肺癌诊疗指南2021［M］．北京：人民卫生出版社，2021．

［12］朱军．淋巴瘤诊疗规范（北京大学肿瘤医院2022年版）［M］．北京：化学工业出版社，2022．

［13］凌昌全，李柏．肿瘤康复指南［M］．北京：人民卫生出版社，2021．

［14］樊代明，陆舜，王俊，等．中国肿瘤整合诊治指南：肺癌．2022［M］．天津：天津科学技术出版社，2022．

［15］郝希山，王殿昌．腹部肿瘤学［M］．2版．北京：人民卫生出版社，2022．

［16］詹启敏，钦伦秀．精准肿瘤学［M］．北京：科学出版社，2022．

［17］樊代明，王锡山．中国肿瘤整合诊治指南：结直肠癌、肛管癌．2022［M］．天津：天津科学技术出版社，2022．

［18］张杰．肺癌临床病理检查规范［M］．上海：上海科学技术出版社，2022．

［19］谭晶，李汝红，侯宗柳．肿瘤临床诊断与生物免疫治疗新技术［M］．北京：科学出版社，2021．

［20］夏术阶，王翔，徐东亮．肾肿瘤与肾囊肿［M］．北京：中国医药科技出版社，2021．